임상의를 위한

류마티스 VISUAL TEXT

군자출판사

임상의를 위한 류마티스 Visual Text

内科医のたぬの リウマチ・膠原病診療 ビヅユアルテキスト

첫째판 1쇄 인쇄 | 2006년 1월 10일
첫째판 1쇄 발행 | 2006년 1월 15일

지 은 이 우에노 유키오(上野征夫)
옮 긴 이 박 원
발 행 인 장주연
편집디자인 김성아
표지디자인 고경선
발 행 처 군자출판사
등 록 제 4-139호(1991. 6. 24)

본 사 (110-717) 서울특별시 종로구 인의동 112-1 동원회관 BD 3층
Tel. (02) 762-9194/5 Fax. (02) 764-0209
대구지점 Tel. (053) 428-2748 Fax. (053) 428-2749
부산지점 Tel. (051) 893-8989 Fax. (051) 893-8986

www.koonja.co.kr

* 파본은 교환하여 드립니다.
* 검인은 저자와의 합의 하에 생략합니다.

ISBN 89-7089-672-4

정가 60,000원

저자약력

우에노 유키오(上野征夫)

1970년 교토대학 의학부 졸업. 교토(京都)대학 병원, 소마(相馬)병원에서 연수의 과정을 거친 후 호놀룰루시 쿠아키니병원에서 인턴. 캘리포니아대학 아바인 의과대학에서 내과 레지던트 수료. UCLA병원에서 류마티스과 펠로 연수. 귀국 후 교토대학 제2내과, 오하네(大羽)병원, 초안카이나카무라(長安會中村)병원, 시치카와기넨사카키바라(七川記念榊原)류마티스센터, 혼조(本庄)종합병원을 거쳐, 현재 니시무라(西村)병원, 내셔널메디컬클리닉 근무. 하루히쵸(春日町) 케어센터, 케이유카이요시다(慶友會吉田)병원, 하쿠아이이바라키(博愛茨木)병원 고문, 쥬세이(壽生)병원 이사장을 맡고 있다. 도카이(東海)대학 의학부 비상근 교수, 동경여자의과대학 교원병류마티스통풍센터 비상근 강사, 시마네(島根)의과대학 제3내과 비상근 강사 겸임.

미국내과, 류마티스과 인정 전문의(Diplomates, American Boards of Internal Medicine & Rheumatology), 미국내과학회 펠로(FACP), 하와이주, 캘리포니아주 의사면허.

역자약력

박 원

경북대학교 의과대학 졸업
고려대학교 대학원 의학석사
고려대학교 대학원 의학박사

국립의료원 의무사무관(내과 전문의)
미국 위스콘신의대 류마티스 연구원
미국 매이요의대 류마티스 연구원
현) 인하대병원 류마티스내과 과장(교수)

대한 내과 학회
대한 류마티스 학회
대한 골대사 학회
대한 유전 학회
대한 면역 학회
대한 생화학 분자 생물 학회
American College of Rheumatology(미국 류마티스 학회) 회원
American Society of Bone Mineral Research(미국골대사학회) 회원
아시아태평양 류마티스학회(APLAR) 회원
한중일(EAGOR) 류마티스학회 조직위원

대한 류마티스학회 국제위원장
대한 내과학회 류마티스내과 분과 운영위원
대한 내과학회기획실무위원
대한 면역학회 이사
한일류마티스학회 코디네이터(조직위원)

머리말

이 책은 일반내과의, 연수의, 의대생을 대상으로 집필한 것이다. 언뜻 보기에 다소 어려워보일지도 모르지만 수준을 《Cecil Essentials of Medicine》, 《Companion Handbook, Harrison's Principles of Internal Medicine》에 맞추었다. 따라서 대체로 스탠다드한 편이라고 말할 수 있다. 또한 류마티스학을 전공하는 내과의, 정형외과의들도 충분히 유용하게 볼 수 있도록 배려했다. 총론에서는 환자에 대한 접근(approach)을 어떻게 해나갈 것인지와 진단 과정 및 치료 전반에 대해 기술했다. 각론에서는 일상 진료에서 특히 중요하다고 생각되는 질환을 들어 기술했다. 내과의들은 졸업 후 몇 년 만 지나면 해부에 대한 내용을 잊는다. 그럴 때마다 해부학 책을 일일이 찾아보지 않아도 되도록 곳곳에 그림 · 사진을 넣었다. 치료방법에 대해서도 이 책 한 권만 있으면 해결할 수 있도록 최대한 구체적으로 나타내고자 했다.

류마티스학(rheumatology)은 color Fullur한 학문이다. 전신성의 다채로운 병변이 나타난다. 이 책에서는 임상에서의 파악을 좀더 쉽게 하기 위해 사진을 많이 사용했다. 1976년 UCLA에 연수를 간 지 얼마 안 되어 Harbor General Hospital로 로테이션되었다. 당시에는 굴지의 교육병원으로 알려진 곳이다. 그곳에 간 첫날, Jim Louie 교수로부터 좋은 의사가 되기 위해서는 "You have to be a good photographer."라는 말과 함께 카메라 한 대를 건네받았다. 인턴 · 레지던트 교육을 위해 임상 슬라이드를 남기도록 하라는 것이었다. 그 후 인상적인 소견을 보이는 증례를 접할 때마다 사진을 찍는 습관이 오랫동안 몸에 배었다. Harbor General Hospital에서 2개월간의 로테이션을 마치고 떠날 때 그동안 모은 수많은 슬라이드를 받았다. 그 중 일부는 이 책에도 사용했다.

몸의 통증이나 관절의 뻣뻣함을 호소하는 환자수는 매우 많다. 대다수는 일반의가 진단, 치료할 수 있는 질환이다. 의학서원의 오오하시 나오히코(大橋尙彦)씨와 대화를 나누다가 류마티스학에 관한 입문서를 출판해 보는 게 어떻겠냐는 제의를 받았다. 집필을 고무해주고 끝까지 인내심을 가지고 지원해 주신 오오하시씨께 가장 먼저 감사드린다. 그리고 멋진 일러스트와 도표 등으로 훌륭한 지면을 만들어주신 重嘉仁씨를 비롯한 제작부 여러분과 인쇄소에 계신 분들께도 감사드린다. 교정을 보러 갔을 때 많은 분들이 지원해주고 계시다는 것을 느낄 수 있었다. 그에 비하면 집필자가 한 역할은 미미할 따름이다.

함께 증례를 보는 과정에서 귀한 슬라이드를 제공해준 동료들에게도 이 자리를 빌어 깊이 감사드린다. 그리고 마지막으로 조언을 아끼지 않으신 도카이(東海) 대학 의학부의 구로카와 선생님, 열성적으로 지원해 주신 니시무라 병원의 니시무라 선생님께도 감사드린다. 또한 의사로 자립할 수 있도록 기다려주신 中山輿三次 선생 부부의 은혜도 잊을 수 없다. 캘리포니아 대학에서 가르침을 주신 수많은 은사님들께도 감사드리며, 특히, 고 Eugene Barnett 교수님과 함께 했던 시간들에 감사드린다.

2002년 1월

우에노 유키오

역자의 글

이제 역자가 류마티스 내과를 전공한지도 15년 이란 세월이 흘렀다. 그러나 본인은 학교에서 류마티스를 배우지 못한 탓에, 1992년에 류마티스내과 분과전문의를 취득하였음에도 부족한 점을 많이 느꼈고, 당시 국내에서는 류마티스 교육을 위한 전반적인 기틀이 마련되지 못하여, 1993년부 1996년까지 미국에 유명한 스승을 찾아가 다시 공부를 해야 했었다.

그때부터 항상 느끼는 아쉬움은 일본 등 다른 선진국의 경우보다 우리나라에서는 류마티스 진료의 중요성에 대한 인식이 낮고, 다른 질환에 비해 상대적으로 병의 심각성에 대한 의사와 일반인의 인식도 낮고, 더욱이 학교에서도 교육이 잘 이루어지지 않고 있다는 것이었다. 그러므로 진료하는 의사들 뿐 아니라 환자들도 다른 질환에 비해 치료가 잘 안된다고 실망하거나, 통증이나 거동 불편은 그냥 참아야 하는 것이라고 자포자기하는 경우가 많았다.

아직도 의과대학학생들이나, 일선에서 진료를 하시는 일차진료의나, 내과선생님들께서 류마티스 환자를 진료하는데 지침이 될 만한 우리말 책이 없고, 학회차원의 류마티스 연수강좌 기회도 아주 적은 실정이다.

이 책은 류마티스진료의 기본이 되는 중요한 내용을 대부분 포함하면서도, 류마티스를 학교에서 체계적으로 배울 기회가 없었던 대부분의 의사선생님들에게 접근과 이해가 쉽고, 복잡한 이학적검사나 방사선 검사를 그림과 함께 간단하고 쉽게 설명하였으며, 도움이 되는 증례의 실제 사진을 많이 포함하고 있어서, 사습하시는데 많은 도움이 되리라 확신한다.

하루가 다르게 변화하는 류마티스질환의 진단과 치료에서 너무 복잡한 내용은, 사실상 모든 일차 진료의가 따라잡기는 부담스럽다. 또 내년이면 학설은 변할 것이다. 그런 면에서 이 책은 류마티스내과분과를 전공하지 않아도 류마티스일차의료에 필요한 지식을 습득하기에 쉽고도, 실제적이며, 충부한 책이며 의대생, 내과, 정형외과, 재활의학과, 가정의학과 등 류마티스에 관심있는 모든 이에게 많은 도움이 될 것으로 기대한다.

2005년 11월

박 원

목 차

I

류마티스병의 분류

류마티스성 질환의 주요 분류를 표 1-1에 나타낸다. 기본적으로 질병의 분류는 원인과 병태가 비슷한 것끼리 나누어지는 것이 원칙이다. 하지만 유감스럽게도 류마티스병의 분류는 이와는 좀 거리가 멀다. 원인을 알고 있는 질환은 요산결정 유출에 의한 통풍 등 극소수에 지나지 않는다.

현재의 분류는 임상소견이나 병리검사에서 거의 같은 병태를 기초로 성립되었을 것이라 예상하여 만들어진 것이다. 따라서 원인이 판명되면 그 분류도 달라진다.

예를 들면 류마티스열은 종전의 교원병 -현재 구미에서는 결합조직병(connective tissue disease)이라고 불리게 됨- 의 대표적인 질환이었으나 그 원인이 A군 β용혈연균 감염에 의해 2차적으로 일으킨다는 것이 판명되어 현재는 감염에 따른 관절증의 서브그룹인 "반응성 관절염"으로 분류되고 있다.

100가지가 넘는 것으로 알려진 류마티스병 중에서 특히 중요한 질환을 보면 우선 류마티스 관절염

표 1-1. 주요 류마티스병

1. 결합조직병	류마티스 관절염(RA) 소아 류마티스 관절염(RA) 전신성 루푸스 강피증 다발성근염, 피부근염 혈관염 : 결절성 다발동맥염, 기타 동맥염 쇼그렌증후군 기타 : 류마티스성 다발근통증, 반복성 다발연골염	6. 전신질환에 따른 관절증	순환기 : 세균성 심내막염 내분비 : 말단비대증, 갑상선, 부갑상선, 당뇨병 소화기 : 염증성 장질환, 위플병 혈액 : 혈우병, 이상혈색소증, 백혈병, 다발성 골수종 유전성 결합조직병 : 말판증후군, 과다가동성 증후군 면역부전 : 저 글로불린혈증, 보체결손증, 아데노신데아미나제결손증 대사 : 헤모크로마토시스, 고지혈증 대사성 골질환 : 골다공증, 골연화증 신경 : 샤르코관절 신장 : 만성 신부전, 투석 호흡기 : 비대성 골관절증 기타 : 사코이도시스, 아밀로이도시스
2. 척추관절염	강직성 척추염 반응성 관절염 건선성 관절염 크론병·궤양성 대장염에 따른 관절증		
3. 변행성	관절증 일차성 이차성	7. 관절외 류마티스 및 국소 동통	건초염, 활액낭염, 섬유근통증 부착부염 : 테니스엘보 신경교액 : 수근관증후군 반사성 교감성 디스트로피 국부통 : 견통, 족부통
4. 결정유발성 관절증	통풍 위통풍 하이드록시애퍼타이트 침착		
5. 감염에 따른 관절염	패혈증성 관절염 각종 감염 : 세균성, 바이러스성, 진균성, 결핵, 스피로헤타 반응성 : 류마티스열, 시겔라, 살모넬라, 예시니아, 캄필로박터 감염 후		

(RA), 전신성 루푸스 등과 같은 결합조직병이 있다. 변행성 관절증은 고령화 사회에서 가장 많은 류마티스병으로, 노인들의 무릎통증이나 요통이 이에 해당한다.

통풍은 식생활 등의 환경 변화에 의해 증가하고 있는 질환이다. 감염에 수반되어 일어나는 류마티스병에는 2종류가 있는데, 하나는 포도구균이나 결핵균 등이 직접 관절 부위에 감염되는 경우이고 다른 하나는 캄필로박터 등의 장내감염에 의해 원격 부위의 관절에 반응성으로 일어나는 종창이나 통증이다.

관절 외 류마티스는 관절 주위의 힘줄이나 인대 또는 근육 등에서 발생하는 통증이다. 오십견이나 건부착부의 염증에 의한 팔의 통증, 근육이나 근막성 요통 등이 이에 해당한다. 아마 류마티스병 중에서도 가장 많은 것으로 인생을 살면서 누구나 경험하는 통증이기도 하다.

표 1-1을 보면 백혈병이나 갑상선질환 등과 같은 병명도 볼 수 있다. 림프성 백혈병이나 갑상선기능저하증이 류마티스병이라는 것이 아니라 이들 질환에 부수적으로 또는 종종 초발증상으로 근육의 뻣뻣함이나 탈력, 관절의 부종 등이 일어나는 경우가 있음을 가리킨다. 바꿔 말하면 류마티스병이란 관절이나 인대, 근육 등 결합조직에 증상이 나타나는 모든 질환을 가리키는 것이다. 그리고 류마티스학이란 그러한 관절이나 근육에 일어나는 증상을 내과적으로 전신으로 보는 학문이라고 할 수 있다.

참고문헌

1) Edmond J, Hughes G : Lecture note on rheumatology, Introduction, p1-7, Blackwell Scientific Publications, 1985
2) アメリカリウマチ財団(編)：リウマチ性疾患の分類，リウマチ入門　第10版，日本リウマチ学会(訳)， p 146-150, 1993
3) 上野征夫：膠原病という名称は消える？—膠原病に膠原の異常がみつからない—. EBMジャーナル 3 : 61-65, 2000

II

류마티스병에 대한 접근방법

Chapter 1 관절통과 관절염

단관절염과 다발관절염의 감별

1. 관절통과 관절염

수많은 류마티스병을 어떻게 감별하여 진단에 이를 것인가. 그 돌파구라고 할 수 있는 유력한 방법 중 하나는 관절염의 종류로 본 감별이다.

류마티스병의 대부분은 관절이나 근육의 통증, 뻣뻣함, 탈력, 저림, 발열 등으로 나타난다.

만일 환자가 관절의 통증을 호소한다면 가장 먼저 체크해야 할 과정은 그것이 '관절통' 인지 '관절염' 인지를 구별하는 것이다.

같은 통증이라도 단순한 '관절통' 과 '관절염' 은 큰 차이가 있다. 예를 들면 열이 있고 관절의 통증만 있다면 감기 등에서 흔히 볼 수 있는 관절통증이라 할 수 있다. 하지만 열이 없고 관절염이 있는 경우는 다르다.

2. 염증의 5대 징후

관절염이란 말 그대로 관절에 염증이 있음을 가리킨다. 염증이란 발열(calor, heat), 발적(rubor, redness), 동통(dolor, pain), 종창(tumor, swelling)의 4가지 징후를 가리키며, 로마시대부터 내려온 정의는 지금도 변함이 없다. 여기에 19세기 독일학파의 기능 상실(functio laesa, loss of function)이 추가되어, 이들을 모두 합쳐 염증의 '5대 징후' 라고 한다(그림 2-1).

즉, 관절에 부종, 발적, 열감, 압통이 있으면 관절염이라고 할 수 있다. 일정 기간 염증이 지속되면 열감이나 부종, 압통 등의 급성 염증소견은 없어지지만 관절 가동성에 제한이 남는다. 특히 팔꿈치나 손목 관절이 그렇다. 이것으로 전에 관절염증이 있었는지를 추정할 수 있다.

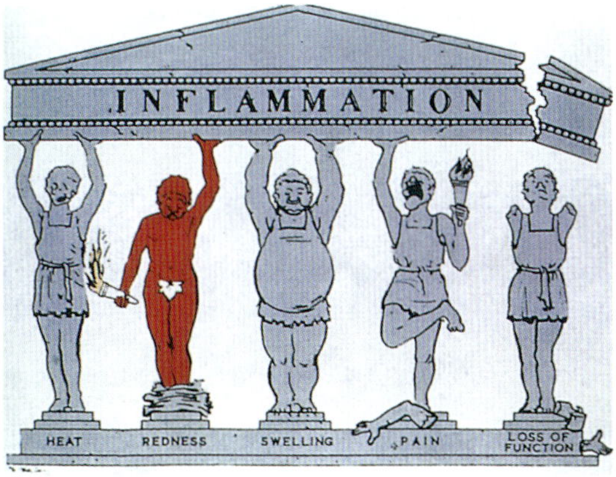

그림 2-1. 염증의 5대 징후

[확실한 증거는 관절액의 증명]

관절부위에 부종이나 통증이 있다 해도 그것이 관절염증에 의한 것인지 알기 어려운 경우가 있다. 관절주위조직의 염증일 수도 있고, 피하의 봉와직염일 수도 있기 때문이다.

관절강을 따라 압통이 가장 심하면 그 증상으로 관절염이라는 판단을 하는 경우도 있다. 관절염이라는 가장 확실한 증거는 관절액을 증명하는 것이다. 하지만 이는 무릎 등과 같은 대관절 외에는 좀처럼 어렵다.

[환자가 알려주는 경우도]

피부근염이나 전신성 루푸스, 혈관염 등의 결합조직병은 질병에 따라 초기에만 일과성으로 관절염증이 나타나고 그 후에는 일어나지 않는 경우도 적지 않다. 그래서 확실한 진단을 위해 관절에 염증이 있었는지의 여부를 체크해야 한다. 우선 환자에게 통증이나 뻣뻣함이 있었는지를 물어, 환자가 관절을 따라 부종이나 통증을 확실하게 느꼈다고 말하면 관절염이 있는 것으로 판단한다. 무릎이나 발목 관절의 경우 발을 끌면서 걸었다고 하면 관절염이 있는 것으로 생각할 수 있다. 통증 때문에 손목을 쓸 수 없다고 하는 경우도 손목에 염증이 있는 것으로 생각할 수 있다.

3. 관절염의 종류

관절염이라는 것을 알고 나면 다음 단계는 그것이 급성(acute)인지 만성(chronic)인지, 단발성(monoarticular)인지 다발성(polyarticular)인지를 구별하는 것이다(표 2-1). 이를 조합시켜 뒤에서 설명할 감별진단이 성립된다.

1) 급성과 만성

급성인지 만성인지를 판단하는 명확한 기준은 없다. 대체적으로 급성은 2~3일에서 2주 정도까지의 염증을 말하고, 만성은 1개월에서 6개월 이상 지속되는 염증을 일컫는다. 그 사이는 그레이존(gray zone)인데, 아급성이라는 말은 별로 사용되지 않으며 급성이나 만성 중 하나로 구분한다.

2) 단발성과 다발성

다음은 관절염이 단관절염(monoarthritis)인지 다발성관절염(polyarthritis)인지를 구별하는 것이다. 단관절염은 관절 염증이 한 곳만 있는 경우이며, 다발성은 여러 관절에서 부종, 통증이 보이는 경우이다.

정의에 따르면 다발성이란 5곳 이상의 관절을 가리키며, 2~4개까지의 관절염증은 과관절염

표 2-1. 관절염의 종류

급성 : acute	단관절염 : monoarthritis
만성 : chronic	다발성관절염 : polyarthritis

(oligoarthritis)이라는 별도의 명칭이 있다. 하지만 여기서는 2곳 이상의 관절염증을 '다발성'이라 하겠다.

4. 급성 단관절염 (acute monoarthritis) (표 2-2)

급성 단관절염을 일으키는 질환을 표 2-2에 나타낸다. 그 중 특히 중요한 것은 세균성 화농성 관절염, 통풍, 외상성 관절염의 세 가지라 할 수 있다.

외상성 관절염은 젊은 사람에게서 많이 볼 수 있는데 예를 들면 농구를 하다가 무릎을 삐어 물이 차는 경우이다. 병력에 의해 원인이 명확해진다.

통풍성 관절염은 전형적인 급성 단관절염이다. 엄지발가락 부위의 관절이 급격히 아프고 발적을 수반하며 부어오르는 것이 특징이다(그림 2-2).

세균성 화농성 관절염은 가장 주의해야 할 급성 단관절염이다. 포도구균과 연쇄균에 의한 경우가 많은데 치료가 늦어지면 관절 파괴가 급속히 진행된다. 원인이 명확하지 않은 급성 단관절염의 경우 반드시 관절 천자를 실시하여 조금이라도 액이 채취되면 배양에 제출한다(그림 2-3, 2-4).

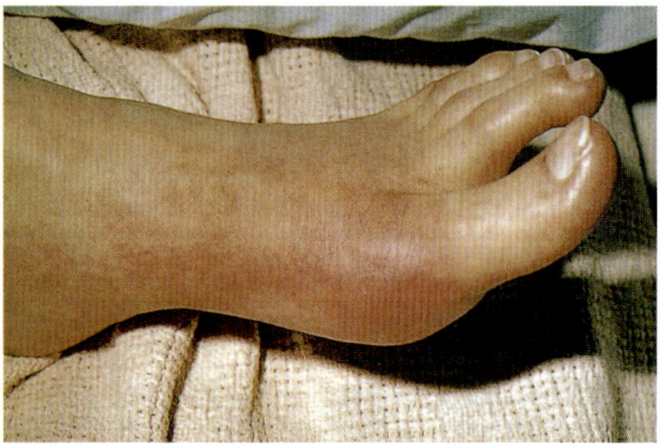

그림 2-2. **통풍성 관절염**
엄지발가락 부위의 관절에 일어나는 경우가 전형적이며, 발적과 함께 부어오른다. podagra라고도 한다.

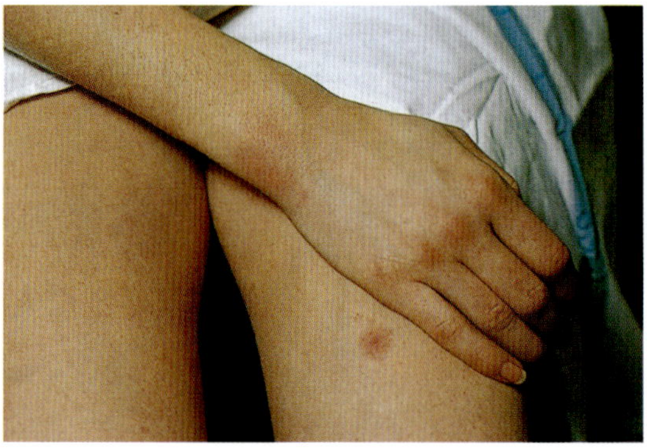

그림 2-3. **임균성 관절염**
19세 여성. 오른쪽 손목의 관절염증과 발적을 수반한 건초염, 왼쪽 대퇴에서 임균성 반점을 볼 수 있다(Harbor General Hospital Dr Richard Boyer 제공).

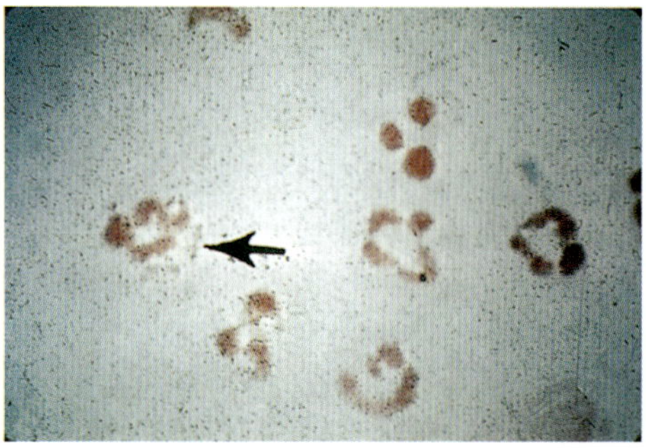

그림 2-4. **질 도말(그람 염색)**
그람 음성 쌍구균이 호중구 내에 보인다. 임균성 관절염은 관절액 배양이 음성인 경우가 많다(Harbor General Hospital Dr Richard Boyer 제공).

표 2-2. **급성 단관절염(acute monoarthritis)**

세균성 관절염	출혈성 관절염
통풍	반복성 류마티스
위통풍	간헐성 관절수종
외상	골수염

5. 만성 단관절염 (chronic monoarthritis) (표 2-3)

만성으로 단관절 통증을 호소하며 병원을 찾는 환자 중 가장 많은 것이 노인들의 변행성 슬관절증일 것이다. 이 질환은 변행성 병변이며 양측성으로 일어나기 때문에 X선 촬영을 해 보면 다른 쪽 관절에도 유사한 변화가 있음을 발견할 수 있다. 하지만 호소내용은 대부분 한쪽뿐인 경우가 많다.

기계적 손상이란 예를 들면 슬반월판에 균열이 있는 경우이다. 통증과 부종이 있어 발을 끌기도 한다.

감염에 의해 만성으로 단관절증을 보이는 경우는 결핵성 관절염을 고려할 수 있다. 세균성 관절염과는 달리 염증소견이 그리 심하지 않고, 말랑말랑 부어오른 듯한 느낌이다. 열감이나 발적을 수반하는 경우는 드물다. 진균 감염도 마찬가지로 서서히 진행되는 경우가 많다.

신경장해성 관절증(샤르코관절)은 다관절에 이르는 경우도 있지만 단관절만 침입하는 경우도 있다(그림 2-5, 2-6).

표 2-3. 만성 단관절염(chronic monoarthritis)

변행성 관절증	종양
기계적 손상	이단성골연골염
무균성 골괴사	신경장해성 관절증
결핵성 관절염	(샤르코관절)

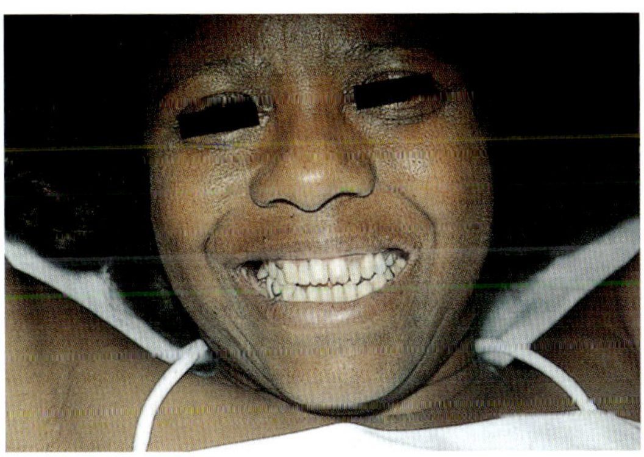

그림 2-5. **선천성 매독에 의한 기형치(햇틴슨치)**
16세 여성. 앞니에 베어 들어간 자국이 보인다.

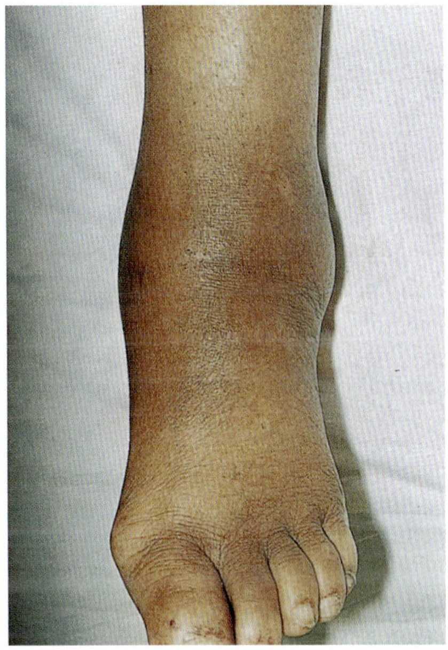

그림 2-6. **샤르코관절**
2년 전부터 좌족관절에 불안정감이 나타남.
척수로에 의한 관절증

6. 급성 다발성 관절염 (acute polyarthritis) (표 2-4)

만성 관절 류머티즘의 초기 증상, 각종 결합조직병과 혈관염 및 바이러스성 관절염이 주된 것이다.

만성 류마티스 관절염(RA) 초기에 종종 비교적 급성인 형태로 관절염증을 일으키는 경우가 있다.

표 2-4. **급성 다발관절염(acute polyarthritis)**

류마티스 관절염(RA)
전신성 루푸스
류마티스열
다발성 근염
강피증
결절성 동맥염
고안병(高安病)
측두동맥염
Henoch-Schonlein 자반병
베체트병
결절성 홍반
지방직염
베게너 육아종
반복성 다발연골염
사르코이도시스
윗플병
혈청병
재발성 류마티스
고지혈증성 관절염
백혈병
바이러스성 관절염

그 후 잠시 쇠퇴하거나 일시적으로 개선을 보이기도 하는데, 점차 만성으로 진행되어 전형적인 임상 증상을 나타낸다.

또한 전신성 루푸스나 베게너육아종증 등과 같은 전신성 혈관염은 질병 초기에만 대소 관절에 대칭성으로 염증이 나타나며, 그 후 쇠퇴해버리는 경우가 많다.

바이러스성 관절염은 가장 전형적인 대칭성 급성 다발관절증의 증상을 보인다. 특히 손가락의 마디마디에 뚜렷하다. 일으키는 방식이 급격하며, 염증은 보통 수일~2주 이내에 쇠퇴한다. 풍진이나 파르보바이러스B19 감염에 의한 예가 많다. 반점이나 림프절 종창이 있는 것이 진단 포인트가 된다.

7. 만성 다발성 관절염 (chronic polyarthritis) (표 2-5)

우선 류마티스 관절염(RA)에 대해 생각해보겠다. 염증성 류마티스 질환 중에서도 압도적으로 빈도가 높은 질환이다. 양측의 대소 관절에 만성으로 관절염증이 지속된다(그림 2-7). 아침에 일어났을 때 뻣뻣함도 심하다.

제외 진단으로서 강직성 척추염, 건선성 관절염, 라이타 증후군, 크론병 · 궤양성 대장염에 따른 관절증을 들 수 있다. 이들 질환을 총칭하여 혈청음성 척추관절증(seronegative spondyloarthropathy)이라고 부른다. 강직성 척추염은 어깨, 고관절 등 사지의 관절염증 외에 요통이 가장 심하게 나타나기 때문에 류마티스 관절염(RA)와의 감별이 용이하다.

만성 다발성 관절증 중에서도 통계적으로 월등하게 많은 것은 변행성 관절증이다. 특히 중년 이후의 여성에게서 나타나기 쉽다. 수지관절증(그림 2-8)이

표 2-5. **만성 다발성 관절염(chronic polyarthritis)**

류마티스 관절염(RA)
전신성 루푸스
기타 결합조직병
변행성 관절증
건선성 관절염
반응성 관절염
궤양성 대장염이나 크론병에 따른 관절염
강직성 척추염
수장농포증성 관절염
사르코이도시스
다중심성 망상조직구증
비대성 골관절증
만성 통풍성 관절염
신경장해성 관절증(샤르코관절)

나 나이가 들면서 빈도가 증가하는 슬관절증 등이 있다. 뼈가 앙상해지며 붓는 것이 특징이다.

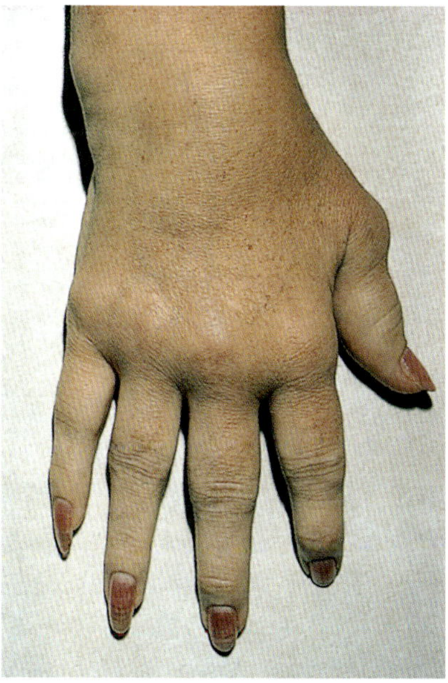

그림 2-7. **전형적인 류마티스 관절염(RA)의 손**
손목, MCP, PIP 관절이 부어 있다.

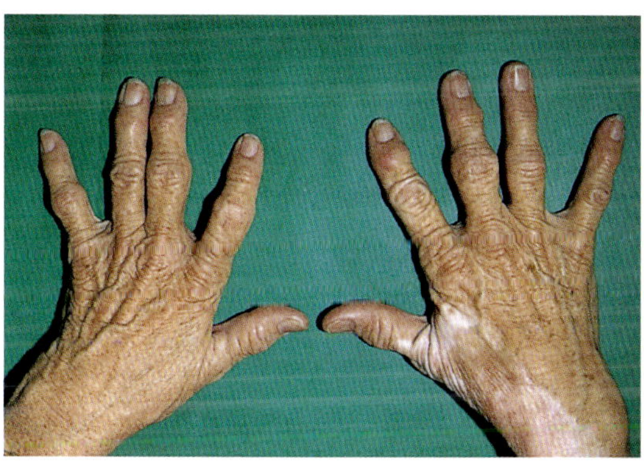

그림 2-8. **전형적인 수지 골관절증**
PIP, DIP 관절이 앙상해지며 붓는다.

8. 기타 관절염의 증상

급성과 만성, 단발성과 다발성 외에 간헐성(intermittent arthritis)이라 불리는 염증이 있다. 증상이 나타났다가 없어지고, 다시 또 몇 개월 내지 몇 년 후에 염증이 재발하는 유형이다. 단관절염인 경우도 있으나, 다발관절염인 경우도 있다.

대표적인 예로는 통풍, 재발성 류마티스를 들 수 있다(표 2-6). 류마티스 관절염(RA)도 처음엔 간헐적으로 염증이 나타나는 시기가 있다.

표 2-6. **간헐성 관절염(intermittent arthritis)**

통풍
위통풍
회귀성 류마티스
류마티스 관절염(RA)의 초기
간헐성 슬관절 수종
위플병
고지혈증성 관절염
베체트병
가족성 지중해열
장관 바이패스 수술 후의 관절염

9. 이동성 관절염

특수한 경우로 류마티스열에서 볼 수 있는 이동성 관절염(migratory polyarthritis)이 있다. 한 곳의 관절이 부었다가 그 부종이 없어질 무렵 다른 관절이 붓는 식으로 염증이 점차 옮겨가는 형식이다. 류마티스열 외에 임균성 관절염, 사르코이도시스, 가족성 고콜레스테롤 혈증성 관절증 등에서 볼 수 있다.

Chapter 2 류마티스병의 임상검사

검사치 보는 방법 및 고려해야 할 사항

류마티스병의 진단은 '병력과 신체검사(history & physical)' 에 90% 이상 의존하고 있다. 혈액검사나 X선 촬영은 어디까지나 진단을 확인하기 위한 것에 지나지 않는다. 때로는 혈액검사 결과보다 진찰에 의해 얻은 소견이 우선되기도 한다.

임상검사 결과를 볼 때에는 이 같은 관점을 잃지 않도록 한다.

표 2-7에 자주 사용되는 검사를 나타냈다. 크게 나누어 보면 ① 소변, 말초혈, 생화학 등의 일반검사, ② CRP, 적침 등 염증반응을 보는 검사, ③ RA 테스트, 항핵항체 등 류마티스 질환 특유의 검사로 세 가지가 있다.

표 2-7. 류마티스병의 임상검사

검뇨 · 침사
말초혈
생화학
적침, CRP
RF 테스트
항핵항체
혈청보체가(CH_{50}, C_3, C_4)
ANCA

1. 일반검사

1) 말초혈검사

a. 빈혈

류마티스 관절염(RA) 등과 같은 염증성 류마티스 질환은 질병 초기에는 빈혈이 나타나지 않지만 염증이 장기간에 걸쳐 또는 염증의 정도가 심해지면 중등도까지의 빈혈이 나타난다. 정색소성, 정구성인 경우가 많은데, 마치 철 결핍성 빈혈처럼 저색소성, 소구성인 경우도 있다. 단, 혈청철(Fe)이 저하되고 포화철결합능(TIBC)이 상승하는 철 결핍성 빈혈과 달리 Fe, TIBC 모두가 저하된다. 철 이용 장해로 설명되고 있다.

헤모글로빈(Hb), 헤마토크릿(Hct)수치는 염증이 심하면 저하되고, 염증이 개선되면 상승한다.

b. 백혈구 수

전신성 혈관염이나 스틸병에서는 15,000/㎣ 이상의 백혈구 증가를 보이는 경우가 드물지 않다.

활동성인 전신성 루푸스의 경우는 백혈구 수가 감소하여 진단기준 항목이 되고 있다. 백혈구 분획에서는 림프구 수가 감소되는 것이 특징이며, 질환의 활동성과 관련된다.

류마티스 관절염(RA)의 백혈구 수는 대체로 정상이지만 비종대, 하퇴 궤양을 수반하는 류마티스 관절염(RA)의 아형, 펠티증후군에서는 백혈구 수가 감소한다. 분획에서는 호중구 감소를 보인다.

c. 혈소판 수

염증성 질환에서는 혈소판 수가 증가하는데 종종 50만/㎣ 이상에 달하는 경우도 있다. 전신성 루푸스에서는 혈소판 저하가 일어난다. 혈소판 수는 각종 항류마티스약의 부작용으로 백혈구 수와 함께 저하되어 심각한 결과를 초래하기도 한다.

2) 생화학검사

혈청알부민 수치는 염증에 의해 저하된다. 인간 리포스파타제는 류마티스 관절염(RA) 환자의 약 1/4에서 약간 상승함을 보이며, 골파제트병, 골연화증 등에서도 상승한다. 요산치는 통풍이 의심될 경우에 필요한 검사이다.

ALT, AST 등 간 기능의 상승은 전신성 루푸스, 혈관염, 스틸병 등에서 나타나며, 피부근염에서는 CPK, 알도라제, LDH와 함께 증가한다. ALT, AST의 상승은 종종 비스테로이드계 진통소염제, 항류마티스약의 부작용으로 일어난다.

3) 검뇨

초진시에는 반드시 루틴 검사로 실시한다. 류마티스 관절염(RA)에서는 검뇨 소견이 정상이지만, 전신성 루푸스에서는 초진시부터 단백뇨, 혈뇨를 보이는 경우가 있어 이들을 감별하는 데 도움이 된다. 뇨잠혈 양성인 예나 단백 양성인 예에서는 반드시 뇨침사를 실시한다. 적혈구 원주가 여러 개 보이는 경우는 신염이 활동성이라는 것을 의미한다.

2. 염증 반응

적침과 CRP가 있으며 각각 1920년대, 30년대부터 염증 검사로 사용되기 시작했다. 현재까지도 신체의 상태를 가장 예민하게 반영하는 검사로서 중요시되고 있다.

어느 검사를 사용할 것인지는 판단에 맡긴다. 필자의 경우는 염증성 류마티스 질환이라고 의심될 경우 둘 다 하도록 하고 있다.

적침의 정상치는 연령에 따라 상승하며, 여성의 경우 수치가 약간 높다. 남성의 정상치는 연령÷2, 여성은 (연령+10)÷2로 한다. 따라서 환자가 70세 여성이라면 (70+10)÷2로 40/mm까지를 1시간 수치의 정상범위로 볼 수 있다.

전신성 루푸스에서는 적침이 수십 mm로 항진되어 있는데도 CRP는 음성으로 나타나는 것이 특징이다. CRP가 양성인 경우는 감염증이 합병된 것으로 볼 수 있다.

적침, CRP의 수치는 류마티스 관절염(RA)의 경

우 반드시 활동성이 좋은 지표라고는 할 수 없다. 관절의 염증이 비교적 개선된 예에서도 상승하는 경우가 있기 때문이다. 하지만 혈관염, 특히 측두동맥염이나 류마티스성 다발근통증에서는 적침, CRP 수치와 임상증상이 일치한다.

3. 비교적, 특이적인 검사

1) RF 테스트

류마티스 반응이라고도 하며, 류마토이드 인자를 검출한다. 류마토이드 인자란 IgG의 Fc 부분에 대한 항체로, 일반 검사에서는 IgM 항체를 검출한다.

보편적으로 사용되어온 방법은 라텍스 입자 표면에 IgG를 묻힌 것에 혈청을 가해 응집을 보는 방법이다. 현재는 비탁법 등과 같은 광학적 검사도 도입되었다.

기법에 따라 또는 검사센터에 따라 부르는 방식을 RA 테스트라고도 하고, RAHA, RAPA라고도 하는데, 지시를 할 때에는 한 방식으로 하는 것이 좋다. 정성법보다 정량 내지 항체가를 얻을 수 있는 형태의 것이 좋다.

RA 테스트는 류마티스 관절염(RA) 초기에는 약 반 정도가 음성이며, 지속염증이 계속된 전형적인 예에서도 10~20%는 음성이다. 진단에 있어서 절대적인 검사는 아니다. 초기 진단에는 오히려 적침이나 CRP 수치가 더 참고가 된다.

RA 테스트는 정상인인 경우에도 양성으로 나타나는 경우가 있다. 젊은 사람의 경우는 2~4% 정도, 60세 이상이 되면 통계상 10~20%대가 양성을 보인다. 그 외 모든 만성 질환이나 급성 감염증에서도 양성으로 나타난다(표 2-8).

표 2-8. RA 테스트의 양성 빈도(%)

류마티스 관절염(RA)		76
쇼그렌 증후군		96
전신성 루푸스		21
강피증		17
피부근염		20
혼합성 결합조직병		50
매독		17
바이러스간염		24
간경변		36
결핵		11
폐섬유증		32
천식		17
정신병		14
암		22
정상인	0~30세	2
	30~60세	4
	60세 이상	24

2) 항핵항체(ANA)

a. ANA의 양성 질환

전신성 루푸스나 강피증 등의 결합조직병이 의심되면 스크리닝 검사로 항핵항체검사를 실시한다. 전신성 루푸스에서는 소수의 예가 질병 초기에 음성으로 나타나는 경우가 있는데 대부분 100%가 양성이다(표 2-9). 강피증, 혼합성 결합조직병에서도 양성 빈도와 항체가는 모두 높다.

항핵항체는 간접형광항체법을 이용하여 검사된다. 정상치는 검사센터에 따라 또는 검사에 사용되는 기질재료 등에 따라 약간 다르다. HEp-2 세포를 기질로 사용하여 정상치를 40배 이하로 하는 경우가 많다. 항핵항체는 정상인의 혈청 중에서도 볼 수 있는데, 그 수치가 낮다. 고령자의 경우 80배, 160배의 수치를 보이는 경우가 자주 있다. 검사보다 임상증상이 중요하며, 증상이 없는 사람에게서 종종 보이는 낮은 항체가는 무시한다. 하지만 항체가가 640배 이상이면 일단 의심해 봐야 한다.

항핵항체는 각종 비류마티스성 질환에서도 양성이 된다(표 2-9).

b. ANA의 염색형

항핵항체를 실시하면 양성인지 음성인지, 양성의 경우 염색 상태에 따라 4가지의 기본 패턴에 대한 보고가 있다. 즉, 균질형(homogenous), 변연형(rim or peripheral), 반문형(speckled), 핵소체형(nucleolar)이다.

이 같은 염색 패턴으로 질환과의 관련성을 얻을 수는 있지만 실제로 그다지 특이적인 것은 아니다. 굳이 말하자면 변연형은 전신성 루푸스, 핵소체형은 강피증에서도 많이 볼 수 있다.

염색된 대응항원도 여러 가지로 분석되었다. 이들에 대한 특이적 항체의 일부는 지시할 수도 있다(표 2-9). 그 중 유용한 것으로 2본쇄 DNA에 대한 항체와 Sm 항체가 있다. 이들이 높은 수치를 보이거나 양성인 경우는 전신성 루푸스일 가능성이 매우 높다.

또한 Scl-70 항체(항토포이소메라제 I)는 강피증에서 많이 나타난다. HEp-2 세포를 이용한 형광항체법으로 특유의 이산반문형(discrete speckled) 염색 패턴을 나타내는 항센트로메아항체는 강피증의 아형인 CREST 증후군과 일치한다.

단, 이러한 특이항체의 검출률은 그다지 높지 않다. 예를 들면 2본쇄 DNA 항체는 전신성 루푸스의 약 50%, 항Sm 항체는 약 30%에서 볼 수 있을 뿐이다.

표 2-9. **항핵항체 양성**

1. 류마티스병		
질환	양성 빈도	특이항체
전신성 루푸스	95%	항Sm, 항2본쇄 DNA
강피증	60~90%	항센트로메아, 항Scl-70
쇼그렌 증후군	75%	항Ro, 항La
혼합성 결합조직병	95~99%	항RNP
다발성 근염 / 피부근염	25%	항JO-1
류마티스 관절염(RA)	15~35%	
2. 비류마티스병		
• 감염증(세균, 바이러스)		• 혈액질환(백혈병, 림프종)
• 소화기병(만성간염, 궤양성대장염)		• 종양(멜라노마, 고형암)
• 폐질환(폐섬유증)		• 진행신증
• 내분비병(바제도씨병, I형 당뇨병)		• 이식 후
3. 건강한 자		
• 임신		• 류마티스병의 가족력
• 고령		• 악세성

(Illei GG, Klippel JH : Why is the ANA result positive? Bull Rheum Dis 48 : 1-4, 1999에서 인용)

3) 혈청보체가

전신성 루푸스가 의심될 경우 혈청보체가를 조사한다. 흔한 검사중에는 CH_{50}, C_3, C_4의 세 가지 측정이 있다. CH_{50}은 보체의 활성기능을 보는 검사로, 항체를 결합시킨 적혈구의 50% 용혈도를 본다. 한편 C_3과 C_4는 보체단백량을 보는 방법으로, 각각 β_1C/β_1A 및 β_1E라는 글로불린단백의 양을 측정하고 있다.

CH_{50}을 측정함에 있어서는 혈청의 신속한 처리를 요하며, 또한 검사에 기술적인 요소가 들어간다. C_3, C_4는 단백 측정만 하기 때문에 안정된 수치를 기대할 수 있다. 스크리닝적으로는 세 검사 모두 실시한다.

보체 수치가 심하게 저하된 질환으로는 전신성 루푸스가 있다. 또한 선천성 C_2 결손에서도 저하가 심하다. 약간 저하를 보이는 질환에는 한랭글로불린혈증, B형간염에 따른 급성 관절염 등이 있으며, 드물게는 극심한 활동성 류마티스 관절염(RA)에서 저하를 보이는 경우가 있다. 선천성 질환에서는 면역복합체의 형성과 관련된 예가 많다(표 2-10).

보체는 또한 급성 염증단백이기도 하다. 류마티스 질환이나 감염증 등 염증성 질환에서는 혈청보체 수치가 상승한다.

전신성 루푸스에서는 보체의 두드러진 소비가 합성보다 상회하기 때문에 총체적으로는 수치가 저하된 것으로 본다.

표 2-10. **저보체가를 나타내는 질환**

선천성
C_2 결핍 등
후천성
전신성 루푸스
류마티스 관절염(RA)
아급성 심내막염
B형 간염 바이러스성 관절염
기타 급성 바이러스성 관절염
폐렴구균 감염
그람 음성균 패혈증
한랭글로불린혈증
사구체신염
간부전

4) P-ANCA, C-ANCA

베게너육아종, 다발성 동맥염, Churg Strauss증후군 등 전신성 혈관염이 의심될 경우에 실시한다. ANCA는 antineutrophil cytoplasmic antibody(항호중구세포질항체)의 약칭이다. 2종류가 있는데, 에탄올 염색에 의해 핵 변연을 따라 세포질 부분이 염색되는 형(perinuclear, P-ANCA)(그림 2-9)과 세포질 전체에 퍼지면서 염색되는 형(cytoplasmic, C-ANCA)이 있다(그림 2-10).

대응하는 항체가 몇몇 발견되어 있으며, P-ANCA는 주로 MPO(미엘로페록시다제)에 대한 항체이며, C-ANCA는 PR3(프로테나제3)에 대한 항체이다.

C-ANCA는 주로 베게너육아종에서 특징적으로 나타나며, P-ANCA는 각종 혈관염에서 비특이적으로 나타난다.

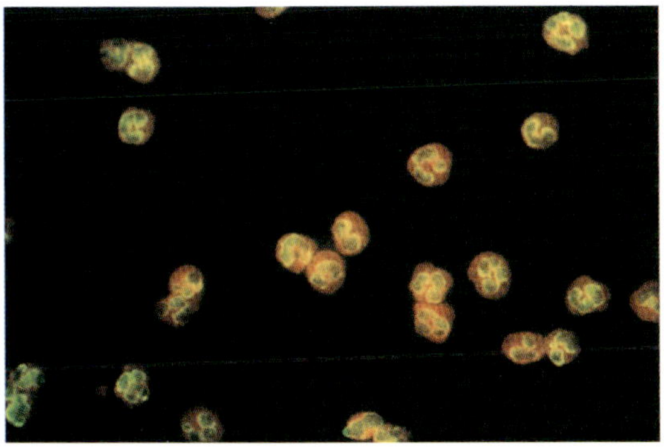

그림 2-9. P-ANCA
핵막 주변에 염색이 명료하다(SRL 제공).

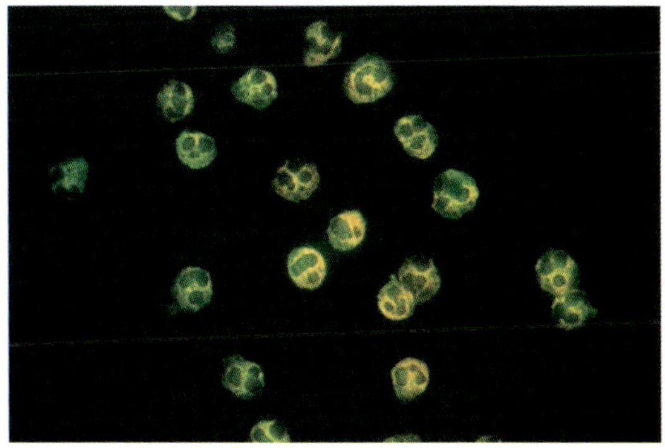

그림 2-10. C-ANCA
세포질 전체가 염색되어 있다(SRL 제공).

Chapter 3 X선 사진 판독법

류마티스 내과의가 골 · 관절의 X선 사진 판독을 반드시 잘해야 하는 것은 아니다. 일상 진료에서 방사선 전문의의 판독을 필요로 하는 경우는 그다지 많지 않을 것이다. 여기서는 X선 사진의 기본적인 판독법에 대해 설명하는데, 중요한 것은 우선 다른 의사에게 의뢰하기 전에 스스로 적극적으로 판독해 보려고 하는 자세를 가지라는 것이다.

1. 진단에는 단순X선 검사가 주로 사용

화상진단에는 단순X선 검사, CT, MRI, 초음파검사 등이 있다.

CT는 뼈의 세부, MRI는 연부조직의 묘출에 뛰어나다. 단, 일상 진료에서 이러한 고액기기를 필요로 하는 경우는 적다. 또한 그것에 의해 진단이나 치료 방침이 바뀌는 경우도 적다. 종래부터 사용되던 단순X선 검사로도 대부분의 경우에 충분하다.

2. X선 사진의 적응증

표 2-11은 UCLA 병원에서 류마티스내과와 방사선과 사이에 정한 류마티스 세트이다. 경추 측면을 전굴 자세로 하는 이유는 C_1과 C_2의 아탈구 유무를 보기 위해서이다. 흉부 X선에서는 양 견관절도 포함된다. 골반 X선에서는 변연성 병변이 일어나기 쉬운 요추 하부와 천장관절, 고관절을 포함한다. 양무릎의 X선은 원칙적으로 선자세에서 하며 하중을 준 상태에서 촬영한다. 양손과 양발은 정면 외에 비스듬한 자세를 더해 류마티스 관절염(RA)의 초기 미란을 좀더 탐색하기 쉽게 한다.

이와 같이 조사량을 한정하면서 간편하게 최대의 정보량을 얻기 위한 연구는 각 시설에서 한다.

표 2-11. X선 검사(류마티스 세트 UCLA)

부위	촬영 방향
경추	전굴측면방향
흉부	정면
요추-골반	정면
양무릎	정면
양손	정면, 비스듬한 자세
양발	정면, 비스듬한 자세

3. SABC

X선 판독법의 기본은 'SABC' 이다. 항상 이를 염두에 두고 하도록 한다.

S는 soft tissue(연부조직), A는 alignment(축), B는 bone(뼈), C는 cartilage(연골)의 각각 이니셜이다.

즉 연부조직에 부종이나 석회 침착 등이 있는지, 얼라인먼트에 아탈구나 편위 등의 이상이 보이지 않는지, 뼈에 골조송이나 낭포 형성 또는 경화 등이 일어나지 않았는지, 연골로 메워져야 할 관절강(관절열극)에 협소화 등의 변화가 생기지 않았는지를 관찰하는 것이다. 이 같은 'SABC' 에 따라 순서대로 보면 빠뜨림 없이 관찰할 수 있다.

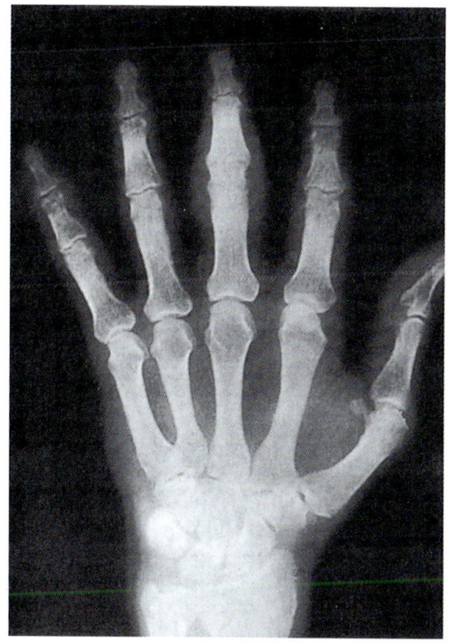

그림 2-11. 초기 류마티스 관절염(RA) (왼손)
손가락 편위는 없고, 얼라인먼트는 정상이다. 뼈에 변화가 없으며 연골의 상태를 반영하는 관절열극도 정상이다. 연부조직을 잘 보면 가운데 손가락의 PIP 관절 주위의 조직이 방추상으로 부어있으며 음영이 새하얗게 진하다. 아주 초기의 류마티스 관절염(RA)에서 볼 수 있는 X선 변화는 연부조직의 붓기 정도뿐이다.

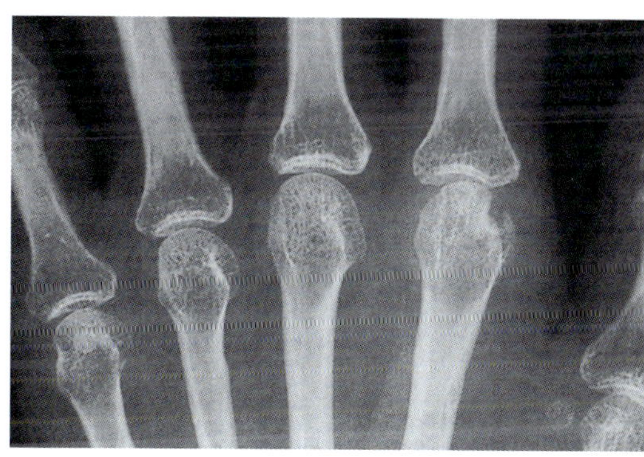

그림 2-12. 류마티스 관절염(RA) (왼쪽 손가락)
MCP 관절 주위의 연부조직이 종창되어 있다. 얼라인먼트는 정상이다. 관절 부근의 뼈에 골감소가 있고, X선 투과성이 증가하여 까맣게 비춰져 있다. 관절열극이 협소화되어 있어 연골이 감소되었음을 알 수 있다. 검지손가락의 MCP에 작게 갉아먹은 듯한 흔적이 있다. marginal erosion이라 불리는 류마티스 관절염(RA)에서 볼 수 있는 특유의 초기 골미란(침식상)으로 이것에 의해 진단이 확정된다.

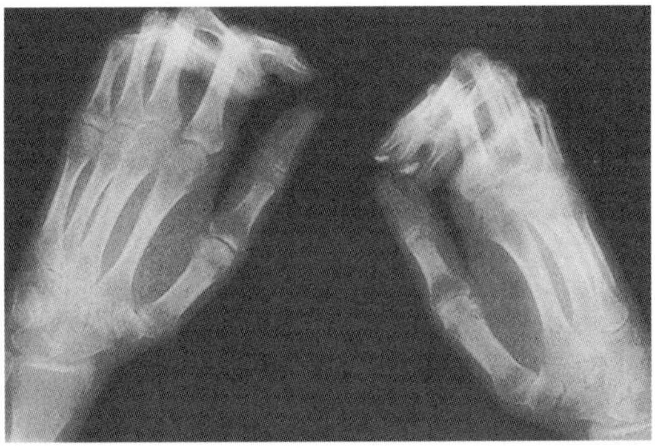

그림 2-13. **CREST 증후군(양손)**
연부조직이 전체적으로 위축되어 있으며 얇다. 손가락은 MCP 관절에서 신전, PIP 관절에서 현저하게 굴곡되어 있다. 골감소가 관절 부근과 수근골에서 보인다. 관절열극은 대체로 정상이다. 석회 침착이 손가락 끝부분의 연부조직에서 보인다. 강피증의 아형으로, 석회 침착을 수반하는 CREST 증후군의 예이다.

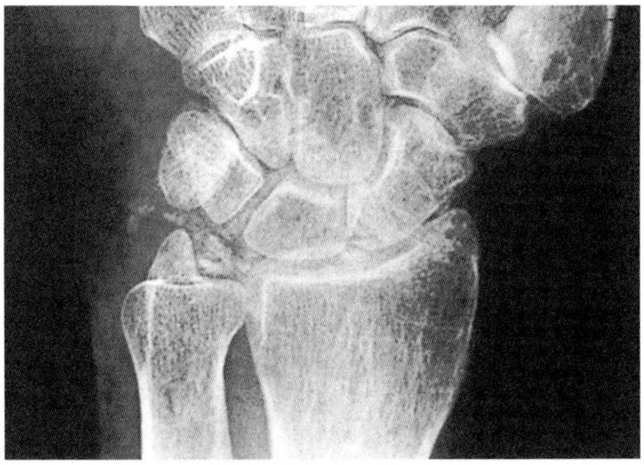

그림 2-15. **피로인산칼슘 침착증(수관절)**
척골두와 수근골 사이의 연부조직에 칼슘 침착이 점재해 있다. 삼각연골의 석회화이며, 피로인산칼슘의 침착에 의한 것이다. 위통풍 발작이 의심될 때 양무릎, 골반 X선 외에 이 부위의 X선 사진을 찍으면 진단의 정확도를 높일 수 있다.

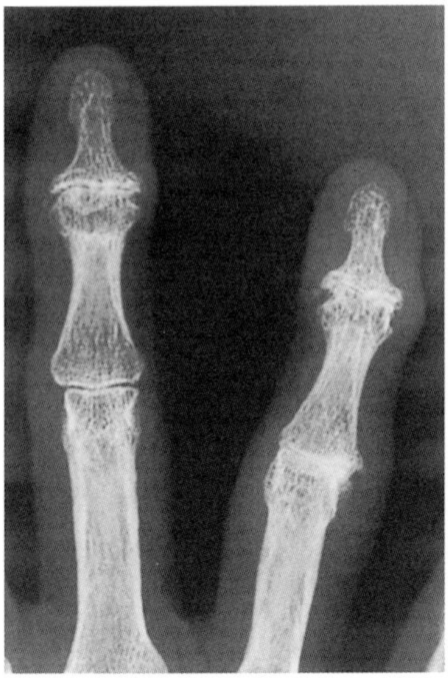

그림 2-14. **변행성 관절증(오른쪽 손가락)**
가장 많이 볼 수 있는 손가락 관절증으로, 중년 이후의 여성에게 많다. 가운데 손가락의 DIP 관절과 두 번째 손가락의 DIP와 PIP에 관절열극이 협소화되어 있고, 하얗게 비치는 경화상, 골극이라 불리는 수평방향의 뼈의 돌출이 보인다. 잘 보기 어렵지만 관절의 연부조직에 약간 단단한 붓기가 있다. DIP에서는 헤버덴(Heberden)결절, PIP에서는 부샤르(Bouchard)결절이라 불리는 변행성 수지관절증의 변화이다.

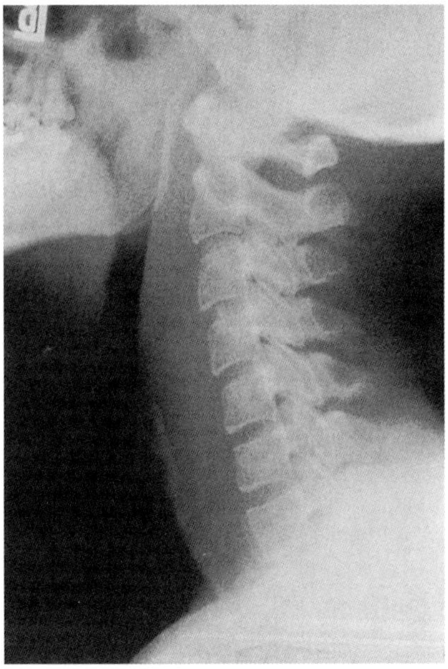

그림 2-16. **혈우병의 인두후부 출혈(경추 측면)**
경추의 정상전만은 비교적 잘 유지되어 있다. 추체, 추간강에도 이상이 보이지 않는다. 추체 뒤쪽의 추간관절(apophyseal joint)도 정상이다. 언뜻 보기에 모두 정상인 것처럼 보이지만 연부조직을 잘 보면 경추 전면에 연부조직이 일정하게 확장되어 있음을 볼 수 있다. 혈우병 환자에게 일어난 인두후부 출혈이다. 정상일 경우에는 연부조직의 두께가 경추 상단에서 기껏해야 3~4mm이다.

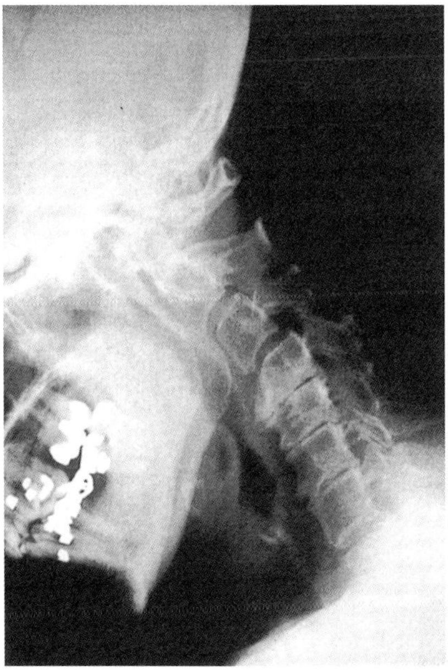

그림 2-17. **류마티스 관절염(RA)의 아탈구(경추 측면)**
C_3과 C4에서 아탈구를 볼 수 있다. C_4–C_5, C_5–C_6의 추간강은 균일하게 협소화되어 있어 염증성 변화를 시사한다. 2차성 골극 형성도 볼 수 있다. 경추의 중앙부에서 이 같은 변화를 보였을 경우 류마티스 관절염(RA), 감염, 외상의 세 가지 중 어느 것인지 감별해야 한다. 이 증례는 류마티스 관절염(RA)의 예이다.

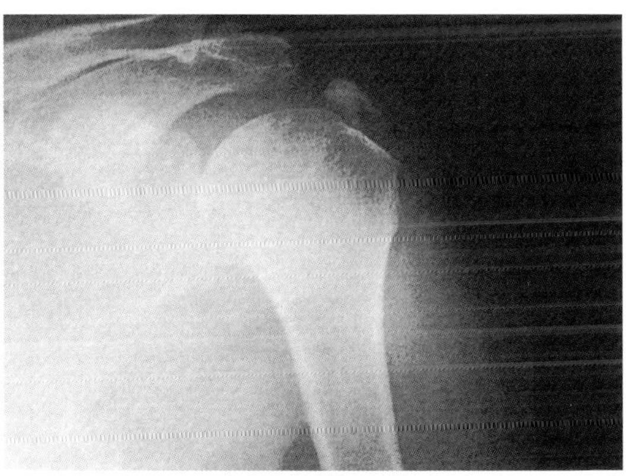

그림 2-18. **견봉하 활낭의 석회 침착(왼쪽 어깨 정면)**
상완골두와 견봉 사이에 경계가 선명하고 두터운 석회화를 볼 수 있다. 견봉하활낭(subacromion bursa)의 석회침착인데, 극상근건(supraspinatus tendon)의 석회화와 판별하기 어려운 경우가 있다.

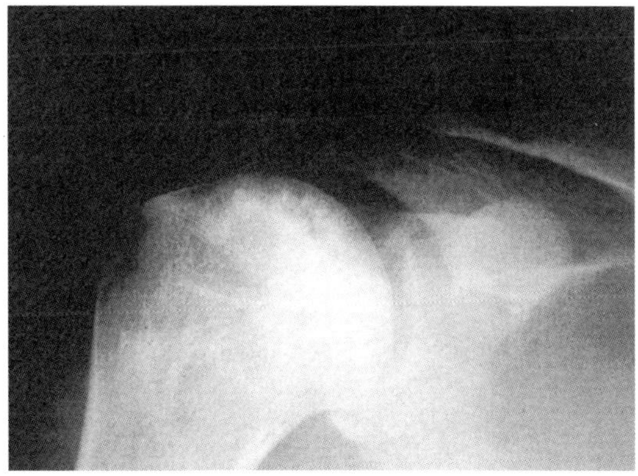

그림 2-19. **골두괴사(오른쪽 어깨 정면)**
상완골두에 약간 선명하지 않은 선상의 저음영상이 피질하를 따라 보인다(crescent sign). 상완골의 골두괴사를 나타낸다. 이 증례는 겸상적혈구증에 일어난 증례이다. 골괴사가 자주 일어나는 부위로는 대퇴골두, 대퇴골하단의 내과부 등이 있다.

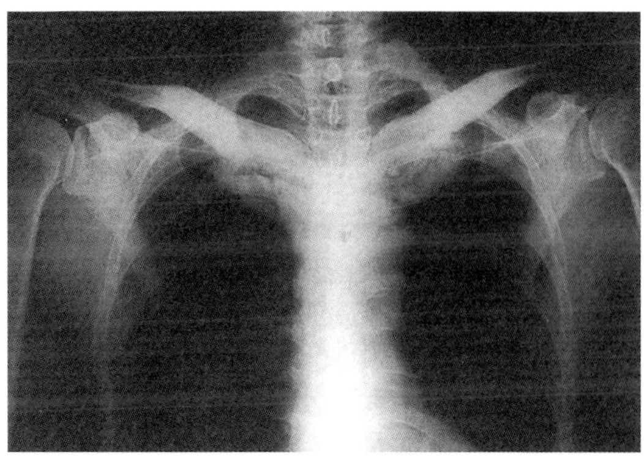

그림 2-20. **흉늑쇄골간골화증(흉부 정면)**
양측 쇄골이 하얗게 경화되고 비후되어 있다. 제1늑골의 원위부에서 흉골병과의 관절면 및 늑쇄인대부에 미란가시로 비대, 경화상이 보인다. 수장농포증에 수반되는 경우와 그렇지 않은 경우가 있다. 감별진단으로서 골파제트병, 골수염을 들 수 있다.

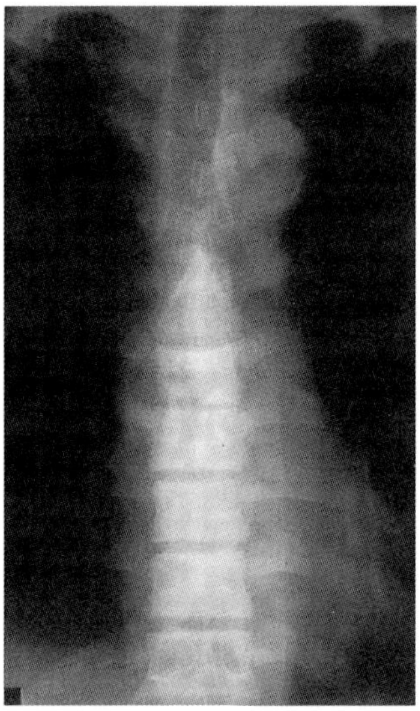

그림 2-21. **결핵성 척추염(흉추 정면)**
중앙부의 흉추에 추간강의 미만성 협소화가 보인다. 염증성 변형을 의미한다. 흉추의 일부에 투량상이 있다. 연부조직을 주의해서 보면 심음영, 대동맥음영과는 별도로 길게 방추형으로 상부 요추를 향해 뻗어있는 음영이 있다. 결핵의 농양(cold abscess)이다. 이 같은 소견은 그람 음성균에 의한 염증에서도 볼 수 있다.

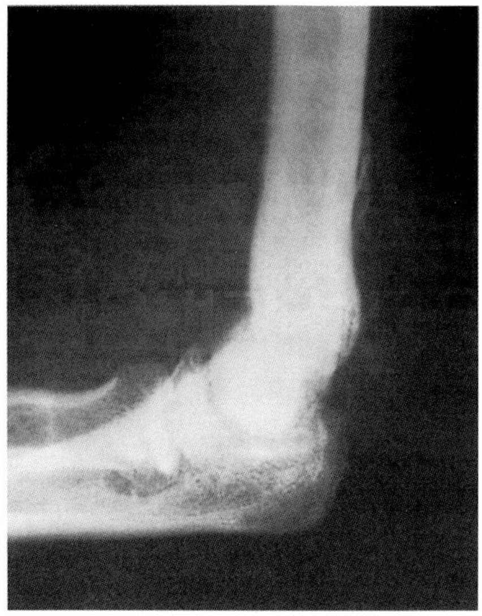

그림 2-23. **골막염(팔꿈치 측면)**
팔꿈치 상부의 상완골 후부를 따라 완만한 선상 음영을 볼 수 있다. 골막염에 수반되는 석회화이다. 결핵성 팔관절염의 예로, 골막염은 감염에 의해 일어난다. 전신성 질환 중에는 백혈병, 비대성 골관절증 등에서 볼 수 있다.

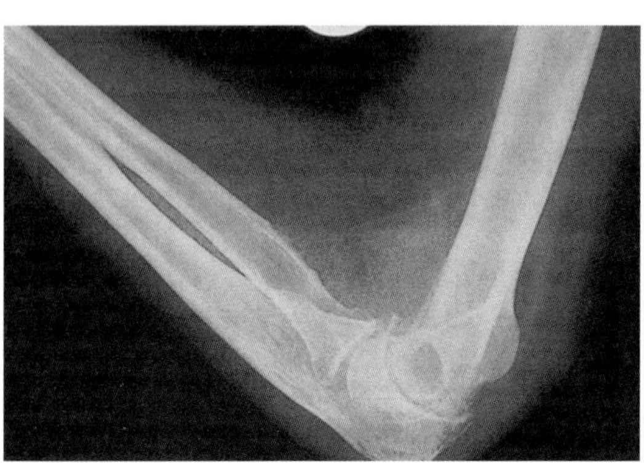

그림 2-22. **팔관절염(팔꿈치 측면)**
팔꿈치 상부의 상완골을 따라 전면과 후면에 범선의 마스트처럼 삼각형의 검은 음영이 있다. 지방층의 음영으로 팔관절의 액저류 또는 활막비후에 의해 지방층이 밑에서부터 뻗어 올라와 가시적으로 된 것이다. fat-pad sign이라고도 한다. 특히 후부의 지방층은 정상일 경우에는 X선 사진에 나타나지 않는다.

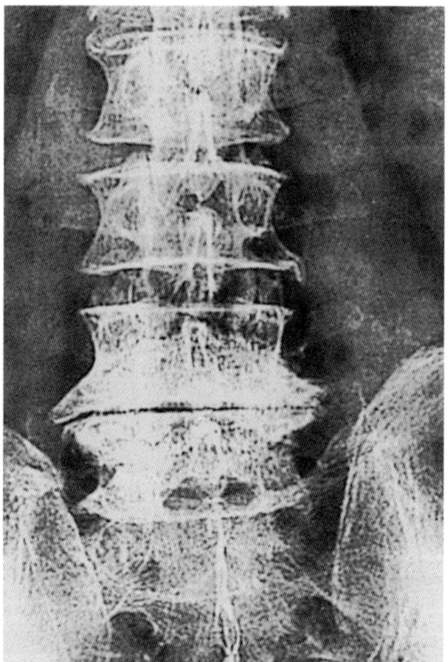

그림 2-24. **변행성 요추증(요추 정면)**
고령자에게서 볼 수 있는 변행성 변화로, 하부요추에 특히 심하다. 추간강이 협소화되어 피질하의 골경화를 수반한다. 가로로 뻗은 골극은 전형적인 변행성 관절증의 변화이다.

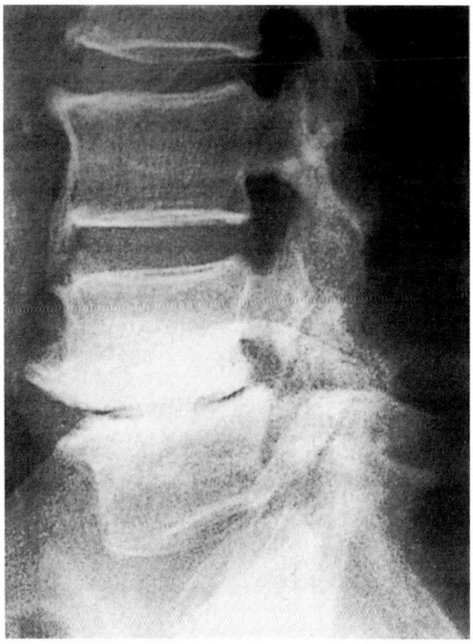

그림 2-25. **변행성 요추증(요추 측면)**
그림 2-24와 동일한 환자의 측면상이다. L_4와 L_5의 추간강이 협소화되어 골경화상이 더욱 선명하다. 큰 골극은 가로방향이 주이지만, 제3요추에서는 약간 아래쪽으로 뻗어 있다.

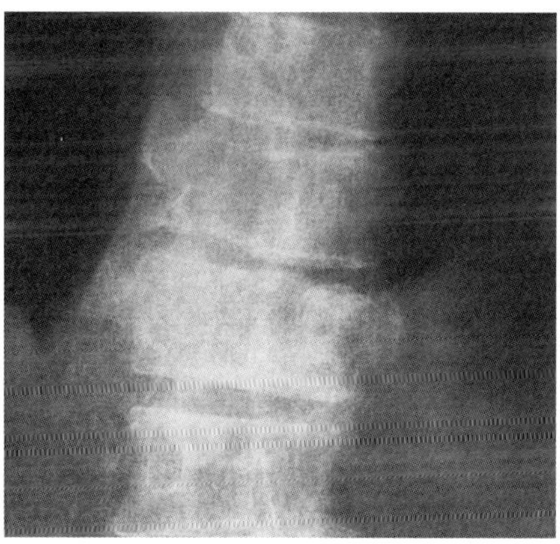

그림 2-26. **종양전이(흉요추 정면)**
요통 환자에게 가장 주의해야 할 것은 악성 종양의 전이에 의한 통증이다. 추궁은 전이가 자주 일어나는 부위로 그림 2-24와 비교해 보면 타원형인 추궁근의 음영이 소실되어 있는 것이 확실하고, 추체 선제에 불규칙적인 농염 음영이 눈에 띈다. 전립선과 일부 유방암, 폐암의 전이는 골경화성의, 다른 종양의 전이는 골융해성 변화를 나타낸다.

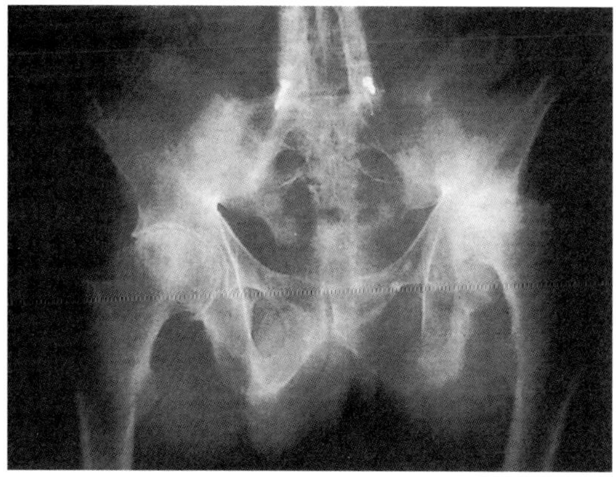

그림 2-27. **강직성 척추염(골반 정면)**
양측 천장관절이 대칭성으로 유합되어 있다. 양측 고관절의 관절열극이 협소화되어 있으며, 특히 상부고관절에서 파괴성 병변이 심하다. 요추 하부에는 이전에 받은 수술 금속편이 있음을 볼 수 있다. 강직성 척추염의 요통이 잘못 진단되어 수술이 시행되는 경우는 그다지 드문 일이 아니다.

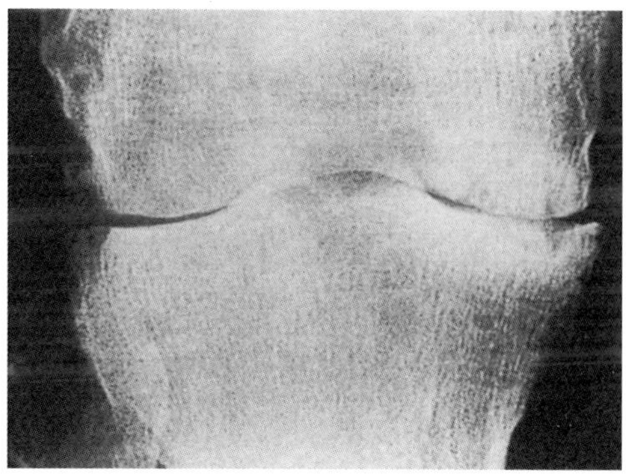

그림 2-28. **류마티스 관절염(RA)(무릎 정면)**
염증성 관절질환의 특성은 백혈구효소에 의해 관절연골이 파괴되기 때문에 골관절증과 달리 관절열극이 균일하게 좁아진다. 이 증례는 전형적인 류마티스 관절염(RA)의 예로, 연골이 소실되어 관절강이 일정하게 좁아지고 있다.

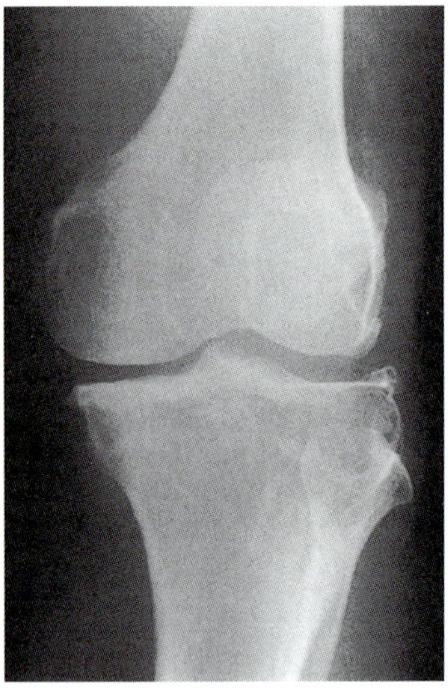

그림 2-29. **골관절 슬관절증(무릎 정면)**
외측면과 내측면의 관절열극 협소화 정도가 다른것이 변행성 관절증의 특징이다. 골극의 형성도 볼 수 있다.

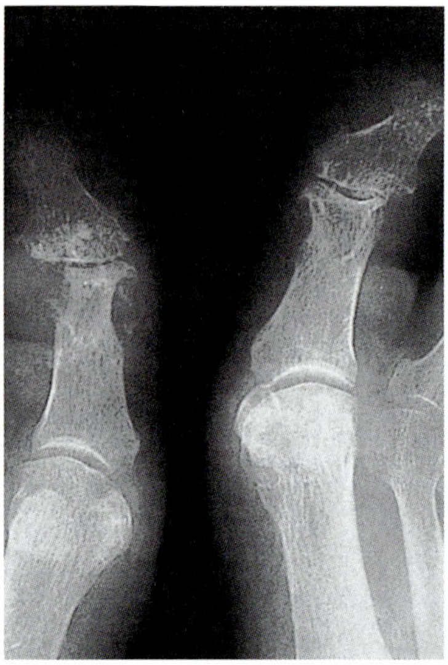

그림 2-31. **통풍성 관절염(양쪽 엄지발가락)**
왼쪽 IP관절의 파괴와 반응성 골증식이 현저하다. 통풍성 관절염에서는 관절열극의 협소화가 나타나지 않고 골감소도 수반하지 않는 것이 하나의 특징이다. 잘 보면 왼쪽 IP 관절 주위의 연부조직에서 석회 침착을 볼 수 있다. 요산결절(tophus)의 침착이다.

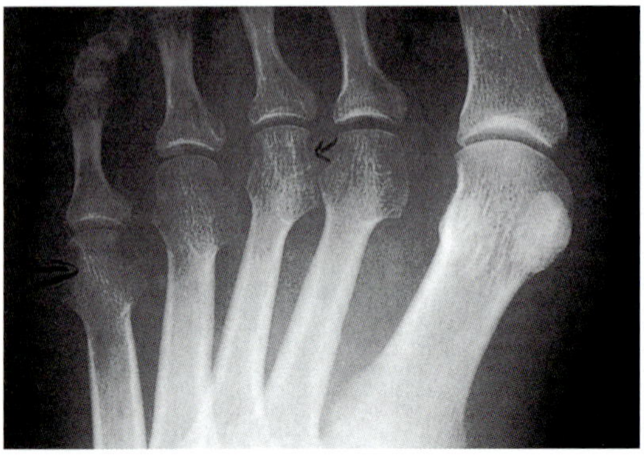

그림 2-30. **류마티스 관절염(RA)(발가락 정면)**
제5지 MTP 관절은 류마티스 관절염(RA) 특유의 미란(골침식상)이 가장 빨리 나타나는 부위이다. 제3지의 관절부위에도 골미란이 일어났다.

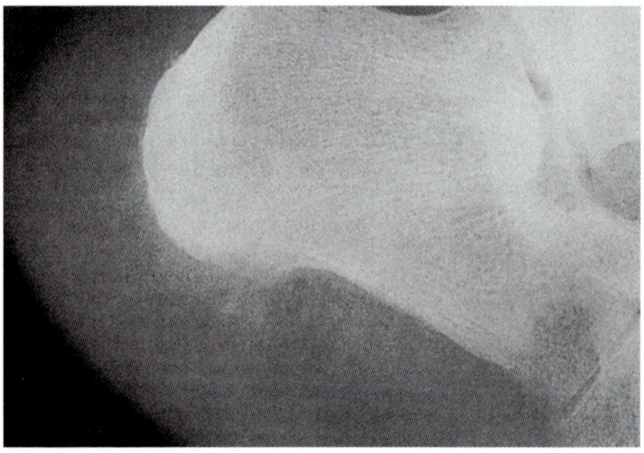

그림 2-32. **부착부염(종골 측면)**
족저근막의 부착부와 일치되게 부드러운 골극과 일부 미란이 보인다. 이 같은 소견은 강직성 척추염, 건선성 관절염 등 혈청반응 음성 척추염이라 불리는 질환에 공통적으로 보이는 것이다. 변행성 병변에 의한 골극도 이 부분에 자주 나타나는데 그 경우 경계가 명료하며 매우 단단하다.

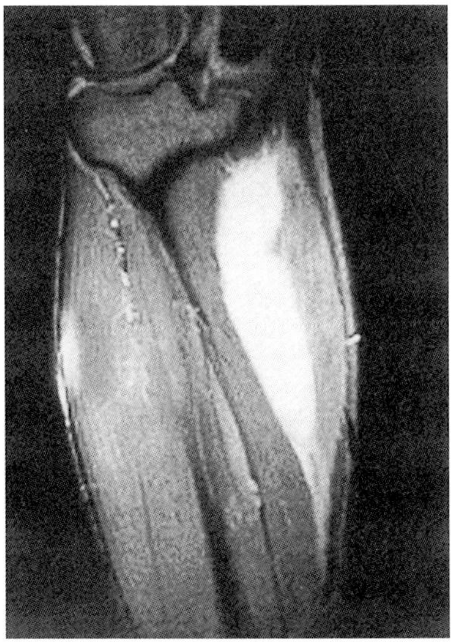

그림 2-33. **베이거닝(왼쪽 하되 MRI)**
MRI는 연부조직의 묘출에 뛰어나다. 이 사진은 왼쪽 슬관절과 하퇴의 부종을 호소하는 환자의 것이다. T_2강조화상으로, 슬와활낭이 염증성으로 비대하여 하퇴까지 내려온 것을 분명히 알 수 있다. 이 증례는 라이타 증후군 환자의 경우인데, 이 같은 슬와활낭염은 류마티스 관절염(RA)에서 자주 볼 수 있다. 베이커낭(Baker's cyst)이라고도 한다.

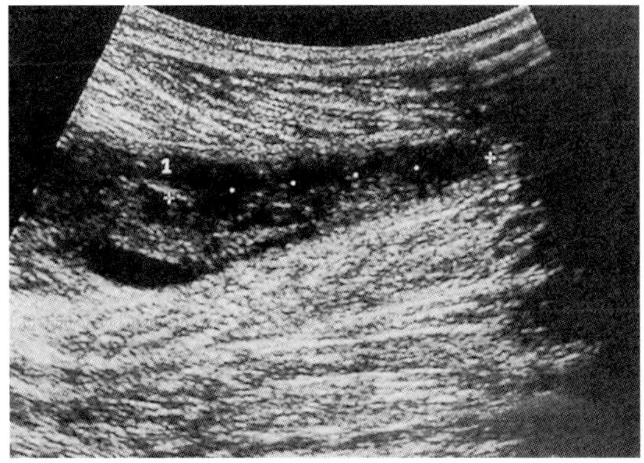

그림 2-34. **베이커 낭(하퇴 초음파검사)**
같은 증례의 에코 검사에서도 염증성으로 비대해진 활낭를 하퇴 내에서 볼 수 있다.

Chapter 4

관절액의 성상으로 본 감별

관절액은 류마티스병 진단에 있어서 중요한 정보원이다. 장기 진단의 생검에 견주는 사람도 있을 정도이다. 관절액 천자는 진단적으로 또는 치료적으로 실시되는데, 특히 원인 불명의 단관절염에서는 관절액 검사가 필수이다. 통풍이나 패혈증성 관절염은 관절액 검사에 의해서만 확정 진단이 내려진다.

또한 이미 진단이 확정된 경우라도 관절 천자를 할 때마다 성상을 자주 관찰하여 심한 혼탁 등과 같은 특별한 점이 발생하지 않았는지 확인하는 것이 중요하다.

1. 외관 및 투명도

정상적인 관절액은 담황색이고 투명하며 점성을 띤다. 그 이유는 관절액 중에 히알우론산이 많이 함유되어 있기 때문이다. 관절에 염증이 생기면 관절액이 혼탁해지며(그림 2-35), 혼탁 상태는 관절액 중의 백혈구 수에 비례한다. 백혈구 수가 10만/㎣ 이상인 경우에는 관절액이 백탁 또는 누르스름한 고름 상태를 보인다. 이런 경우 세균감염이 확실한 것으로 볼 수 있다.

2. 점도

염증이 심해지면 백혈구 내에서 나오는 효소에 의해 관절액 중의 히알우론산이 파괴되어 점조도가 낮아진다.

점조도를 조사하기 위해 예전에는 그림 2-36과 같은 방법으로 손가락과 손가락 사이로 관절액을 실처럼 당기듯이 조사했다. 하지만 이 방법은 술자에게 바이러스 등의 감염 위험이 따르기 때문에 오늘날에는 사용되지 않는다. 간편한 방법은 천자바늘 끝으로 흡인한 관절액을 조금 늘어뜨려 보는 방

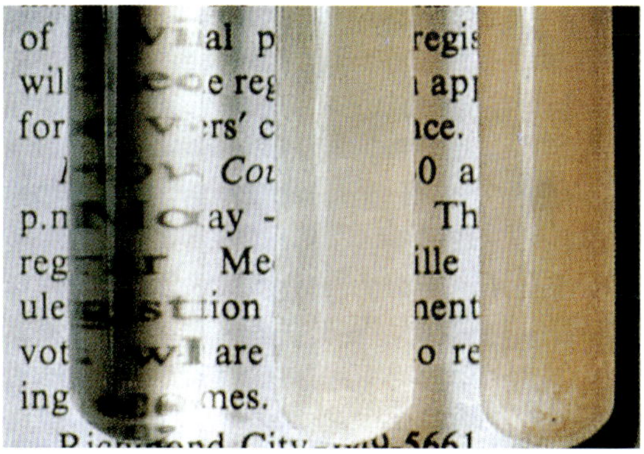

그림 2-35. **관절액의 외관**
왼쪽부터 비염증성, 염증성, 백탁 고름상의 관절액.

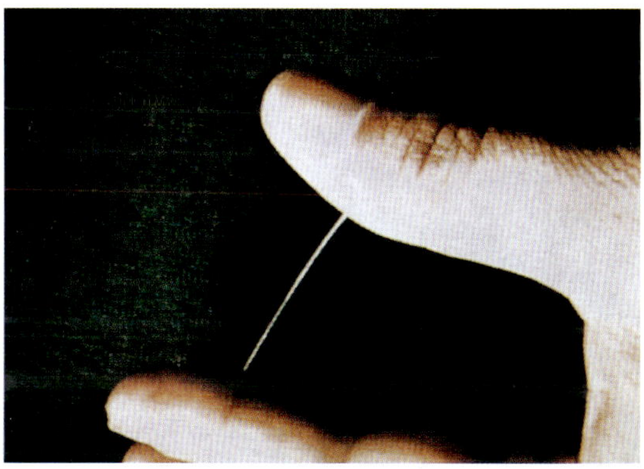

그림 2-36. **점조를 띠는 관절액**

법으로 3~5cm 정도 늘어지면 점조도가 충분하다고 판단한다. 그보다도 점조도가 높은지 아닌지는 천자시 액의 당김 상태에서 이미 알 수 있다.

3. 현미경검사

통풍이나 위통풍이 의심되면 반드시 채취한 관절액 1방울을 슬라이드 글라스 위에 떨어뜨려 커버 글라스를 덮고 현미경으로 관찰한다. 약(弱)확대에서 시작하여 강(强)확대 순서로 한다. 생 표본이라서 액이 현미경 아래에서 천천히 흐르지만 그 상태 그대로 관찰한다. 포인트를 백혈구와 혼입되어 있는 적혈구에 두고, 전체를 관찰하는 방식으로 하면 쉽게 알 수 있다.

통풍의 요산결정은 침상으로 호중구보다 약간 크고, 호중구에 탐식되는 모습이 나타난다(그림 2-37). 편광현미경을 사용하면 결정이 침상으로 길고 빛이 나는 것처럼 보이기 때문에 쉽게 발견할 수 있지만(그림 2-38), 필자는 근 20년간 편광현미경을

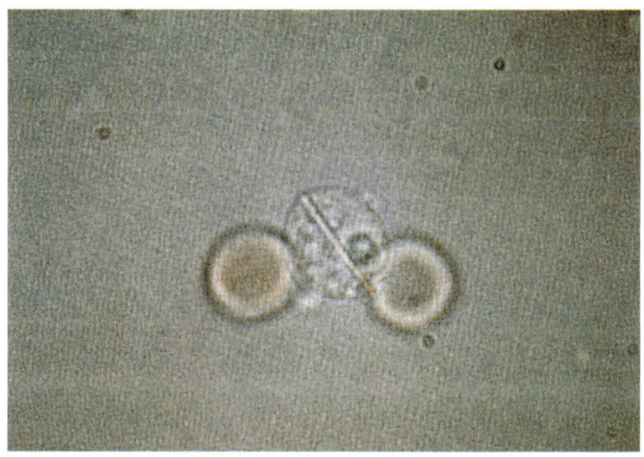

그림 2-37. **통풍의 요산결정**
호중구가 침상(針狀)의 결정을 탐식하고 있다.

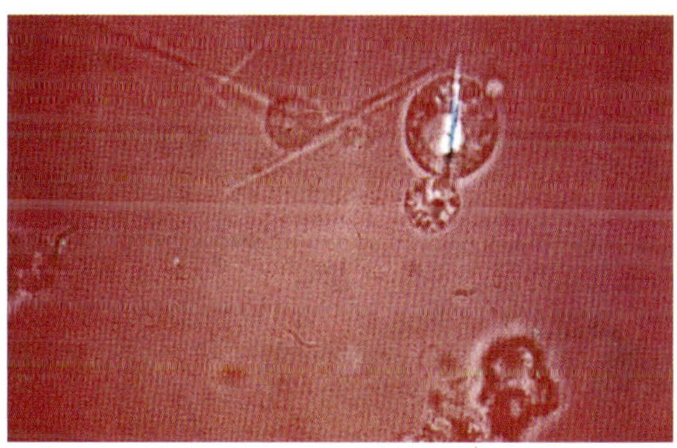

그림 2-38. **편광현미경에 의한 요산결정 검색**
예민색검판을 사용(Harbor General Hospital Dr James Louie 제공).

사용한 적이 없다.

통풍은 임상진단이 가장 중요하며 통풍의 결정이 분명히 있을 것이라 여겨져 찾아보면 발견된다. 강확대에서 유침(油針)을 사용하여 찾는 경우도 있다. 위통풍의 결정, 피로인산칼슘은 통풍의 요산결정보다 약간 짧고 단책형(短冊形)을 띤다(그림 2-39).

편광현미경을 사용하여 그 밖에 다양한 결정을 관찰할 수 있는데 판별에 숙련을 요하며(그림 2-40), 일반의에게는 그렇게까지 요구되지 않는다.

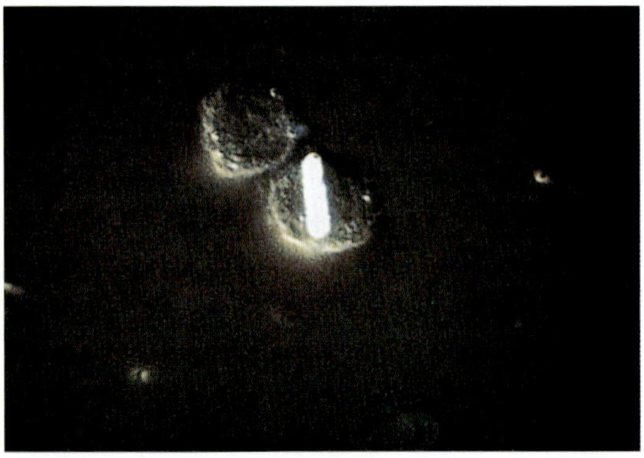

그림 2-39. **위통풍의 피로인산칼슘 결정**
요산결정보다 약간 작고 단책형이다. 편광현미경에 의해 빛이 나는 것처럼 보인다.

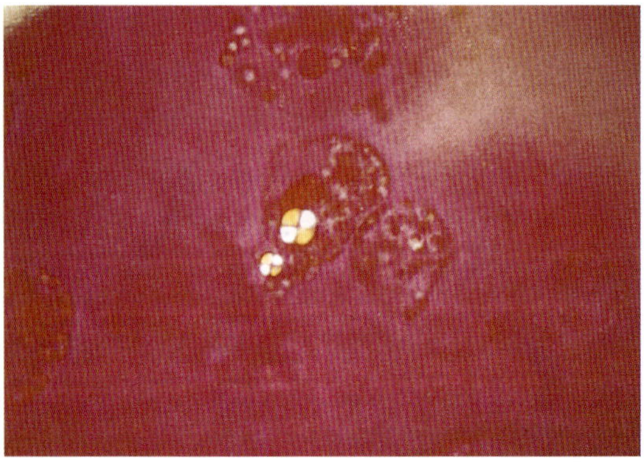

그림 2-40. **액정 리피드**
편광현미경은 몰타의 십자가라 불리는 아름다운 지질 결정을 보인다. 예민색검판을 사용
(나바리(名張)시립병원 米田 操씨 제공)

4. 화학검사

백혈구 수, 당, 단백의 세 가지가 기본이며, 특히 중요한 것이 백혈구 수이다. 백혈구 수는 말초혈검사와 마찬가지로 항응고제로서 헤파린, EDTA 또는 쿠엔산이 들어있는 용기에 넣어 제출한다. 이때 반드시 분획을 지시한다.

관절액은 크게 나누어 비염증성과 염증성 및 화농성(패혈증성)으로 구분된다(표 2-12).

비염증성이란 백혈구 수가 대략 2,000/㎣ 정도까지, 염증성이란 그 이상에서 수만까지이며, 백혈구 수가 10만 이상이면 화농성이라 할 수 있다. 이들은 엄밀한 구별은 아니며 예를 들어 류마티스 관절염(RA)에서는 백혈구 수가 수천에서 수만 이상에 달하는 경우가 있는 등 염증의 정도에 따라 변동한다. 하지만 대체적인 구분은 질환의 경향을 나타내므로 표 2-13에 그 내용을 나타낸다.

관절액 중의 당, 총단백 검사는 예전만큼 중요시되고 있지 않다. 늑막액 검사에서는 당, 단백, LDH의 수치가 침출액과 누출액을 감별하는 데 도움이 되지만 관절액 검사에서는 이와 같이 확립된 데이터가 없다. 단백의 양이 2.5g/dl 이상이면 염증이 있다고 할 수 있다. 당의 수치는 백혈구 수가 많을수록 낮아진다. 당의 수치가 매우 낮은 경우 예를 들면 10mg/dl 이하는 류마티스 관절염(RA), 세균성 관절염, 결핵 또는 종양에서도 볼 수 있다.

표 2-12. 관절액 검사

	정상	비염증성	염증성	화농성
외관	투명 · 무색	투명 · 황색	혼탁 · 황색	황색 · 황녹색
점도	높다	높다	낮다	낮다
백혈구 수/㎣	200	200~2,000	2,000~75,000	>75,000
다핵백혈구	<25%	<25%	>50%	>75%

표 2-13. 관절액으로 본 감별진단

비염증성	염증성	화농성	출혈성
골관절증	류마티스 관절염(RA)	세균성 관절염	혈우병 또는 기타 출혈경향
외상성	통풍, 위통풍	결핵성	외상
이단성골연골염	라이타 증후군		샤르코관절
활막골연골종	강직성 척추염		섬모결절성 활막염
샤르코관절증	건선성 관절염		혈관종, 기타 양성종양
비대성 골관절증	염증성 장질환에 따른 관절증		
섬모결절성 활막염	류마티스열†		
	전신성 루푸스		
	강피증†		

†: 비염증성인 것도 있음

5. 배양

단관절염인 경우와 다관절염인 경우라도 관절액의 혼탁이 심한 경우는 반드시 배양을 내도록 한다. 관절액을 한 방울밖에 얻을 수 없는 경우 현미경과 어느 것을 우선할 것인지 판단하는데 어려움이 있다. 하지만 임상적으로 세균감염이 의심되면 배양을 우선한다.

임균의 경우는 배양에 특별한 쵸콜릿한천배지를 필요로 한다. 결핵균 검사에는 배양과 항산균 염색을 지시한다. 일반세균배양을 지시하는 경우에도 감염이 의심되는 증례에는 그람 염색과 함께 지시하면 틀림이 없다.

6. 혈성 관절액

관절 천자로 흡인한 액이 혈성인 경우가 있다. 대부분은 수기에 의한 소혈관 손상에 따른 경우가 많다. 그런 경우 관절액 중의 혈액에 농담이 있다.

한편 관절액이 처음부터 혈성인 경우는 얼룩 없이 일정하다.

관절액이 혈성인 경우에 감별진단으로는 외상성 관절염, 혈우병 등의 출혈 경향을 수반하는 관절증, 종양 중에서도 출혈을 수반하기 쉬운 섬모결절성 활막염 등을 들 수 있다(표 2-13). 결핵성 관절염에서도 관절액이 혈성인 경우가 있다.

Chapter 5 관절 보는 법

근골격계의 진찰은 복잡해서 전문의들도 마스터하기가 쉽지 않다. 여기서는 필요 이상 전문적으로 하기 보다는 내과의에게 필요하다고 여겨지는 관절 소견 파악법에 대해 설명하겠다. 이 같은 근골격계의 진찰은 일반신체검사에 도입해도 좋을 것이다.

1. 경부(頸部)

전굴(턱을 가슴으로 당기는), 후굴(머리 뒤쪽을 등에 붙이듯이 천천히 젖히는), 측굴(오른쪽 귀를 오른쪽 어깨에, 왼쪽 귀를 왼쪽 어깨에 닿을 듯 가로로 구부리는), 회전(턱을 좌우 어깨 방향으로 돌리는)의 여섯 가지 방향의 가동검사가 있다.

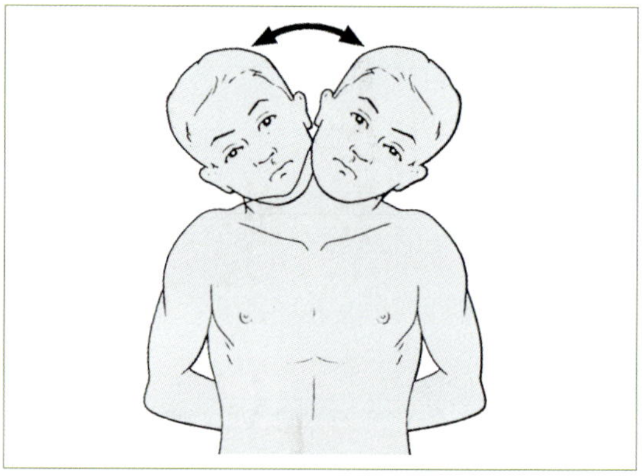

그림 2-41. **측굴**
오른쪽 귀를 오른쪽 어깨에, 왼쪽 귀를 왼쪽 어깨에 닿을 듯 옆으로 구부린다.

2. 어깨(肩)

양팔을 뻗은 상태에서 옆에서 들어올려(외전) 머리위에서 손바닥이 만나도록 한다(그림 2-42). 또한 양손을 후두부에 오게 하거나(외전과 외선)(그림 2-43), 양손을 등쪽으로 오게 하는(내전과 내선)(그림 2-44) 검사를 하면 견관절의 장해를 쉽게 스크리닝할 수 있다.

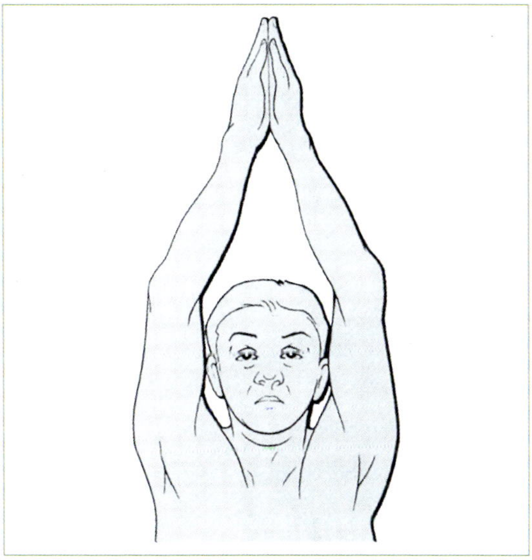

그림 2-42. 팔의 거상에 의한 견관절 검사

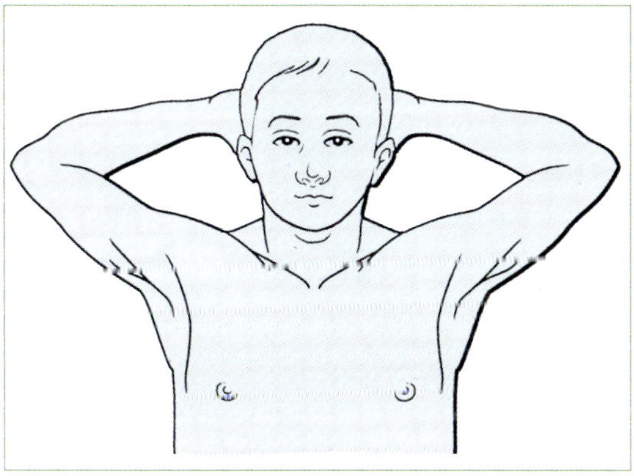

그림 2-43. 어깨의 외전과 외선

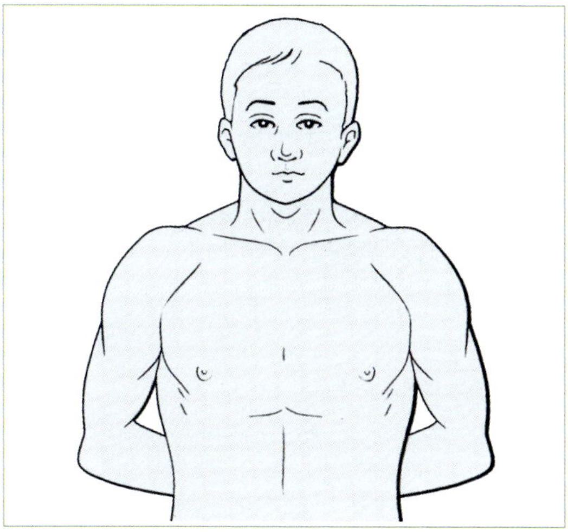

그림 2-44. 어깨의 내전과 내선

3. 팔꿈치

양팔을 똑바로 펴게 한다(그림 2-45). 정상일 경우 180°, 젊은 여성일 경우 180° 이상으로 신전하는 경우도 많다.

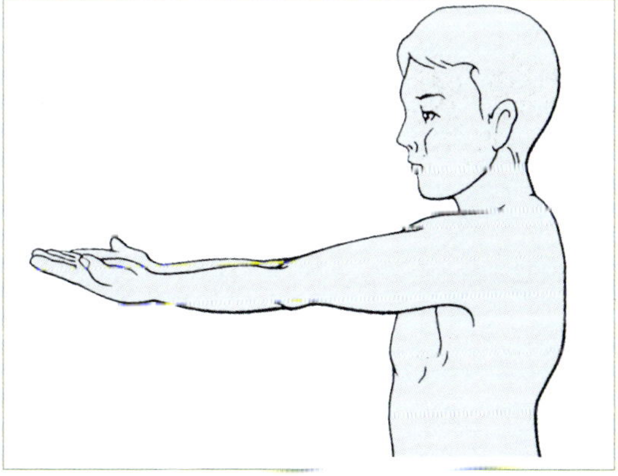

그림 2-45. 팔꿈치의 신전

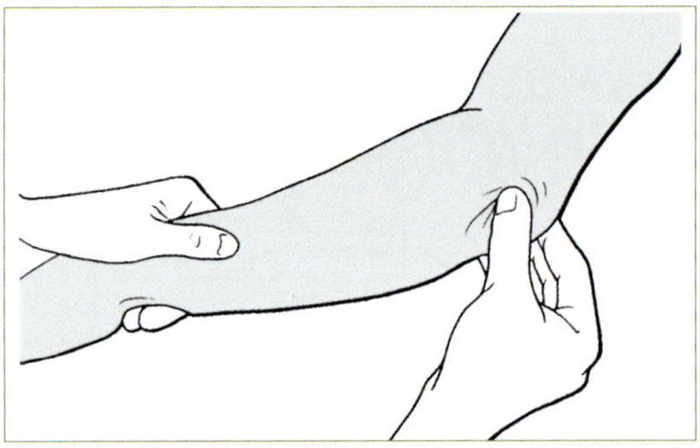

그림 2-46. 팔관절의 촉진

다음은 팔꿈치를 가볍게 구부리게 하여 융기부에서 손가락을 약 2cm 바깥쪽으로 돌려 요골두 사이의 함몰부분을 촉진한다. 팔관절에 염증이 있으면 이 부위에서 종창, 활막의 비후를 촉진할 수 있다(그림 2-46).

4. 손관절(手關節)

배굴(背屈)과 장굴(掌屈)을 본다(그림 2-47). 정상일 경우 배굴은 70~80°, 장굴은 약 90° 가능할 것이다. 염증이 있다면 가동범위가 적다.

5. 수지관절(手指關節)

DIP(원위지절간) 관절, PIP(근위지절간) 관절은 검사자의 엄지와 검지로 측면에서 압박하여 압통을 본다(그림 2-48).

PIP관절의 또 하나의 진찰법은 검사자의 왼손 엄지와 검지로 PIP관절을 상하방향으로 가볍게 펴고 오른손 엄지와 검지로 측면에서 파동을 만지는 방법이다. 활막에 염증이 있을 경우 이 부분이 물렁물렁하게 느껴진다(그림 2-49).

MCP(중수지절) 관절은 우선 가볍게 주먹을 쥐게 하여 관골의 움푹한 부분을 관찰한다. 관절에 부종

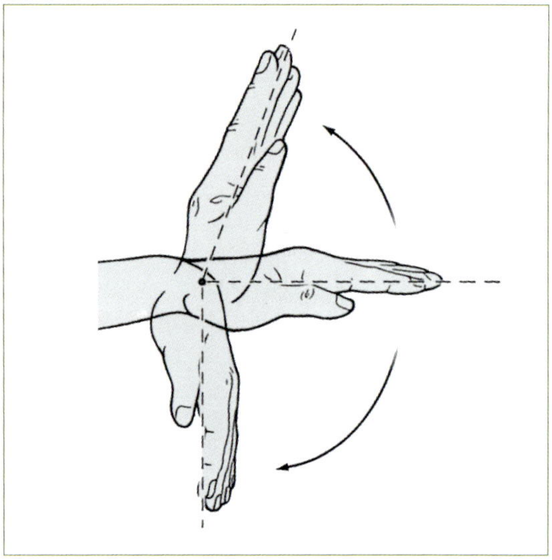

그림 2-47. 손목의 배굴과 장굴

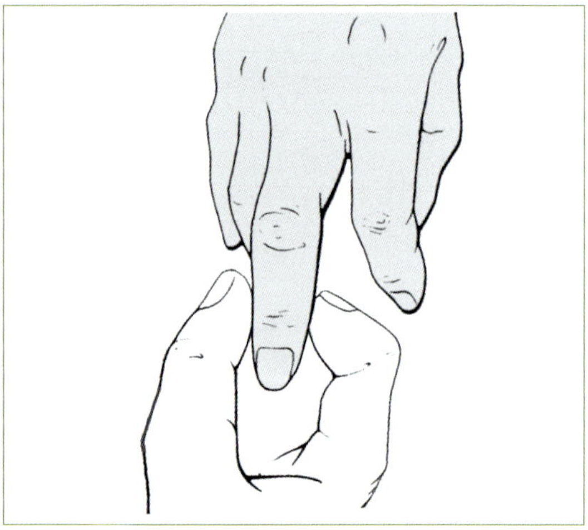

그림 2-48. DIP관절의 압통검사
검사자의 엄지와 검지로 옆을 잡는다.

이 있으면 움푹한 이 부분이 얕아진다(그림 2-50).

다음은 환자의 손을 잡고 검사자가 양쪽 엄지로 관절을 촉진한다. 손가락 중앙부터 조금씩 옆쪽으로 앞뒤를 롤링(rolling)하듯이 MCP관절을 촉진하여 활막의 비후 유무를 본다(그림 2-51).

염증이 있는지 없는지 확실히 알 수 없는 경우에는 옆에서 MCP관절 전체를 잡고 가볍게 압박해 본다(그림 2-52). 염증이 있다면 통증을 느낄 것이다.

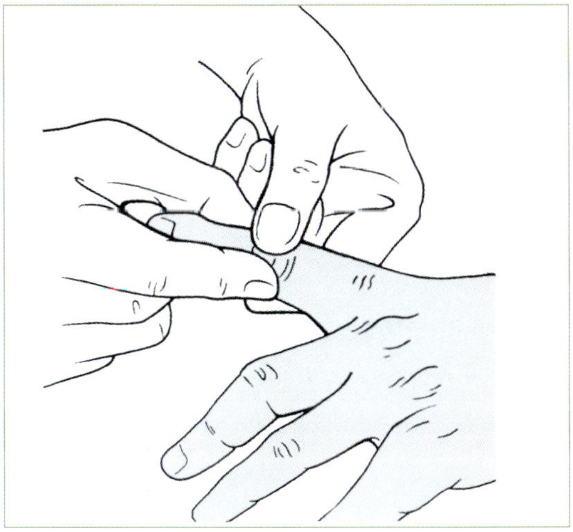

그림 2-49. PIP관절의 진찰

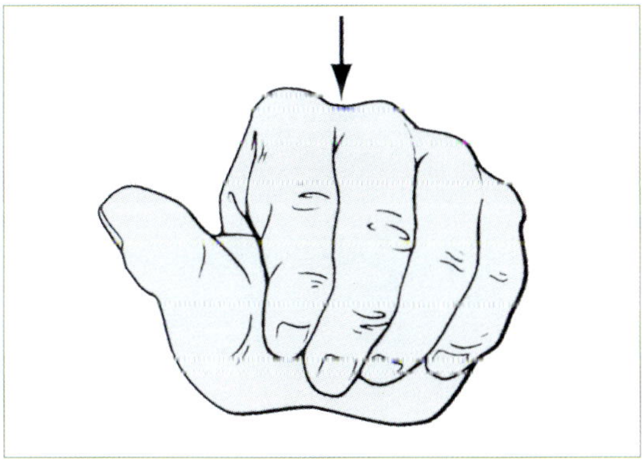

그림 2-50. MCP관절의 부종 유무

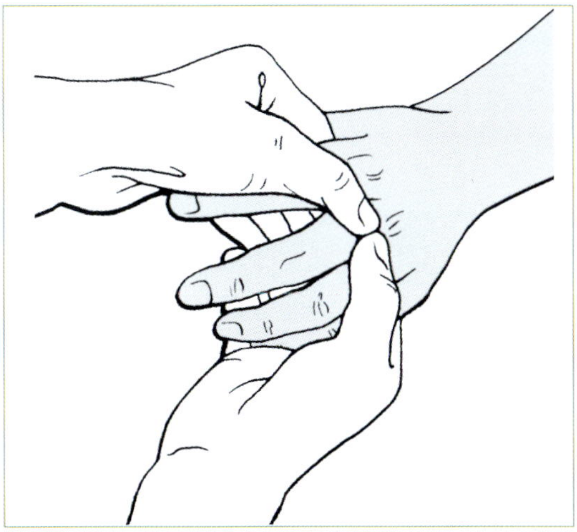

그림 2-51. MCP관절의 촉진

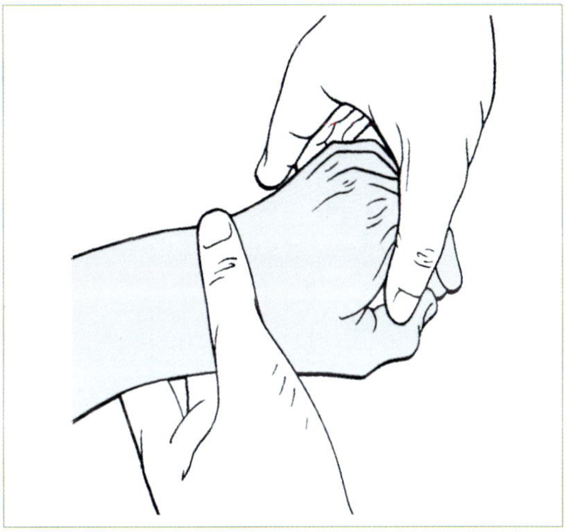

그림 2-52. MCP관절의 압박

6. 요부(腰部)

환자를 일어서게 한 상태에서 팔을 펴 손가락 끝이 바닥에 닿도록 앞으로 구부리게 한다(그림 2-53).

요추의 장골능 높이에 선을 긋고 그 위로 10cm

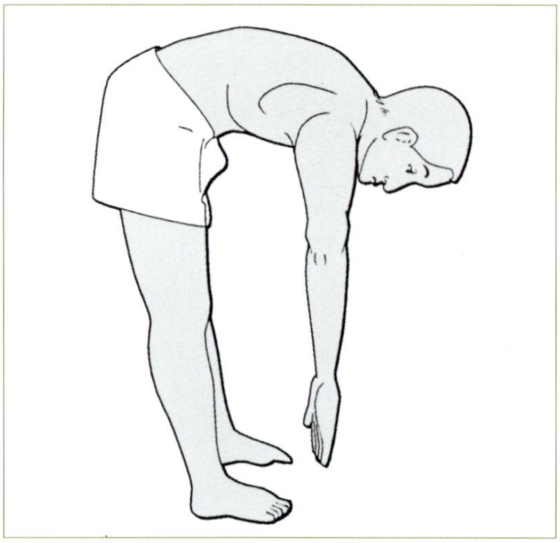

그림 2-53. 요부의 전굴

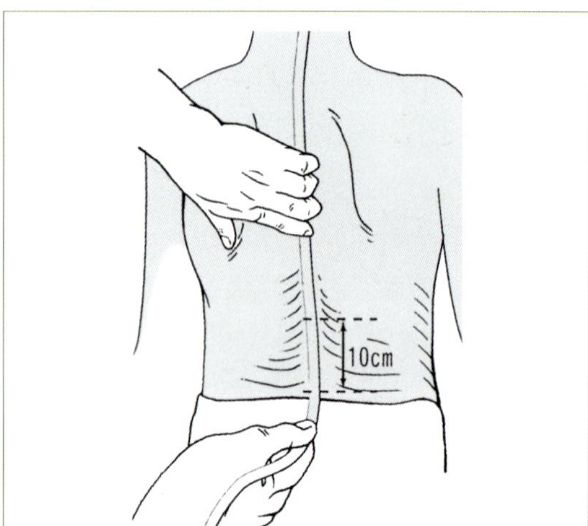

그림 2-54. Modified Shober test

지점에 또 하나의 표시를 한 다음(그림 2-54) 최대한 앞으로 구부리게 한다. 정상일 경우 10cm로 표시된 거리가 15cm 이상 펴진다(modified Shober test). 강직성 척추염 진단에 자주 사용되는데 모든 요통증에서 양성이 된다.

7. 고관절(股關節)

발목 부분에서 대퇴골두부를 위부터 가볍게 펴며 압통이 있는지 본다. 다음은 고관절을 구부리게 하고 동시에 무릎의 굴곡 정도를 살핀다(그림 2-55).

고관절염증을 조사하는 가장 예민한 테스트는 내회전을 해보는 방법이다(그림 2-56). 환자의 고관절, 슬관절에서 각각 90° 구부려 검사자의 왼손으로 무릎을 잡고 고정시킨 상태에서 오른손으로

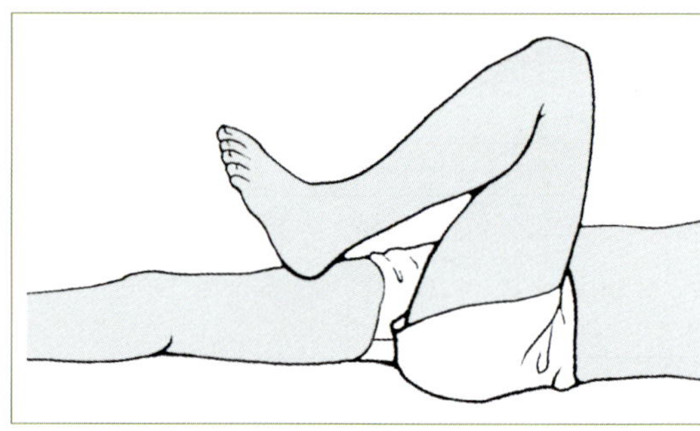

그림 2-55. 고관절의 굴곡

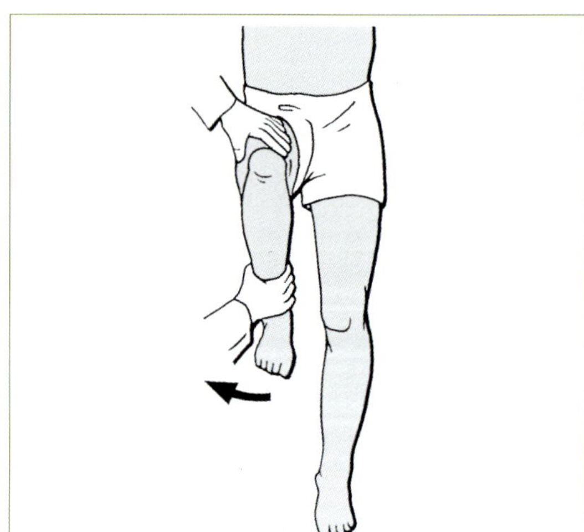

그림 2-56. 고관절의 내회전

환자의 발목을 잡아 바깥쪽으로 돌린다(고관절은 내회전). 염증이 있다면 동통과 가동제한을 볼 수 있다.

8. 슬관절(膝關節)

환자를 침대에 눕히고 발을 펴게 한 상태에서 먼저 관찰한다. 장해가 있으면 무릎 뒤쪽과 침대 사이에 틈이 생긴다.

관절액 유무를 보기 위해서는 ballottement(슬개도동)를 조사한다. 검사자의 왼손으로 무릎 윗부분, 슬개상낭(suprapatellar bursa) 부분을 피부 위에서 압박한다. 관절액이 대량 있을 경우 낭 내의 액이 아래쪽으로 이동하여 슬개골이 떠있는 것처럼 보이며 위에서 슬개골을 누르면 상하로 움직인다(그림 2-57).

관절액이 적을 때에는 bulge sign(팽융 징후)를 본다. 검사자는 양손을 모으고 무릎 안쪽 부분을 여

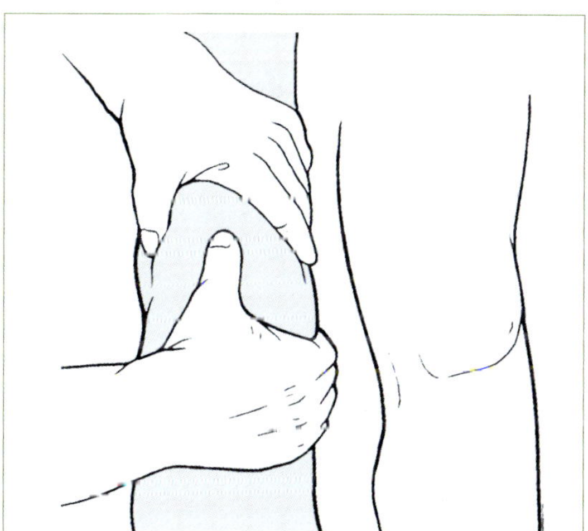

그림 2-57. ballottement(슬개도동)

러 차례 올려 관절액이 바깥쪽으로 이동한 지점을 예측하고, 다시 슬개골 외측면에서 안쪽으로 양 엄지로 밀어내듯이 한다(그림 2-58). 액이 고여 있으면 무릎 안쪽의 피하조직이 올라와 부푼다.

십자인대의 느슨함은 무릎을 90° 구부려 검사자가 하퇴의 상부를 잡고 앞뒤방향으로 움직이게 하여 조사한다(drawer sign ; 전위 징후)(그림 2-59).

측부인대의 안정성은 무릎을 펴게 한 상태에서

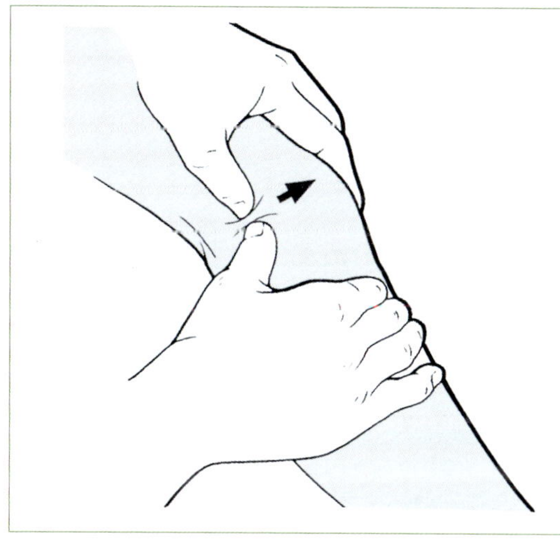

그림 2-58. bulge sign(팽융 징후)

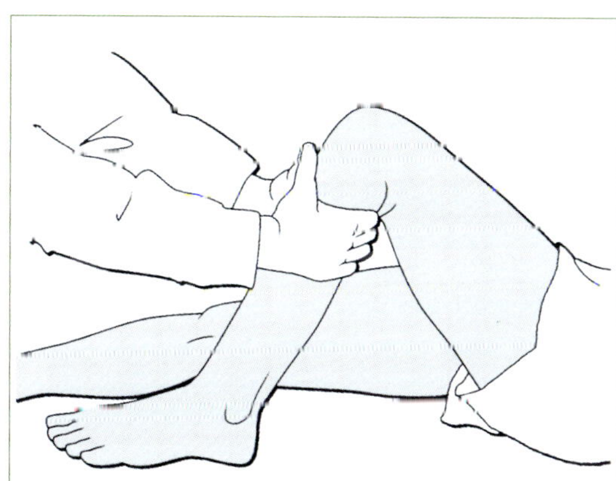

그림 2-59. 십자인대 검사 : drawer sign(전위 징후)

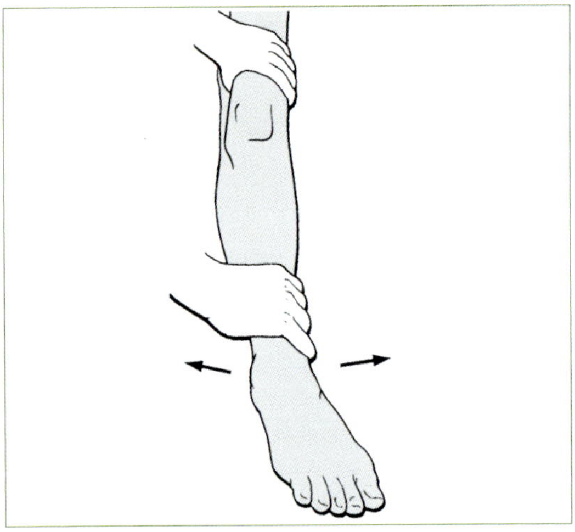

그림 2-60. 측부인대 검사

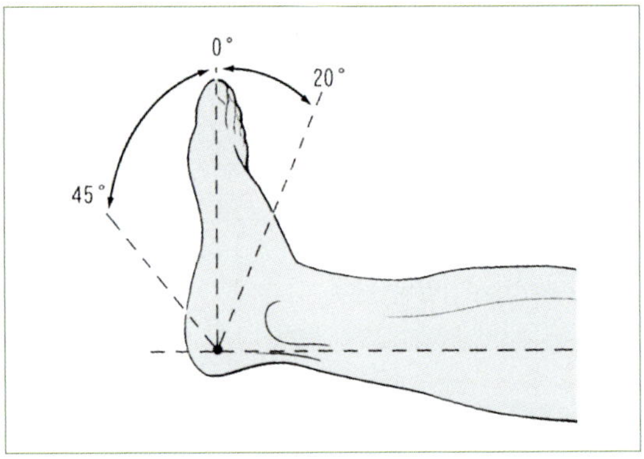

그림 2-61. 족관절의 가동범위

검사자가 왼손으로 무릎 위를 잡아 고정시키고 오른손으로 발목을 잡고 좌우방향으로 움직이며 조사한다(그림 2-60).

마지막으로 무릎의 낭에 손을 돌려 슬와활낭에 부종이 있는지 살핀다.

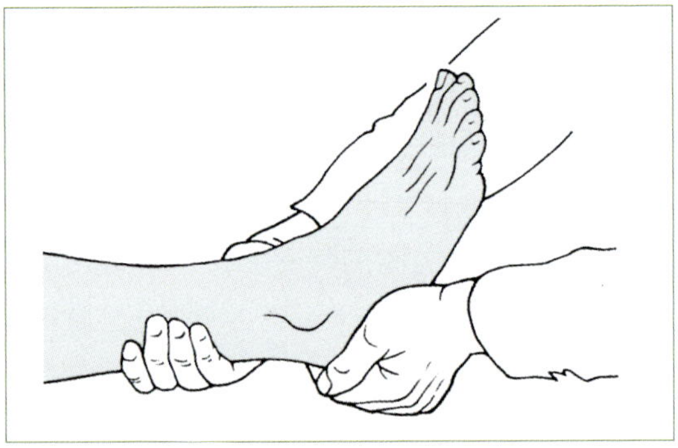

그림 2-62. 종골하관절의 회내, 회외검사

9. 족관절(足關節)

족관절은 배굴(背屈), 저굴(底屈)운동을 하는 관절이다(그림 2-61).

거골하관절(subtalar)의 진찰은 한쪽 손으로 환자의 하퇴 원위부를 잡아 고정하고, 다른 쪽 손으로 발꿈치를 잡고 좌우로 흔들며 회내, 회외를 조사한다(그림 2-62).

다음은 한쪽 손으로 발꿈치를 고정하고, 다른 쪽 손으로 발끝 전체를 잡아 돌리며 회내, 회외시켜 중족부 관절을 살핀다(그림 2-63).

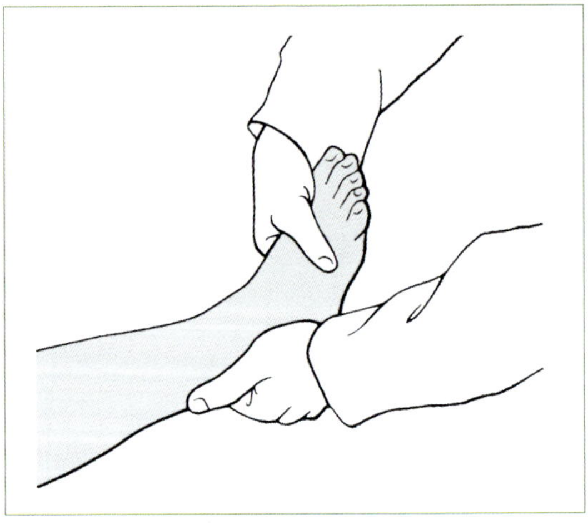

그림 2-63. 중족관절 검사

10. 족지관절(足趾關節)

MTP(중족지절)관절은 류마티스 관절염(RA)이 자주 발생하는 부위이다. 검사자의 엄지와 검지 또는 중지로 각각의 MTP관절을 상하로 잡고 압통이나 활막 비후의 유무를 살핀다(그림 2-64).

다음은 MCP관절 지점에서 한 것과 마찬가지로 MTP관절 전체를 측면에서 압박하여 통증을 호소하는지 살펴본다(그림 2-65).

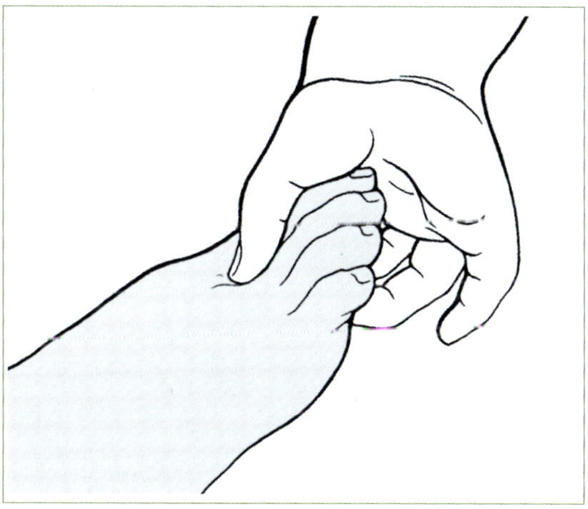

그림 2-64. MTP관절 촉진

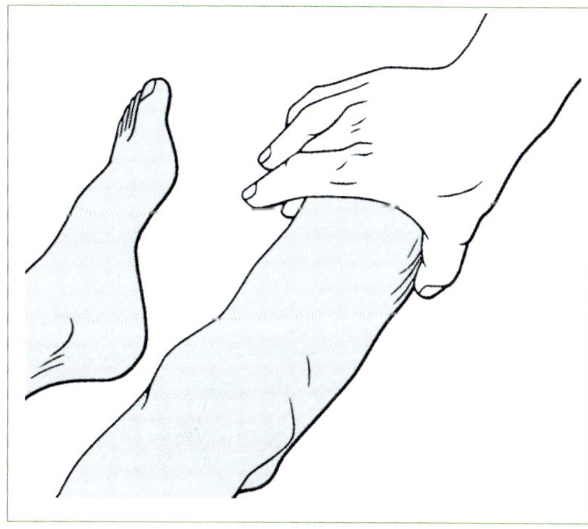

그림 2-65. MTP관절을 측면에서 압박

Chapter 6

문진 방법과 중요한 시스템 리뷰

진찰은 환자가 진료실에 들어오는 순간부터 시작된다. 문은 어떻게 열고 들어오는지, 보행 상태는 어떤지, 핸드백 등과 같은 소지품은 어떻게 들고 있는지, 의자에 앉을 때 어떻게 앉는지, 그리고 전체 표정을 관찰한다.

류마티스 환자의 대부분은 통증, 뻣뻣함, 저림 등의 증상을 주로 호소하며 찾아온다.

1. 통증에 대한 문진

환자가 호소하는 내용이 관절의 통증이라면 우선 어느 관절이 어떻게 아프기 시작했는지를 묻는다. 그동안 조금씩 계속해서 아팠는지 어느 날 갑자기 아프기 시작했는지, 아침부터 아픈지 오후가 되면서 아픈지, 무슨 일을 할 때 아프다는 걸 느꼈는지 등이다.

대부분 환자들은 통증에 대해 놀라우리만큼 상세하게 대답한다. 의사는 그 얘기의 핵심적인 내용만 간단히 추려내도록 한다.

유효한 질문 중 하나로 "무엇 때문에 그렇게 아프게 되었다고 생각하시나요?" 라고 묻는 것이다. 그러면 어떤 환자든 왜 지금과 같은 증상이 일어났는지 생각해 보게 될 것이며, 그 대답을 통해 중요한 힌트를 얻을 수 있게 된다.

"통증 때문에 어떤 조치를 하셨나요? 아니면 그대로 두고 보셨나요? 통증 때문에 뭘 먹기도 했나요?" 등의 질문으로 환자의 다음 행동이 무엇이었는지 알 필요가 있으며, 그 과정을 통해 생생하게 환자의 상황을 짐작할 수 있게 된다.

"그렇게 하면 통증이 좀 나아졌나요? 가까운 의사에게 진찰을 받은 적이 있나요? 받았었다면 어떤 진단이 나왔나요? 처방받은 약이 있나요?" 등의 질문도 중요하다.

"통증이 다른 곳으로 옮겨간 적은 없나요? 다른

어느 관절이 아팠나요? 통증 때문에 부자유스러움을 느끼셨나요?" 등을 묻고, "통증은 오전과 오후 중 언제가 더 심한가요? 어떤 특별한 동작을 하면 통증이 좀 덜해지거나, 아니면 오히려 더 심해지거나 한 적이 있나요?" 라고 물어 전체적으로 파악한다.

2. 병력 완성

환자의 주요 증상, 현재 병력을 들은 후에는 외래 진찰이라 하더라도 입원 기록에 서 기재하는 것처럼 항목을 빠짐없이 기재하도록 노력한다(표 2-14).

1) 기왕력(과거력)

지금까지 걸렸던 주요 질환, 입원력, 수술력 등도 확인한다.

표 2-14. history & physical

주요 증상
현재 병력
기왕력
사회력(social history)
가족력
시스템 리뷰(review of system)
신체 검사

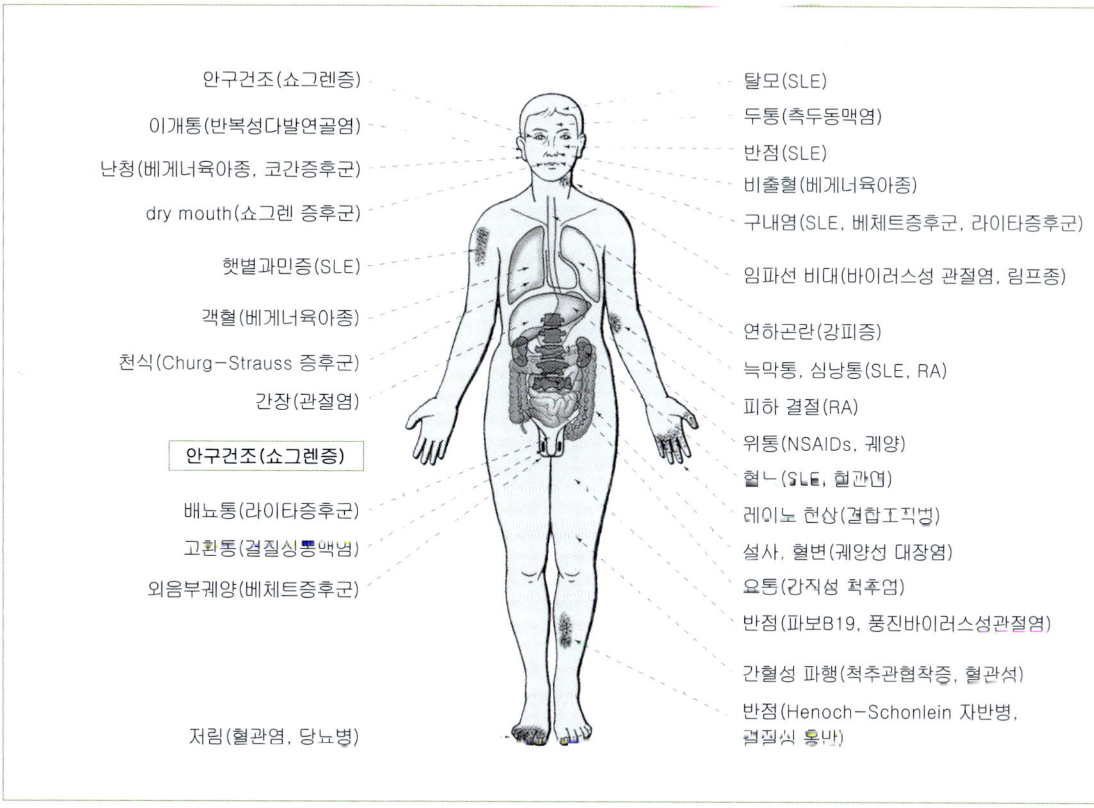

그림 2-66. 류마티스병의 시스템 리뷰

2) 사회력(social history)

직업, 가족구성 등 개인의 생활환경을 묻는다. 특히 류마티스 환자의 경우는 신체의 부자유를 수반하는 경우가 많기 때문에 요리, 쇼핑, 청소, 목욕 등을 할 수 있는지의 여부를 묻고, 하지 못할 경우 가족 중 누가 도움을 주는지도 묻는다.

3) 가족력

우선 암, 고혈압, 당뇨병 등의 가족력이 있는지 묻는다. 다음은 류마티스성 질환에 대한 가족력을 묻는데 그렇게 함으로써 환자에 대한 이해를 좀더 쉽게 할 수 있을 것이다.

4) 시스템 리뷰(review of system)

일본의 챠트에서는 거의 볼 수 없지만 구미에서는 현재증상과 함께 중요시되는 항목이다. 전신의 신체증상을 빠짐없이 들어 누락되는 내용이 없도록 할 수 있다.

먼저 전신증상으로서 '체중감소' 나 '발열' 의 여부를 묻는다. 다음으로 '반점' 이 있었는지의 여부를 묻는다. 다음은 머리부터 발끝까지 차례로 장기계통에 따른 질문을 한다.

그림 2-66에 류마티스성 질환과 관련된 시스템 리뷰와 그 증상에 따라 떠올려야 할 주요 질환을 나타냈다.

Chapter 7

눈과 류마티스병

'눈은 입만큼이나 의사를 전달한다' 고 말한다. 실제로 손가락으로 원을 만들어 그 안에 쏙 들어갈 정도의 크기인 눈을 보고 이렇게 전신의 질병을 잘 반영하는 것이 또 있을까 하고 놀라울 따름이다.

눈의 증상은 류마티스성 질환의 감별진단에 있어서 매우 중요하다. 또한 합병증으로서의 눈 증상은 실명 등 심각한 시력장해를 초래하는 경우가 있으므로 주의를 요한다.

1. 문진 방법과 진료

눈에 건조감이나 까끌까끌한 이물감 등이 없는지 묻는다. dry eye 증상을 확인하기 위해서이다.

다음은 광과민성에 대해 묻는다. 밖에 나가 빛을 볼 때 눈부심이 심하지는 않은지, 선글라스가 필요하다고 생각한 적은 없는지 묻는다. 이는 전방 포도막염 증상이다.

마지막으로 희미하게 보이거나 시력장해가 있지 않은지 묻는데, 망막, 맥락막, 시신경을 염두에 두고 질문한다(그림 2-67).

눈의 진찰은 일반적인 검사로 충분하다. 즉 시진과 검안경으로 루틴의 안저검사를 하면 된다.

문진과 진찰을 통해 소견이 나오면 필요에 따라 안과전문의에게 진료를 의뢰한다.

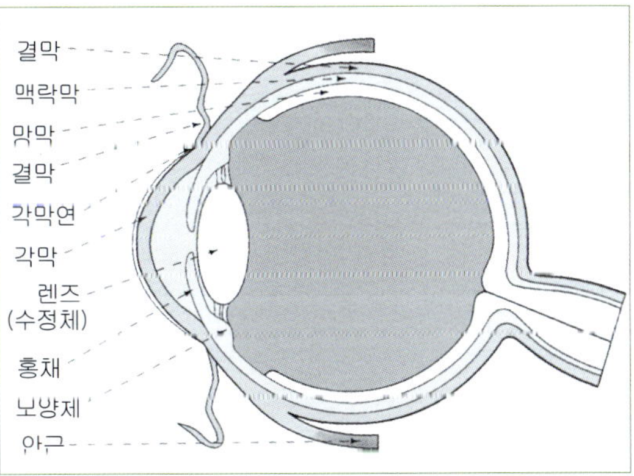

그림 2-67. **눈과 류마티스**(Forrester J : The eye and rheumatic diseases, Rheumatology, 2nd ed, Klippel JH, Dieppe PA eds : p2.6.1–2.6.10, 1998에서 인용)

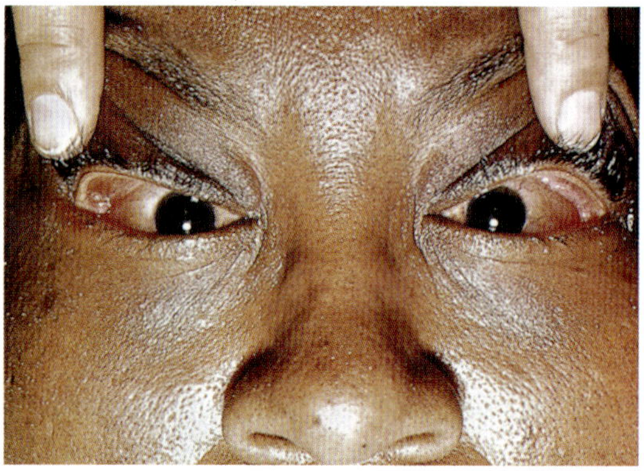

그림 2-68. 쇼그렌 증후군
눈물샘 비대. 조직학적으로는 만성 림프구 침윤이다(Harbor General Hospital Dr. James Louie 제공).

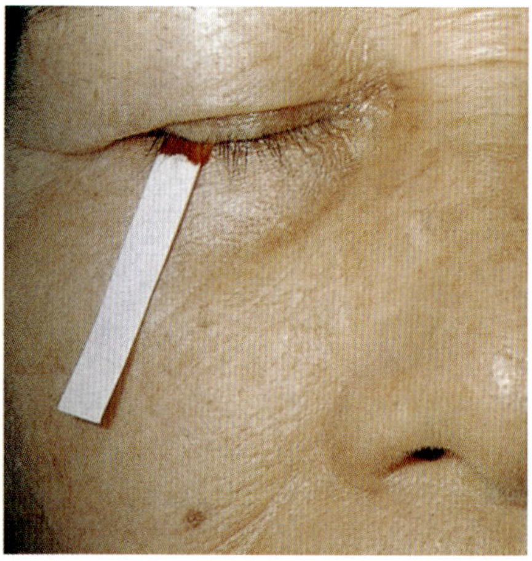

그림 2-69. 쉬르머 테스트(Schirmer's test)
프로레스 시험지®를 이용한 측정. 5분간 2~3mm로 눈물 분비의 저하가 심하다.

1) dry eye, 건조성 각결막염 (keratoconjunctivitis sicca)

쇼그렌 증후군의 증상으로 구강내 건조와 함께 나타난다. 눈물샘의 만성 림프구 침윤에 의한 누액 분비의 저하이다(그림 2-68). 각막에는 혈관이 없어 누액과 각막연 주위의 혈관에 영양을 의존하고 있다. 눈물샘 분비의 저하가 오래 지속되면 각막 표면에 상처나 손상이 생겨 시력 장해를 초래한다.

a. 셔머 테스트

규정된 여과지의 끝을 하안검과 안구결막 사이에 끼워 넣고 5분 후 여과지에 스며든 눈물의 양을 본다(그림 2-69).

정상일 경우 눈물로 젖는 부분이 5분간 10mm 이상이다. 반면, 쇼그렌 증후군인 경우에는 5mm 이하로 낮다.

b. 로즈뱅갈 테스트

붉은 로즈뱅갈 액을 안구의 표면에 떨어뜨린다. 각막 표면에 궤양이 있으면 바로 색소가 흐르지 않으며 붉은 기가 그 부분에 남는다. 로즈뱅갈 액 대신에 형광색소를 사용해도 검사할 수 있다.

2) 결막염(conjunctivitis)

라이타 증후군에 나타난다(그림 2-70). 통증이 없어 호소하는 경우가 별로 없다. 라이타 증후군의 다른 증상인 관절염이나 요도염 등과도 출현시기

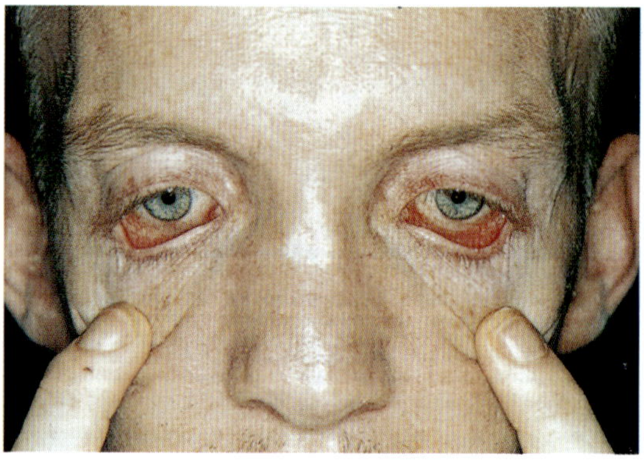

그림 2-70. 라이타 증후군의 결막염
결막 충혈이 아주 가벼운 경우도 많다(Harbor General Hospital Dr. James Louie 제공).

가 반드시 일치하지 않는 경우도 있다.

3) 포도막염(uveitis)

포도막은 홍채, 모양체 및 맥락막으로 이루어지는 조직이다. 임상적으로 전부포도막과 후방포도막으로 나누면 이해하기 쉽다.

전방포도막의 염증은 홍채염 또는 홍채모양체염으로, 후방포도막의 염증은 대부분 인접한 망막을 둘러싸며 망맥락막염의 형태로 나타난다.

전방의 포도막염(anterior uveitis)은 혈청반응 음성 척추질환에서 일으키나 쉽다. 강직성 척추염에서는 25%, 궤양성 대장염, 크론병 관련 관절증의 2~12%, 건선성 관절염의 7%, 라이타 증후군에서는 약 25%로 나타난다. 급성 포도막염의 증상은 동통, 발적, 광과민성이며, 증상이 반복된다.

만성 전방포도막염은 소아성 류마티스 관절염(RA)의 중요한 합병증 중 하나이다. 관절염증이 네 곳 이내인 과관절형의 소아성 류마티스에 일어나기 쉽다. 종종 항핵항체가 양성인 경우도 있다.

후방포도막염(posterior uveitis)은 베체트병에서 나타난다. 베체트병의 경우는 전부와 후부포도막 모두에 염증을 일으켜 범포도막염(pan-uveitis)이 되는 경우도 적지 않다. 전방축농성포도막염(hypopyon)은 베체트의 고전적 병변으로 알려져 있는데, 증례 수는 그다지 많지 않은 편이다.

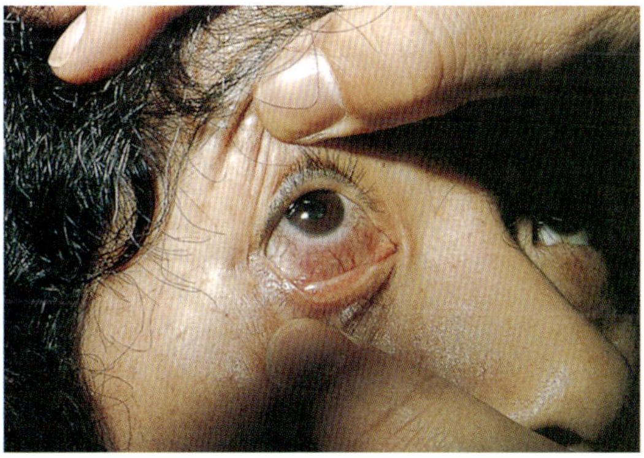

그림 2-71. **외결막염. 류마티스 관절염(RA)**
RA 외에 베게너육아종 등의 혈관염에서 볼 수 있다(京都工纖大 長岡研五씨 제공).

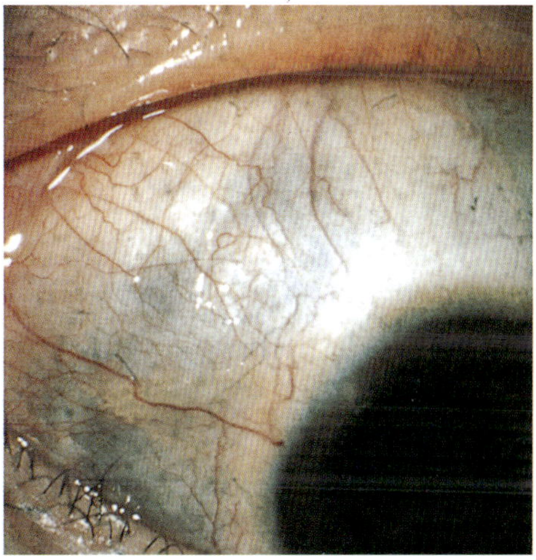

그림 2-72. **결막염, 류마티스 관절염(RA)**
결막이 비박화되어 내부의 포도막 조직이 파랗게 비친다.

4) 외결막염(episcleritis)

혈관염성 병변으로 생각하면 된다. 류마티스 관절염(RA)이나 베게너 육아종증, 반복성 다발연골염 등 전신성 혈관염에서 나타난다(그림 2-71).

5) 결막염(scleritis)

외결막염이 더욱 진행되어 심부에까지 미친 것이다. 결막은 비박화되어 내부의 맥락막이 비쳐 푸른 색조를 띠기도 한다(그림 2-72). 때로는 천공을 일으키는 경우도 있다(scleromalacia performance).

6) 안저병변(retinal lesions)

베체트병에서는 망막포도막염(망맥락막염)을

일으켜 중대한 시력장해를 초래하는 경우가 있다. 당뇨병성 망막증이 실명의 원인 1위가 되기까지 일본에서는 베체트병에 의한 실명이 가장 많은 것으로 알려졌다. 베체트병의 망맥락막 병변은 기본적으로 혈관의 염증이 원인인 것으로 알려져 있다.

전신성 루푸스에서는 cytoid body라고 불리는 백반이 안저에 나타나기도 하며(그림 2-73), 면화양 백반(cotton-wool spots)이라고 표현하는 것처럼 흰 면화를 떨어뜨려놓은 것 같은 백반을 보이는 것이 전형적이다. 이는 소혈관 경색에 의한 신경섬유의 변성이다. 뚜렷한 변화에 비해 증상이 없어 안저검사를 보고 놀라는 경우가 있다. cotton-wool spots는 전신성 루푸스 외에도 혈관염 질환에서 볼 수 있다.

측두동맥염(거세포성 동맥염)은 고령자에게 발생하는 질환으로, 안동맥의 분지 또는 망막중심동맥에 염증이 생기면 허혈성 시신경증(ischemic optic neuropathy)을 일으킨다(그림 2-74). 비가역적이며 반대편에 나타나는 경우도 있다. 측두동맥염이라는 임상진단이 내려진 시점에서 바로 스테로이드 투여를 시작하면 실명을 막을 수 있다.

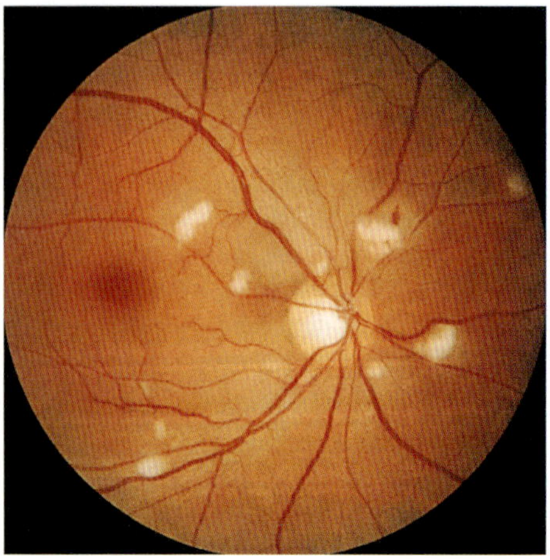

그림 2-73. 전신성 루푸스의 cytoid body
면화양 백반(cotton-wool spots)이라고도 한다(오오니시클리닉 大西利明씨 제공).

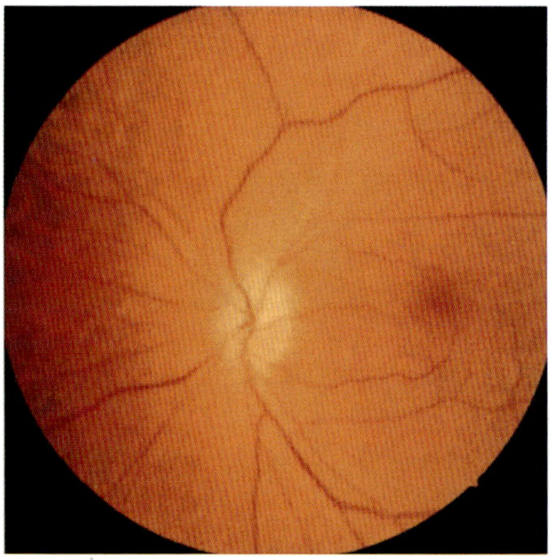

그림 2-74. 측두동맥염의 허혈성 시신경증
갑자기 실명하는 무서운 합병증이다. 스테로이드제로 예방할 수 있다(舞鶴시민병원 松村理司씨 제공).

항류마티스약제에 의한 망막증에는 클로로킨 또는 하이드록시클로로킨에 의한 망막증이 있다(그림 2-75). 일본에서는 부작용 때문에 판매가 금지되었지만 구미에서는 류마티스 관절염(RA)의 치료나 전신성 루푸스의 피부증상에 유용한 약제로 중요시되고 있다. 하이드록시클로로킨 투여량을 1일 400mg 이하로 억제하고 정기적으로 망막검진을 실시하면 비가역적인 시력장애의 발생을 예방할 수 있다.

거대세포바이러스 망막증은 류마티스성 질환으로 대량의 스테로이드약과 면역억제약이 투여되었을 경우 합병증으로 발생하기도 한다. 안저 병변은 황백색의 반점처럼 나타나는 병소가 특징적이며 출혈을 수반한다(그림 2-76). 치료법으로는 Gancyclovir을 투여한다.

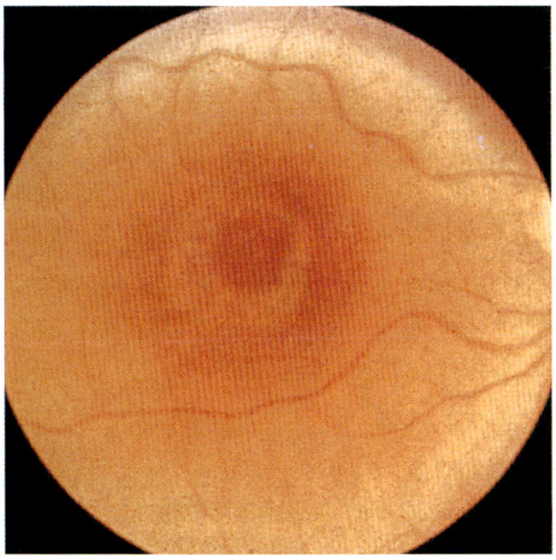

그림 2-75. **클로로킨 망막증**
소위 Bulls' eye를 보이는 전형적인 망막상(Harbor General Hospital Dr James Louie 제공).

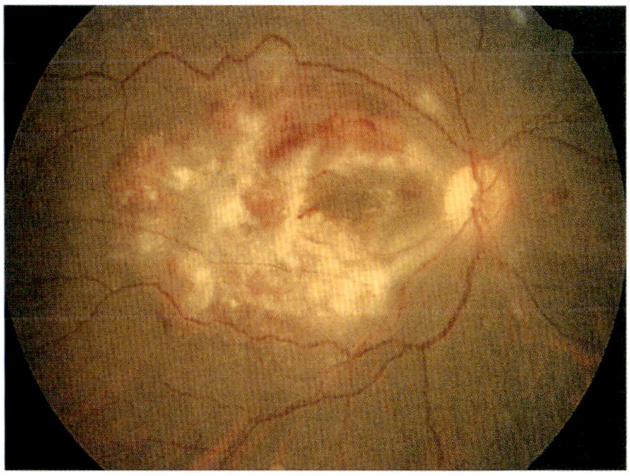

그림 2-76. **거대세포 바이러스 망막증**
출혈을 수반한 황백색의 침출성 염증(京都桂병원 伊藤優子씨 제공).

Chapter 8 피부와 류마티스병

류마티스병은 다양한 피부증상이 나타나 진단에 중요한 힌트가 되고 있다. 여기서는 특히 중요하다고 생각되는 피부증상 몇 가지를 들어보겠다(그림 2-77~2-95).

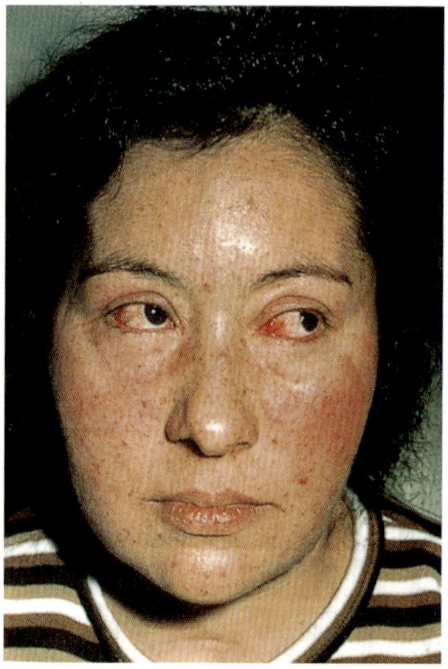

그림 2-77. **접형홍반(butterfly rash)**
전신성 루푸스의 피부증상으로, 양 볼과 코 부분에 걸쳐 마치 나비모양처럼 붉은 반점이 나타나는 것이 특징이다. 전액부(앞이마)와 전경부(목앞부분)도 자주 발생하는 부위이다. 피부근염에서도 접형홍반이 나타나는 경우가 있다. 이 환자의 경우 눈의 외결막을 수반하고 있으며, 혈관염 소견이다.

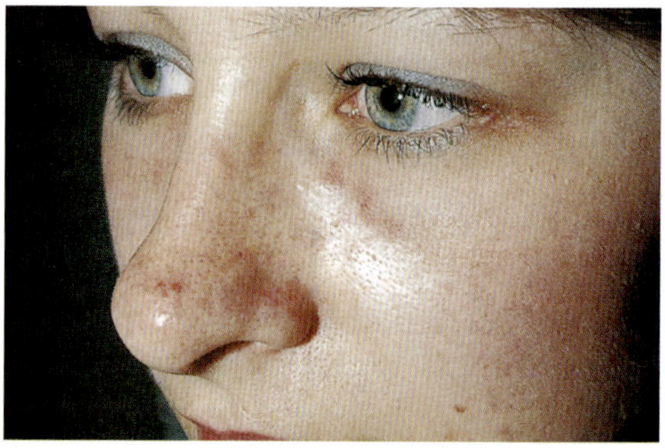

그림 2-78. **안면반점(facial rash)**
전신성 루푸스의 반점으로, 접형홍반까지는 아니다. 얼굴 곳곳에 홍반이 산재되어 있다.

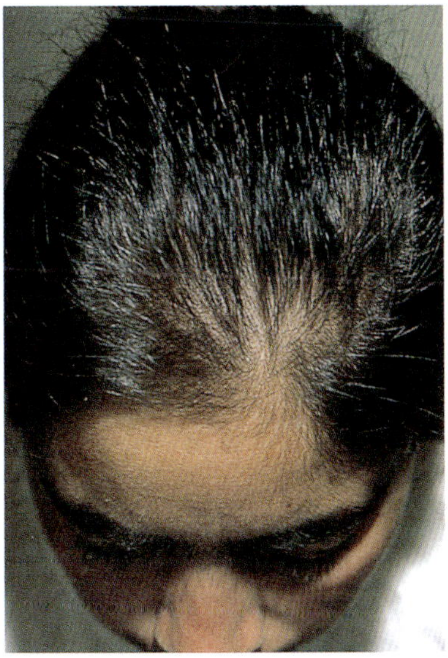

그림 2-79. **탈모(hair loss)**
전신성 루푸스의 탈모는 그 증세가 심해 거의 대머리에 이르는 예부터 일부에만 보이는 예까지 다양하다. 환자는 젊은 여성인 경우가 많아 증상이 심하더라도 반드시 머리가 다시 난다고 말해 주면 환자가 안심한다.

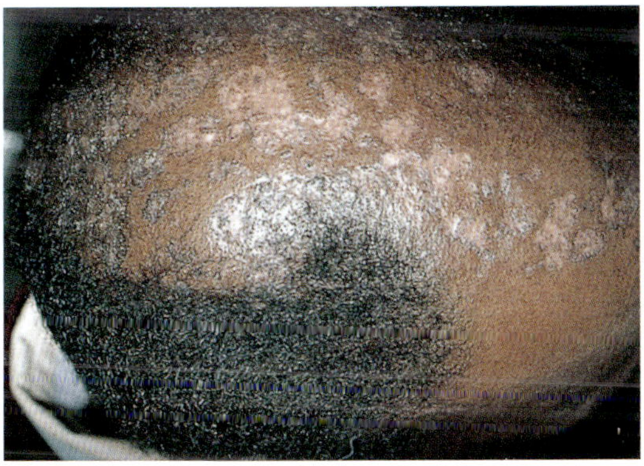

그림 2-80. **두피의 원판상 루푸스(discoid lesions)**
루푸스에서도 원판상 반점(discoid)은 피부에 위축이 일어나기 때문에 탈모된 부분은 원래대로 돌아가지 않고 반흔을 남긴다.

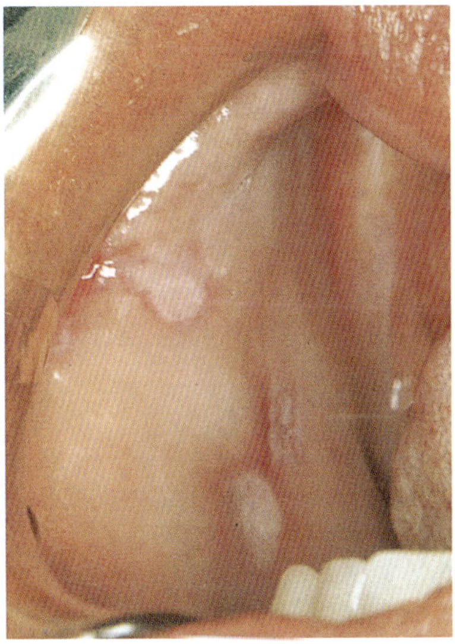

그림 2-81. **구내염(stomatitis)**
전신성 루푸스, 베체트병, 라이타증후군의 세 가지를 고려할 수 있다. 베체트병의 구내염은 깊고, 라이타증후군은 얕으며 통증이 거의 없다. 그림은 전신성 루푸스의 구내염이다(Harbor General Hospital Dr. James Louie 제공).

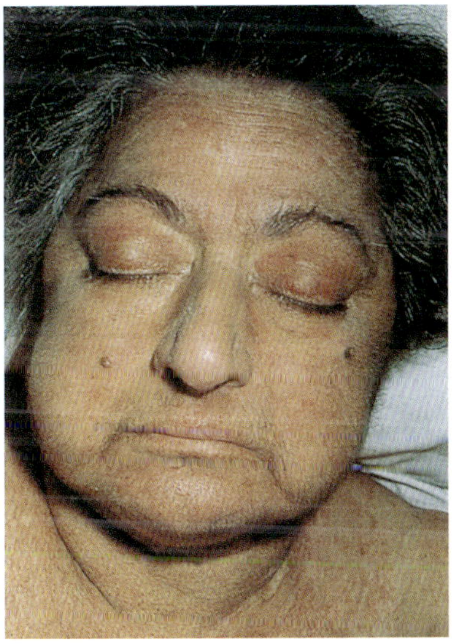

그림 2-82. **헬리오트로프 진(heliotrope eyelid)**
헬리오트로프 진이라고 불리는 안검 부위의 반점으로, 피부근염에 나타난다. 헬리오트로프는 붉은 자줏빛 꽃이 피는 식물이다. 피부근염 외에 전신성 루푸스에서도 볼 수 있다. 전액부(앞이마), 전경부(목앞부분)에도 홍반이 보인다.

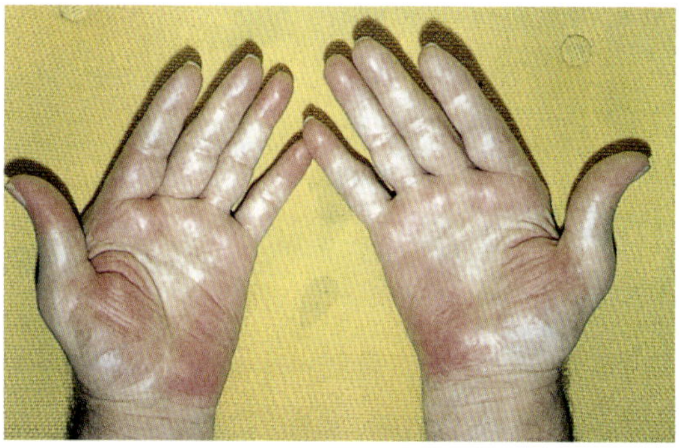

그림 2-83. **수장홍반(palmar erythema)**
전신성 루푸스와 류마티스 관절염(RA) 등에서 보인다. 혈관염성 병변으로 볼 수 있으며, 간 질환에서 보이는 수장홍반과 달리 손가락 끝부분에도 홍반이 보인다.

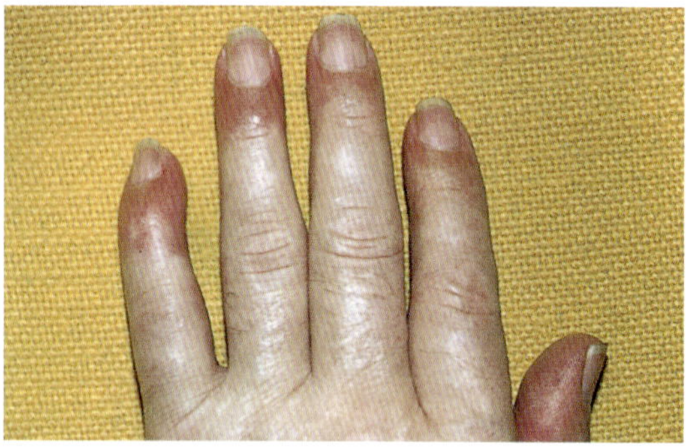

그림 2-84. **손톱 주위의 홍반(periungular erythema)**
손톱 주위의 피부에서 뚜렷한 홍반을 보인다. 류마티스 관절염(RA), 전신성 루푸스 등 결합조직병에서 볼 수 있다.

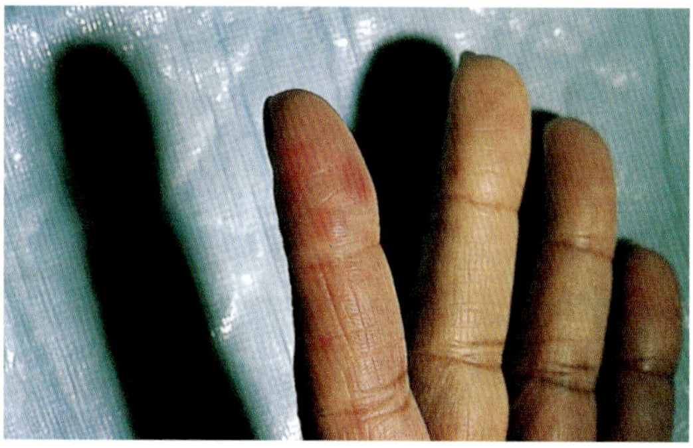

그림 2-85. **지첨홍반(finger pulp nodule)**
통증이 있고 융기된다. 전에는 아급성 심내막염에 의해 나타나는 특징적인 반점이라 여겨 오슬러결절이라고 불렸다. 세균의 색전이 아닌 면역복합체에 의한 혈관 병변이라고 알려졌다. 각종 혈관염에서 나타난다. 그림은 전신성 루푸스에서 나타난 반점이다.

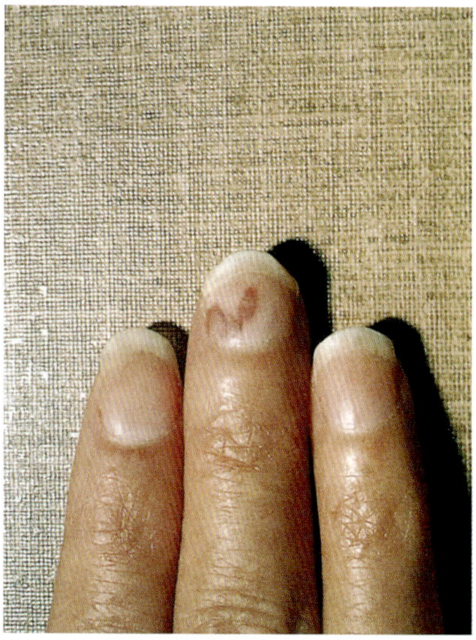

그림 2-86. **손톱 밑의 선상 출혈(subungular splinter hemorrhage)**
혈관의 염증을 고려할 수 있다. 그 외 아급성 심내막염, 심한 빈혈, 백혈병, 패혈증, 트리키넬라감염에 수반되어 발생하기도 한다. 정상인인 경우에도 외상을 입으면 흔하게 볼 수 있다. 혈류는 이 부분에서는 선상으로 흐른다.

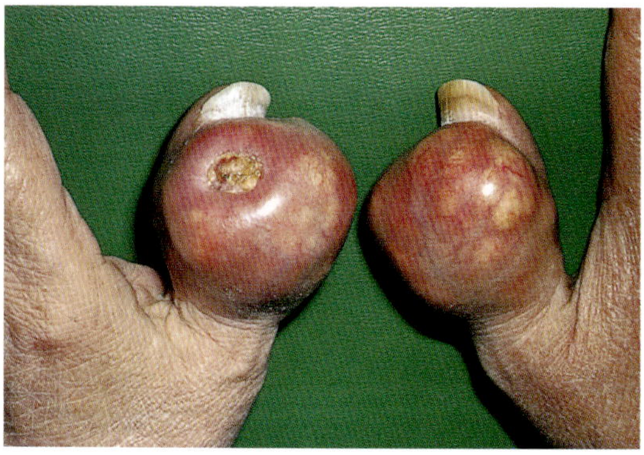

그림 2-87. **통풍결절(tophaceous gout)**
통풍결절은 손가락, 발가락 관절에 종종 발생한다. 이개부에 나타나는 경우도 있지만 그런 경우는 오히려 드물다. 결절 형성에도 불구하고 관절동통발작은 의외로 적은 편이다. 이 증례는 무통성이며, 나이프와 포크를 잡기 어렵다고 호소했다.

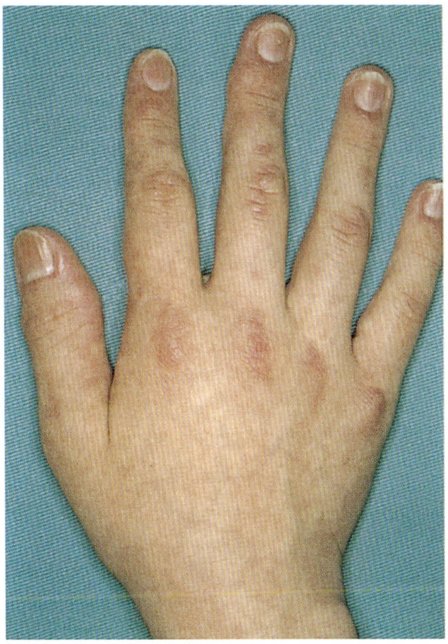

그림 2-88. 고트론 징후(Gottron sign)
중요한 피부근염의 반점으로, 수지관절 배측부에 나타난다. 전신성 루푸스에서도 볼 수 있다. 드물게는 정상인의 경우에도 관찰되므로 임상증상과 관련하여 고려하는 것이 중요하다.

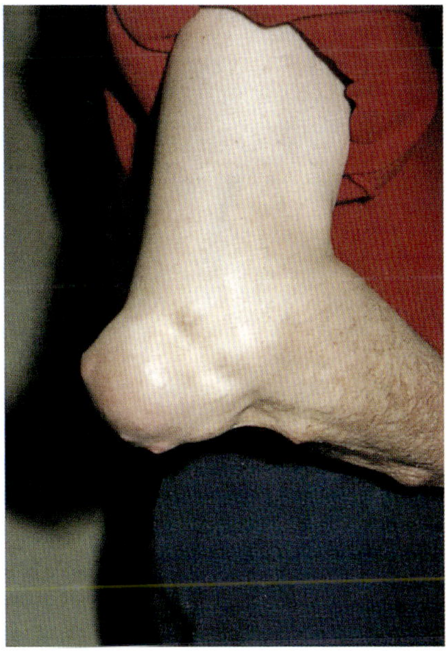

그림 2-90. 팔꿈치의 류마티스 결절 (rheumatoid nodule)
류마티스 관절염(RA) 환자의 약 10%에서 볼 수 있다. 쌀알 크기부터 몇 cm에 이르는 큰 것도 있다. 팔꿈치의 신전측에 자주 발생하며, 척골의 골막과 유착되어 고정된 것과 주두부 피하에 나타나 피하조직과 함께 가동성을 가진 것도 있다.

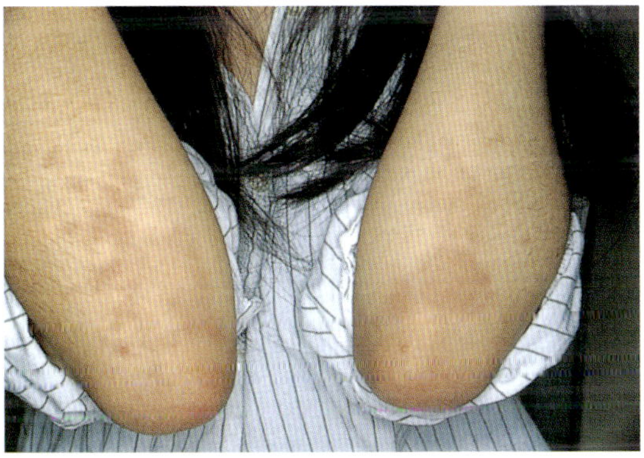

그림 2-89. 스틸병의 반점(skin rash, Still's disease)
소아성 류마티스의 스틸병 반점이다. 고열이 발생할 때 연한 핑크색을 띤 반점이 체간, 사지, 안면 등에 일과성으로 나타나는 것이 특징이다. 반점의 크기는 다양하다.

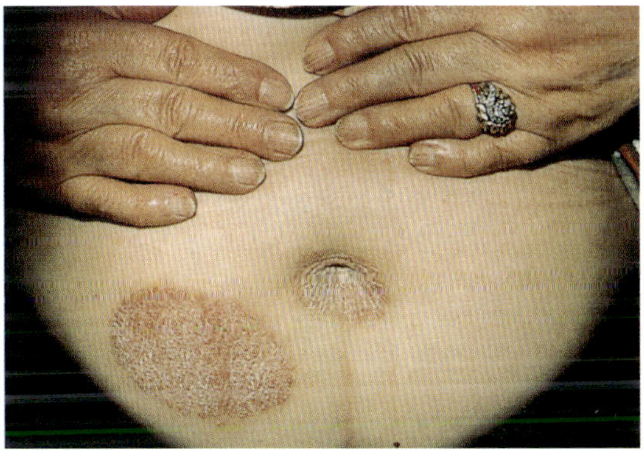

그림 2-91. 건선성 관절염(psoriatic arthritis)
수지관절의 염증과 오른쪽 하복부 및 배꼽 부위의 건선. 건선은 팔꿈치, 무릎의 신전측, 두피, 손톱 등이 자주 발생하는 부위이지만, 외이(外耳)나 배꼽 안쪽에서만 발견되는 경우가 있다. 따라서 이들 부위도 자주 관찰할 필요가 있다.

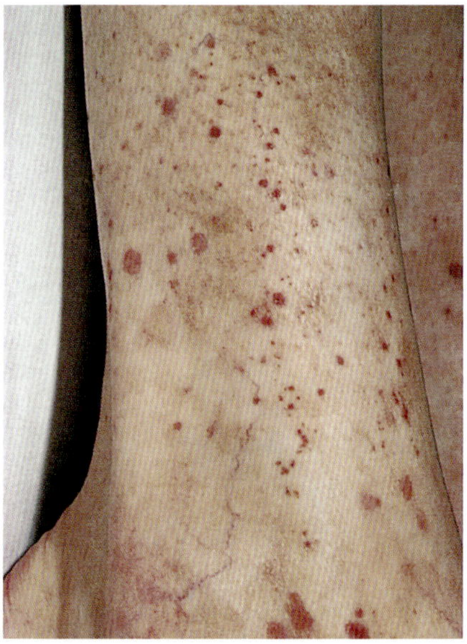

그림 2-92. Schönlein-Henoch purpura
혈소판 감소에 의한 자반과 달리 피부혈관 염증에 의해 일어나기 때문에 팽윤이 만져진다. palpable purpura(촉지되는 자반)이라고도 하는데, 말 그대로 혈관염성 반점을 의미한다. 주로 하퇴에 발생한다.

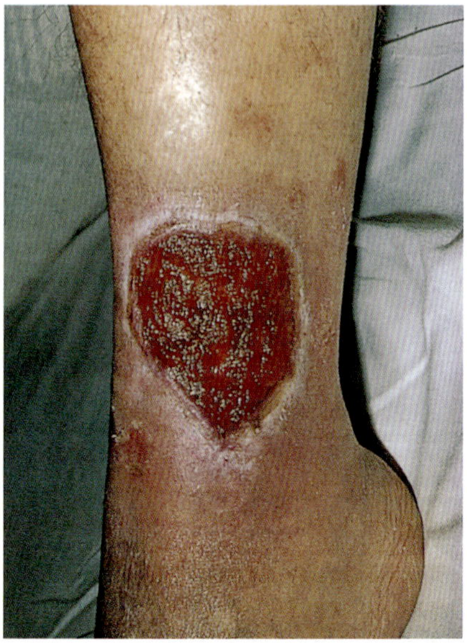

그림 2-93. **하퇴 궤양(leg ulcer)**
류마티스 관절염(RA)의 아형, 펠티증후군에서 자주 볼 수 있는 소견이다. 기본적으로는 피부혈관염으로 생각할 수 있으며, 난치성인 경우가 많다.

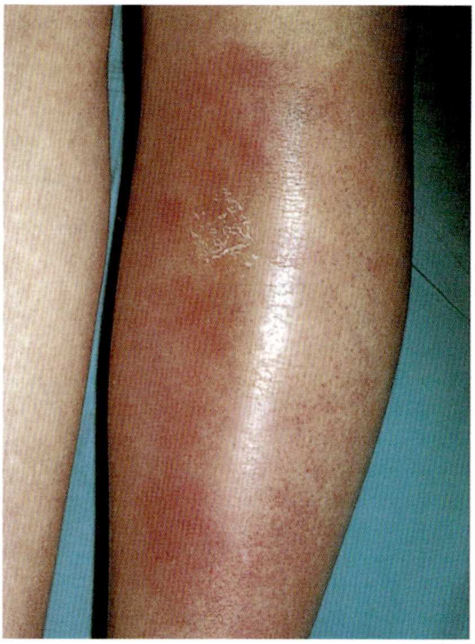

그림 2-94. **결절성 홍반(erythema nodosum)**
하퇴 전면에 자주 발생한다. 통증이 있으며 경계가 선명하지 않은 발적으로 피부에 광택이 나기도 한다. 원인은 분명하지 않으며 특발성이라는 점과 연쇄균 감염, 결핵, 베체트병, 사코이도시스, 궤양성 대장염 또는 전신성 루푸스 등 결합조직 질환에 2차적으로 발생하는 경우가 있다.

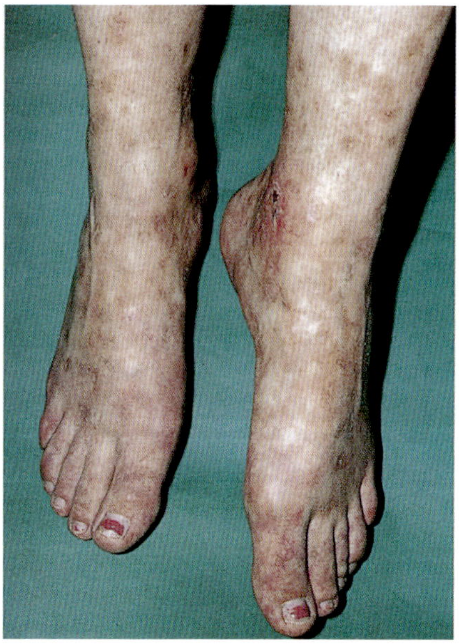

그림 2-95. **망상 반점(livedo reticularis)**
하퇴에 나타나는 경우가 많다. 혈관염성 피부병변으로 생각할 수 있다. 그림은 본태성 한랭글로불린혈증의 예이다.

Chapter 9 레이노 현상

1. 레이노 현상의 정의

한랭폭로 또는 간혹 정신적 스트레스 등에 의해 손가락 끝이 새하얗게 되는 경우가 있다. 이를 레이노 현상이라 한다(그림 2-96). 프랑스의 의사인 Maurice Raynaud에 의해 1862년에 기재되었다. 레이노 현상은 손가락 외에도 발가락, 이개, 코 부분에 나타나는 경우가 있다.

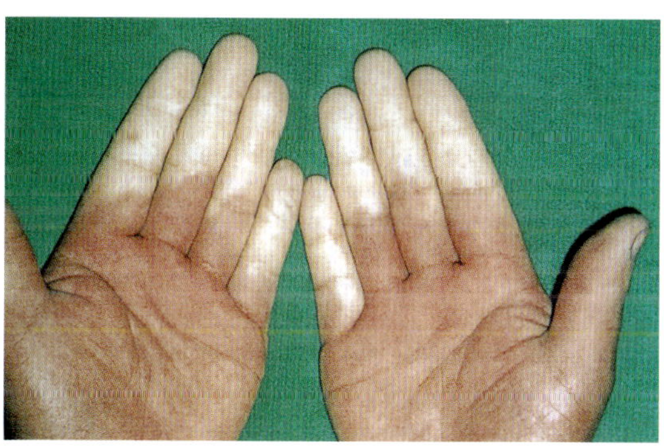

그림 2-96. 레이노 현상(수지)

표 2-15. 레이노 현상(Raynaud's phenomenon)

흰색	white	수축
청색	cyanosis, blue	울혈
적색	red	혈관확장

일반적으로 레이노 현상이라고 하면 표 2-15에 나타낸 3가지의 색 변화를 말한다. 즉 혈관의 수축에 의한 흰색(white), 혈류의 울체에 의한 청색(blue), 그리고 회복기에 일어나는 반응성 혈관확장에 의한 적색(red)의 3가지 변화이다. 원래는 3색 변화이지만, 그 중 2색만 있어도 레이노 현상이라고 말할 수 있다.

2. 레이노 병과 레이노 현상

레이노 현상이란 강피증이나 전신성 루푸스 등 어떤 기초질환으로 인해 일어나는 것을 가리키며, 레이노 병이란 원인이 되는 질환이 없는 경우이다.

정의에 따르면, 레이노 증상이 일어나고 3년이 경과된 시점에서 기초질환이 없는 경우에는 레이노 병이라고 불러도 된다고 되어 있다.

하지만 반드시 그렇지 않은 경우도 있다. 예를 들면 10대부터 레이노 증상이 있었는데 그 후 20년 이상 경과된 후에 결합조직병이 밝혀진 예가 있기도 하다.

레이노 증상이 있는 사람에게 앞으로 어떤 결합조직병이 발증될 것인지를 감별하는 데는 다음과 같은 두 가지 사항을 주의해서 보아야 한다.

하나는 손톱 아래의 피부에 모세혈관 확장이나 파행이 있는지 보는 것이다. 그런 증상이 있을 경우에는 강피증이 발병할 확률이 높다. 다른 하나는 항핵항체의 수치가 높은지의 여부이다.

3. 역학

레이노 현상 자체는 그리 드문 증상이 아니며 정상인의 경우에도 5% 정도에게서 발견된다는 보고가 있다. 그 중 90% 이상이 여성이며, 대부분 25세 이하이다.

4. 기초질환

표 2-16에 레이노 현상을 일으키는 질환을 나타냈다. 그 중 압도적으로 많은 것이 결합조직질환이다. 강피증의 경우는 95% 이상의 환자에게서 볼 수 있다(표 2-17).

표 2-16. 레이노 현상을 일으키는 질환

- 결합조직질환
  전신성 루푸스, 강피증, 류마티스 관절염(RA), 피부근염, 쇼그렌 증후군, 혼합성 결합조직병, 혈관염
- 경추질환
  경추탈출증, 흉곽출구증후군
- 수근관압박
- 만성 외상
  진동병, 키펀쳐
- 혈액질환
  다혈증, 골수종, 림프종, 매크로글로불린혈증, 한랭글로불린혈증
- 동맥경화증
- 약제
  에르고타민, β-차단제, 피임약, 블레오마이신
- 악성 종양

표 2-17. 레이노 현상의 출현 빈도

류마티스 관절염(RA)	< 5%
전신성 루푸스	20~30%
쇼그렌 증후군	20~30%
근염	25%
강피증	> 95%

결합조직질환 외에는 매크로글로불린이나 한랭글로불린혈증 등과 같은 혈액질환이 있다. 레이노 현상이 한쪽에만 보이는 경우는 경늑(頸肋)에 의한 혈관 압박, 고안병, 반사성 교감신경성 디스트로피 등을 들 수 있다.

동맥경화에 의해 레이노 현상이 나타나기도 한다. 협심증 발작과 동시에 레이노를 보이는 예도 있다. 또한 50세 이상의 사람에서 레이노 현상이 나타날 경우 악성 종양인 paraneoplastic syndrome의 레이노일 가능성도 있으므로 주의해야 한다.

약제로는 β-차단제, 편두통 치료약인 에르고타민에 의해 일으키는 경우가 있다. 그 외 피임약이나 항암제인 블레오마이신이 원인이 되는 경우도 있다.

직업과 관련되어 일으키는 경우도 있는데, 전동식 체인 톱 등을 장기간 사용함에 의해 일으키는 백랍병 등은 세소동맥벽의 비후를 볼 수 있다. 또한 비닐클로라이드 사용의 기왕력도 확인되고 있다.

남성의 경우는 직업적인 것 외에 과흡연이 원인이 되기도 한다.

5. 치료

한랭이 유발요인인 경우에는 가급적 몸을 따뜻하게 하고, 외출시에는 장갑을 끼는 등의 주의가 필요하다.

약제 치료는 혈관확장약을 사용한다. 니페디핀이 효과가 있는 것으로 알려져 있으며, 투여량은 1일 90mg까지 양을 늘려도 된다. 하지만 그 이상 양을 늘리면 얼굴이 달아오르거나 두통이 생기기도 한다.

니페디핀 외에 딜티아젬 등 다른 Ca++ 채널 브로커나 니트로글리세린 등의 약도 효과가 있다.

증상이 심한 경우에는 프로스타글란딘제제를 내복하거나 점적 투여한다. ACE 저해약도 효과가 있는 경우가 있다.

약제로 개선되지 않는 경우에는 경부의 교감신경절제술이 고려되기도 하는데, 효과가 있다 해도 일시적인 경우가 많다.

Chapter 10 근육통, 근력저하를 일으키는 질환

1. 근육통과 근력저하

운동이나 무리한 자세를 취한 후 근육의 통증을 경험한 적은 누구나 있을 것이다. 대부분의 경우 이 같은 통증은 시간이 지나면 자연스럽게 없어진다는 것을 알기 때문에 병원을 찾아오는 사람은 적은 편이다.

하지만 원인을 알 수 없는 통증이 계속되면 점점 불안을 느끼다가 병원을 찾는다. 근육의 통증은 관절의 통증, 부종과 함께 류마티스병의 중요한 증상 중 하나이다

근력 저하도 다양한 병태로 나타난다. 근육만 문제가 되는 경우도 있지만, 신경질환이나 만성 호흡기, 심장질환 또는 탈수나 영양부족 등 전신의 건강 상태를 반영하는 경우도 있다. 일반적으로 근력저하가 있는 경우에는 어떤 기질적 질환이 숨겨져 있을 가능성이 있다는 것을 고려할 필요가 있다.

근육의 증상은 1) 근육통만 있는 경우, 2) 근육통과 근력 저하가 있는 경우, 3) 근육통은 없고 근력저하만 있는 경우의 세 가지로 나눌 수 있다. 이들을 엄밀하게 구별할 수는 없지만 감별에 일정한 방향성을 제시한다.

1) 근육통만 있고 근력저하는 없는 질환(표 2-18)

대표적인 질환으로 인플루엔자 등의 바이러스 감염증, 고령자에게 발증하는 류마티스성 다발근통

표 2-18. 근육통(+), 근력저하(-)

전신성 감염증(인플루엔자, 콕사키, 트리키넬라, 톡소플라즈마 등)
섬유근통증
류마티스성 다발근통증
혈관염(결절성 다발동맥염 등)
다발성 근염의 초기
호산구성 근막염
약제(항고지혈증약, 글리틸리틴 등)
갑상선기능저하증
골수종, 전이성 암
심인성
운동성/노작성
외상

증, 중년여성에게 많은 섬유근통증이 있다.

2) 근육통과 근력저하를 모두 보이는 질환(표 2-19)

다발성 근염/피부근염에서는 근력저하와 함께 여러 증례에서 근육에 자발통, 압통을 보인다. 항고지혈증약에 의한 약제성 근병증에서도 근통과 근력저하, CPK 상승, 마이오글로빈뇨증을 보인다.

표 2-19. **근육통(+), 근력저하(+)**

다발성 근염 / 피부근염
급성 마이오글로빈뇨증
당원병
갑상선기능저하증
약제(항고지혈증약, 글리틸리틴, 콜히틴 등)
바이러스 감염(HIV)
알콜성 근병증

3) 근육통은 없고, 근력저하만 있는 질환(표 2-20)

신경계 질환과 근육 질환이 있다. 신경 질환에는 중증성 근무력증과 근육 디스트로피 등이 있고, 근육 질환에는 다발성 근염/피부근염, 대사성 근병증, 스테로이드 근병증 등이 있다.

표 2-20. **근육통(-), 근력저하(+)**

근위축성 측색경화증
말초신경염(길리앙바레 증후군 등)
중증성 근무력증
Lambert-Eaton 증후군
근육 디스트로피
다발성 근염 / 피부근염
갑상선기능항진증, 저하증
쿠싱증후군
비타민 D 결핍
당뇨병성 근위축증
약제성(D-페니실라민, 코르티코스테로이드)
전해질 이상(저칼륨혈증, 저나트륨혈증, 저칼슘혈증)
아밀로이도시스
사코이드근염
요독증
탈수

2. 주요 질환

1) 감염증

인플루엔자는 40℃에 가까운 고열과 근육통을 보이는 것이 특징이다. 통증은 배부, 요부, 대퇴 등에 발증 초기에 나타나다가 2~3일이면 사라진다. 그 외 바이러스 감염에는 콕사키 바이러스도 근통을 보이기 쉽다. 또한 EB 바이러스도 발열, 인두통, 림프절 종창과 함께 근육통을 보인다.

트리키넬라(선모충) 감염은 심한 근육통과 말초혈 내의 호산구 증다를 보이는 것이 특징이다. 그 외의 증상으로는 안검 부종, 반점, 빈맥과 간혹 심전도 변화가 나타난다. 충분히 가열하지 않은 돼지고기 섭취에 의해 감염되며, 진단은 혈청항체가의 상승 또는 근 생검으로 유충을 확인하는 것이다.

톡소플라즈마 감염은 발열, 권태, 림프절 종대와 함께 근력저하를 일으키는 경우가 있다. 다발성 근염에서는 톡소플라즈마 항체가 높은 경우가 있어, 한때 근염의 원인으로 생각되었던 적이 있다. 톡소플라즈마 감염의 진단에는 혈청 IgM 항체를 측정한다.

HIV, HTLV-1 등 리드로 바이러스 감염에서 다발성 근염, 피부근염과 같은 증상이나 소견이 나타나는 경우가 있다. HIV의 치료약제 지도부딘에서도 근병증이 나타난다.

2) 염증성 결합조직 질환

고령자가 1~2개월 이상 계속해서 근육의 통증을 호소할 경우 가장 먼저 류마티스성 다발근통증을 의심해봐야 한다. 동통은 경부, 견갑부, 요부, 대퇴 등 근위부에 나타난다. 체중감소와 빈혈을 보이며, 1시간의 적침이 100mm 이상에 이르기도 한다.

대략 반 이상의 다발성 동맥염과 베게너육아종에서 전신 권태와 함께 체간, 사지에 근육의 통증을 호소한다. 일반적으로 혈관염성 질환에 근육통이 일어나기 쉽다. 과민성 혈관염이나 류마티스관절염, 전신성 루푸스, 강피증 등에서도 소혈관에 염증이 발생하면 근육통이 나타난다.

다발성 근염/피부근염은 류마티스성 근 질환의 프로토 타입인데, 약 반 이상의 환자에게서 근육통을 보인다.

호산구성 근막염은 주로 사지에 부종, 동통, 뻣뻣함을 초래하는 질환으로, 말초혈 내에 호산구 증가를 보인다. 병변은 주로 근막에 있으며 림프구를 주로 한 세포의 침윤이 있다. 피하조직의 구축에 의해 피부 표면에 요철을 남기는 경우가 있는데, 스테로이드에 잘 반응하는 질환이다. 웨이트 리프팅 등 강한 근육운동이 원인이 되어 발병하는 경우가 있다.

3) 비염증성 결합조직 질환

섬유근통은 중년 여성에게서 많이 볼 수 있는 질환이다. 왠지 모르게 피곤하고 아픈 증상이 계속된다. 신체의 통증 외에 두통, 불면, 동계, 설사, 변비, 손의 저림 등 자율신경증상이 두드러지게 나타난다. 심인성 류마티스와 감별하기 어렵지만 신체부의 압통점에 뚜렷한 통증이 발견되는 것을 진단의 근거로 하고 있다. 적침은 정상이다.

4) 내분비 · 대사질환

특히 중요한 것은 갑상선 질환이다. 갑상선기능저하증은 근통만 있는 경우, 근통과 근력저하가 함께 있는 경우, 근력저하만 있는 경우 등 여러 패턴을 보인다. 근력 저하를 초래하는 예에는 CPK 상승과 다발성근염양 근위근력저하가 있다. 갑상선약 투여에 의해 근력은 회복된다. 근전도와 근 생검은 대체로 정상이다.

갑상선기능항진증의 경우도 근위근력저하를 일으키는 경우가 있다. 주기성 사지마비는 갑상선기능항진에 합병되는 경우가 많고, 심한 저칼륨혈증을 보인다. 갑상선기능항진에 따른 근병증은 혈청중 CPK가 정상이다.

1차성, 2차성 부갑상선기능항진증도 근위근력저하와 근위축을 보인다. 근 증상은 혈청칼슘, 인의 수치와 평행하지 않고, CPK는 정상이다.

전해질 이상이 있을 경우 근병증이 발생할 수 있는데 특히 저칼륨혈증에 의한 것이 많다. 고알도스테론증의 근력저하도 저칼륨혈증과 관련된다. CPK가 상승하는 경우가 있으며, 근 생검에서는 근섬유에 변성이나 종종 공포(空胞)를 보이기도 한다.

마이오글로빈뇨증은 횡문근 융해에 의해 발생한다. 조직의 광범위한 좌멸, 외상, 뜨거운 햇볕아래에서의 운동, 다운힐 코스의 마라톤을 하고 난 후에 나타난다. 혈청중의 미오글로빈 수치가 고도로 상승하고, 뇨중에도 미오글로빈이 대량 배설되며 콜라같은 색을 띤다. 뇨세관 괴사가 일어나면 신부전이 나타난다.

횡문근 융해증은 외상 외에 인플루엔자 등의 바이러스 감염, 약제, 알콜, 근염, 전해질 이상 등에 의해서도 발생한다.

5) 약제성 · 중독성 근병증

D-페니실라민 투여에 의한 부작용으로 자가면역 질환 발병이 있다. 다발성 근염/피부근염양 근위근력의 저하, 중증성 근무력증 발생이 보고되었다.

항고지혈증 치료약인 클로피브레이트, HMG-CoA 환원효소저해약 등으로, 빈도는 낮지만 횡문근융해증이 발생한다. 이들 약제를 복용하는 환자에게 만일 근통이나 근력저하, CPK 상승이 나타나면 복용하던 약을 중지시키고 다른 약으로 바꿀 필요가 있다.

스테로이드 근병증는 트리암시노론, 덱사메사존, 베타메사존 사용에 의해 가장 일어나기 쉽다. 프레드니솔론도 중등량 이상을 일정 기간 계속하면 근병증이 나타날 가능성이 있다. 분할해서 투여하는 것이 1일 1회 투여하는 것보다 발생률이 높다. 스테로이드 근병증은 혈청 CPK 수치가 정상이며 근전도 소견도 특별한 이상을 보이지 않고 근 생검에서는 II형 근섬유 위축을 보인다.

알콜 과음에 의한 근병증에는 근력 저하, 횡문근융해증, 근경련이 있다. 원인으로는 저칼륨, 저인혈증을 들 수 있다. 영양장해와 알콜성 신경병증도 관여한다.

6) 전신질환에 의한 근 증상

만성 호흡기 질환이나 심장병 등이 있으면 전체적으로 근력이 저하된다.

신부전에서는 신장에서의 비타민 D 활성화가 장해되기 때문에 장관의 칼슘 흡수가 저하된다. 2차성 부갑상선기능항진증이 발생하며 근위근력이 저하된다. 또한 비타민 D 결핍에 의해 일어난 골연화증에 의해 근통을 보이는 경우가 있다.

Lambert-Eaton 증후군은 자기면역성의 중증성 근무력증이지만 40세 이상에서는 폐의 소세포암에 수반되는 경우가 적지 않다. 근 증상이 폐의 증상보다 2~3년 앞서는 경우가 있다.

사코이도 근병증는 일반적으로 무증상인데, 드물게 발열, 근육통, 근력 저하를 수반하는 급성 예가 있다.

3. 스크리닝 검사

근육통이나 근력저하를 초래하는 질환은 많지만 진료실에서의 기본 스크리닝 검사는 간단하다. 우선 복용약을 포함한 충분한 문진, 신체검사 후, 말초혈 적침(또는 CRP), 전해질, CPK, Free T_4, TSH를 지시한다(표 2-21).

특히 일상 진료에서 접할 가능성이 높은 질환은 바이러스 감염, 섬유근통증, 갑상선기능저하증, 다발성근염/피부근염, 약제, 알콜, 전해질 이상에 수반되는 근병증 등일 것이다.

표 2-21. 스크리닝 혈액검사

말초혈
적침 또는 CRP
전해질(K, Ca, P)
CPK
Free T_4
TSH

참고문헌

1) Illei GG, Klippel JH : Why is the ANA result positive? Bull Rheum Dis 48 : 1-4, 1999
2) Cohen AS : Laboratory diagnostic procedures in the rheumatic diseases, 3rd ed, Grune & Stratton, 1985
3) Forrester DM, Brown JC : The radiology of joint disease, 3rd ed, WB Saunders, 1987
4) Andreoli TE (ed) : Approach to the patient with musculoskeletal disease, Cecil Essentials of Medicine, 3rd ed, p560-564, 1993
5) 米田 操, 高橋勝美 : 関節液の外観と顕微鏡所見. 検査と技術 27 : 10, 1175-1180, 1999
6) Little H : The rheumatological physical examination, Grune & Stratton, 1986
7) Doherty M, Hazleman BL, Hutton CW, et al (eds) : Rheumatology examination and injection techniques, WB Saunders, 1995
8) Polley HF, Hunder GG : Rheumatologic interviewing and physical examination of the joints, WB Saunders, 1978
9) Forrester J : The eye and rheumatic diseases, Rheumatology, 2nd ed, Klippel JH, Dieppe PA (eds) : p2.6.1-2.6.10, Mosby, 1998
10) Jabs DA : The eye and rheumatic disease, Bull Rheum Dis 47 : 5-9, 1998
11) Isenberg DA, Black C : Raynaud's phenomenon, scleroderma, and overlap syndrome, BMJ 310 : 795-798, 1995

III

류마티스병의 수기 _ 관절 천자와 국소 주사

1. 관절 천자의 적응

적응에는 두 가지가 있다. 하나는 진단을 위해, 다른 하나는 치료를 위해서이다(표 3-1).

표 3-1. 관절 천자

• 진단적 천자
• 치료적 천자

1) 진단적 천자

a. 감염

하나의 관절만 부어 있는 경우, 특히 열감과 발적을 수반하는 경우에는 천자액을 조사해 볼 필요가 있다. 감염에 의한 관절의 부종을 없애기 위해서이다. 무서운 것이 세균 감염인데, 포도구균이나 연쇄균에 의한 것이 많으며 관절 파괴가 빠르게 진행된다. 특히 전신성 발열이 있는 경우는 감염성 관절염이 강하게 의심되므로 천자는 필수이다.

b. 결정유발성 관절염

통풍과 위통풍은 관절액 내에 각각의 결정을 확인함으로써 비로소 진단이 확정된다. 대부분 문진과 관절의 부종, 가족력, 요산치와 간혹 X선상에 의해 통풍, 위통풍의 임상진단이 가능한데, 무릎 등과 같이 액을 얻기 쉬운 부분은 가급적 천자를 시도한다. 진단은 관절액 한 방울이면 가능하다.

2) 치료적 천자

무릎의 변행성 관절증이나 류마티스 관절염(RA)으로 부종이 심할 경우 고여 있던 액을 제거하면 뻣뻣함이 감소되며 움직이기도 쉬워진다. 액을 빼내면 또 물이 차서 오히려 무릎에 안좋다는 의견은 근거가 없다. 오히려 세균감염의 경우 염증성 액을 빼내는 것이 관절 파괴를 막는 수기 중 하나가 되고 있다.

3) 관절내 스테로이드 주사

관절의 부종이 한두 곳으로 한정되어 있는 경우에는 전신성으로 스테로이드를 투여하는 것보다 국소주사를 하는 것이 훨씬 스테로이드의 투여량을 적게 할 수 있으며 효과도 있다.

방법에는 관절액 흡인 후에 스테로이드를 주사하거나, 스테로이드만 국소주사하는 두 가지가 있다.

스테로이드 국소주사가 금기되는 예로는 감염성 관절염이 있다. 스테로이드 주사에 의해 오히려 감염이 퍼질 가능성이 있기 때문이다.

표 3-2에 관절 주사에 사용되는 스테로이드약제들을 나타냈다. 관절내 주사에는 일반적으로 현탁제제가 사용되며, 이것으로 국소적 효과가 오래 지속된다.

필자는 트리암시놀론 이나 메틸프레드니솔론 중 하나를 사용한다. 특히 트리암시노론 아세테이트의 작용이 강력하다.

스테로이드의 관절내 주사는 1달에 1회 이내로 한다. 스테로이드 주입에 의해 연골 파괴가 진행된다는 토끼 실험 결과가 있다. 사람의 경우는 명확하지 않으나 빈번한 스테로이드 주입은 샤르코(신경원성)양 관절 변화를 초래할 우려가 있다.

표 3-2. 국소주사용 코르티코 스테로이드

프레드니솔론 아세테이트	25mg
덱사메사존 아세테이트	8mg
베타메사존 아세테이트	5mg
메틸프레드니솔론 아세테이트	20mg, 40mg
트리암시노론 아세테이트	40mg

4) 관절내 히알론산 주사

최근 고분자 히알론산 제제가 관절내 주입에 사용되어 효과를 보고있다. 주로 변행성 관절증에 사용된다. 어려운 점이 있다면 스테로이드와 달리 관절내에 잘못 주입되어 피하조직으로 들어가게 되면 통증이 심하다는 것이다.

표 3-3. 관절 천자의 준비

1. 피부 소독	포타딘 알콜 솜
2. 국소마취제	1% 리도카인
3. 주사바늘	25, 23, 21, 19 게이지 바늘 등
4. 주사기	1회용 플라스틱제(1ml, 5ml, 10ml, 20ml, 50ml 등)
5. 기타	깨끗한 장갑, 깨끗한 거즈, 드레싱 세트, 밴드에이드® 반창고, 튜브(백혈구 산정, 배양, 생화학용)

2. 수기

가장 널리 행해지는 것이 슬관절 천자이다. 그다지 어렵지 않아서 일반의나 내과의도 충분히 가능한 수기이다.

무릎뿐 아니라 일반적으로 관절 천자는 관절의 신전측에서 한다. 신전측에는 혈관, 신경이 주행하지 않기 때문에 안전하다(단, 족관절은 예외인데 배측에 족배동맥이 통한다).

1) 천자 부위의 결정과 준비

우선 관절 천자부위를 정한다. 천자 부위는 관절강을 맞춘다. 관절강은 피부 위에서 촉진해 보면 함몰하는 선이 되어 찾을 수 있다. 슬관절에서는 슬개골 위활낭을 찾는다.

관절 천자에 필요한 것은 포타딘, 알콜 솜, 깨끗한 거즈, 각 사이즈별 주사기와 바늘 등이 필요하다(표 3-3). 관절 천자 후 스테로이드약을 주입하려면 미리 5ml 주사기에 주입할 스테로이드를 넣어 둔다. 주사기는 1회용 플라스틱제가 좋다.

2) 슬관절 천자의 실제

환자에게 침대 위에 누워 무릎을 편하게 뻗게 한다. 다음은 천자할 곳을 정한다. 슬개골의 상극에서 슬개골 아래와 대퇴골과의 틈을 잘 촉진하여 표시를 한다(그림 3-1).

무릎은 바깥쪽에서 하는 방법과 안쪽에서 하는 방법이 있다(그림 3-2). 안쪽은 관절의 틈이 넓고, 바깥쪽은 검사자와 가까워 시술하기가 편하다. 표시는 검사자의 손톱 끝이나 펜 끝으로 살짝 찌르거나 매직 등을 이용하여 표시해도 된다. 이곳을 중심으로 주위에 원을 그리듯이 적당한 크기로 피부를 소독한다. 소독에는 포타딘을 사용하며, 포타딘에 의한 클리닝은 힘을 주어서 문지르고 3회로 한다. 포타딘으로 소독한 후 알콜 솜으로 자극성인 포타딘을 닦아내는 것이 바른 방법이다. 포타딘 액의 갈

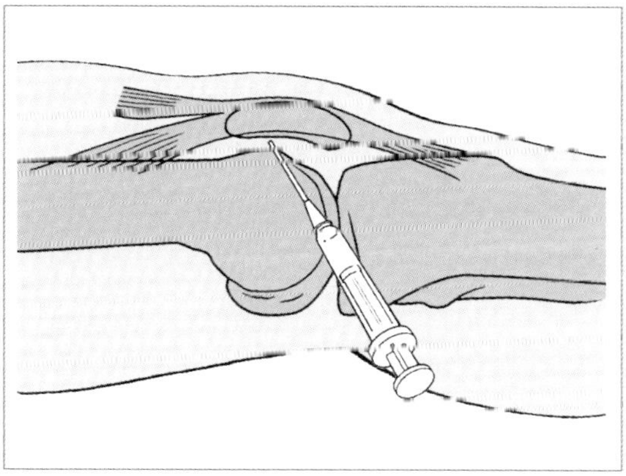

그림 3-1. 무릎의 천자
슬개골과 대퇴골 사이의 상슬와 활낭을 맞춘다.

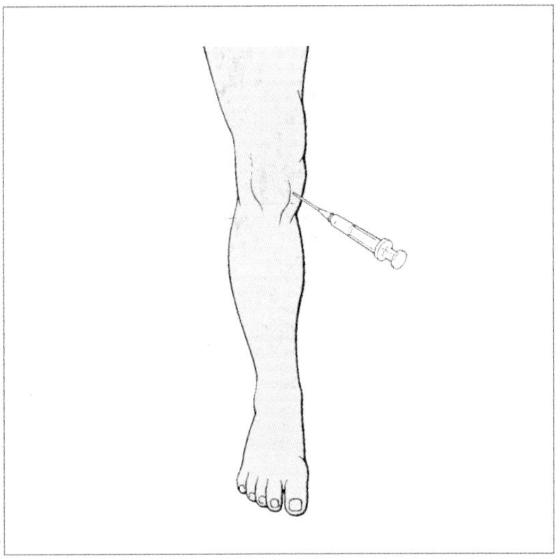

그림 3-2. 슬관절 내측에서의 천자

색을 닦아냄으로써 다시 피부 표면을 잘 관찰할 수 있다. 피부 표면의 정맥을 피해 바늘을 넣는다.

포타딘을 준비하지 못했을 경우에는 알콜 솜으로 소독해도 된다. 소독의 기본은 세정, 희석이라는 것을 잊지 않도록 한다. 알콜로 여러 번에 걸쳐 강한 마찰로 피부를 충분히 닦아낸다.

3) 천자바늘 선택과 국소마취

무릎은 21게이지 바늘로 하면 된다. 관절액이 많이 고여 있을 경우에는 굵은 19게이지를 사용한다. 류마티스 관절염(RA)의 경우, 가는 바늘을 사용하면 흡인시 염증성 부유물이 차는 경우가 있다.

피부 마취는 옵션이다. 초보자라면 먼저 피부 마취를 한 다음에 천자를 하는 것이 좋다. 마취에는 1% 리도카인을 사용하여 25게이지나 23게이지 바늘로 피부, 피하의 국소마취를 한다. 23게이지 바늘은 길이가 충분하기 때문에 약간 깊이 찌르면 경우에 따라 활막을 통과하고 관절강에 도달하여 액이 빨려나오는 경우가 있다. 바로 그 상태에서 액을 흡인해도 된다.

4) 천자

천자바늘은 수평으로 천천히 밀어 넣듯이 한다. 바늘 끝이 딱딱한 곳에 닿으면 그곳이 골막 표면인데, 골막은 통증이 심하다. 딱딱함이 느껴지면 절대로 더 이상 넣지 말고 바늘을 일단 빼서 방향을 바꾸어 다시 천천히 넣는다.

활막을 깨고 관절 내에 바늘 끝이 들어갈 때 순간적으로 뭔가가 부서지는 듯한 느낌이 드는데, 흡인해 보면 액이 얻어진다. 액이 나오지 않았다면 약간 빼서 약하게 흡인하고 주사통 내에 음압을 가하며 방향을 바꿔서 다시 밀어넣는다.

액이 대량 저류되어 무릎 위, 활낭까지 차서 부풀어 있을 때에는 관절강이 아닌 활낭의 부풀어 있는 곳을 향해 측면에서 찌른다. 실제로 슬관절 천자는 대부분 이 방법으로 행해진다. 무릎 위의 활낭과 슬관절강은 서로 교통하고 있다.

흡인은 액의 많고 적음에 따라 10ml, 20ml, 50ml 등의 1회용 멸균 플라스틱 주사통을 사용한다. 주사통이 액으로 가득 채워지면 다른 새로운 주사통으로 바꾼다.

5) 관절액의 성상

흡인이 시작되면 신속히 액의 성상을 관찰한다. 이때 보아야 할 내용은 혈성, 혼탁 정도, 점도이다.

수기 외상에 의해 출혈이 생겼을 경우는 같은 혈성이라도 진하거나 옅은 얼룩이 있다. 이에 반해 출혈성 관절염의 경우는 색이 일정하다.

혼탁은 백혈구 수를 그대로 반영한다. 탁도가 심하면 세균감염의 가능성이 있으므로 배양검사를 한다. 백혈구 수가 많아지면 점도는 떨어진다.

관절액 검사에서 중요한 것은 ① 백혈구 수와 분

획, ② 배양, ③ 현미경 검사에 의한 통풍, 위통풍 결정의 검색 등 세 가지이다. 그 외에 당, 총단백을 보는 경우도 있다(표 3-4).

표 3-4. **관절액 검사**

- 백혈구 수, 분획
- 배양, 그람 염색
- 결정

백혈구 수와 분획은 말초혈 검사에 사용되는 진공 마개가 있는 시험관(EDTA 포함)으로 하면 되는데, 간혹 검사 센터에서는 헤파린용기를 사용하기도 한다. 대개 녹색 마개가 씌워져 있는 것이 헤파린 용기이다.

배양에는 일반 배양 튜브, 임균 검사를 할 때에는 특별히 초콜릿한천배지가 포함된 것을 사용한다.

총단백, 당은 일반생화학용 진공튜브로 해도 된다.

6) 중요한 주의사항

관절 천자에서 중요한 것은 순서에 따라 신속히 하는 것이다. 바늘 끝으로 관절조직을 너무 찔러 손상시키지 않도록 주의한다. 딱딱한 부분(뼈)에 닿았다고 생각되면 신속히 빼서 방향을 바꾸고, 그래도 닿는 것 같으면 재빨리 포기한다. 뺄 때에는 빨리 빼는 것이 좋다.

천자 수기에 의해 감염이 발생할 확률은 1만회에 1회 이하 꼴로 낮지만, 무엇보다도 중요한 것은 수기를 길게 끌어서는 안된다는 것이다.

또한 천자 수기는 깨끗한 장갑을 끼고 실시한다.

관절 천자시의 금기사항은 요추를 천자할 때와 마찬가지로 천자 부위의 피부에 감염이 있거나 출혈경향이 있는 두 가지 경우이다(표 3-5).

표 3-5. **천자 금기**

- 피부 감염
- 출혈 경향이 심할 경우

7) 관절내 스테로이드 주사

스테로이드를 국소주사할 때에는 천자바늘을 남겨둔 상태에서 주사통을 빼고 미리 다른 주사기에 준비해 놓은 스테로이드를 주입한다. 천자바늘과 주사통이 잘 떨어지지 않을 때에는 겸자나 핀셋 등으로 바늘의 플라스틱 부분을 누르고 하면 잘 빠진다.

관절액 흡인에 이어서 스테로이드를 주입할 때에는 스테로이드만 단독으로 하는 것이 좋다. 그 외의 경우는 스테로이드(통상 1*ml*)와 같은 양의 0.5~1% 리도카인을 섞은 것을 사용하는 경우가 많다.

리도카인을 섞는 이유는 ① 스테로이드 결정에 의한 관절 자극을 완화하고, ② 스테로이드의 관절내 분포를 고르게 하기 위해서이다. 또한 리도카인을 사용할 때에는 국소마취제 알러지가 있는지의 여부를 반드시 묻는다. 예를 들면 전에 발치를 할 때 알러지 증상이 있었는지 물어보는 것도 좋은 방법이다(표 3-6).

스테로이드 국소주사는 반드시 관절내에 하지 않아도 된다. 대략 그 주위에 주사하면 관절내 주입과 거의 같은 효과를 얻을 수 있다.

표 3-7에 스테로이드 투여량을 나타냈다. 무릎과 같은 대관절에는 트리암시놀론, 트리암시노론 아세테이트로 40mg, 팔꿈치 등 중간 정도 크기의 관절에는 20mg, 손가락 같은 소관절에는 10mg이 표준이다.

표 3-6. 국소마취제와 코르티코스테로이드의 혼합주입

이점
- 스테로이드 결정에 의한 관절통을 경감시킨다.
- 스테로이드의 관절내 분포를 좋게 한다.
- 효과가 빨라 제통 효과가 있다(건초염)

난점
- 국소마취제 알러지

표 3-7. 코르티코스테로이드의 투여량

	메틸프레드니솔론 (데포 메드롤 · 환산량)
대관절(무릎, 어깨)	40mg
중관절(팔꿈치, 손목, 발)	20mg
소관절(손가락, 발가락)	10mg

8) 관절 천자, 국소주입 후의 관리

천자 후에는 지혈이 되었는지 확인한 다음에 반창고를 붙이면 된다. 천자 후의 일상생활은 평소와 다름없이 해도 되는데, 하루나 이틀은 비교적 안정을 취하는 것이 좋다는 견해도 있다. 입욕은 다음날부터 가능하다.

9) 스테로이드 주사의 합병증

트리암시놀론, 트리암시놀론 등의 현탁성 스테로이드를 관절 내에 주사한 후 주사하기 전보다 더 심한 통증을 일으키는 경우가 있다. 이 같은 증상은 대체로 24시간 이내에 자연히 없어진다. 이는 스테로이드 결정에 의한 관절염이다. 통증이 심할 때에는 얼음으로 차갑게 해주면 된다.

표 3-8에 코르티코스테로이드 국소주사에 의한 합병증을 들었다. 스테로이드 주사를 자주 맞으면 약을 복용할 때와 마찬가지로 문 페이스(moon face, 만월상 얼굴), 골다공증 등과 같은 증상이 나타난다.

표 3-8. 코르티코스테로이드 국소주사의 합병증

1. 스테로이드 결정 유발 관절통(5%), 건초부의 통증(40%)
2. 피부색소 탈색, 피하조직 위축
3. 감염(1만회에 1회 이하)
4. 건 파열(건초 내 주사에 의함)
5. 신경위축(수근관 주사에 의한 정중신경 손상)
6. 골다골증(자주 주사할 경우)
7. 부신기능 저하(자주 주사할 경우)

3. 슬관절 외의 관절 천자

일반의가 슬관절 외의 곳에 천자를 하게 되는 일은 별로 없다고 생각된다. 하지만 그렇게 어려운 수기도 아니다. 정형외과의나 류마티스 전문의가 없는 곳에서 병원을 개업한 의사라면 적극적으로 알아두어야 할 것이다.

비교적 쉬운 편인 팔꿈치, 발, 통풍 발작을 일으키기 쉬운 엄지발가락의 MTP관절의 천자부위를 그림에 나타낸다(그림 3-3~3-6).

4. 국소주사(활낭, 건초, 피하)

작은 활낭, 건초, 피하조직에 국소주사하는 경우에는 포타딘 소독을 생략하고 피부 알콜 솜으로 소독해도 된다.

1) 오십견

a. 견봉하활낭(삼각근하활낭) (그림 3-7)

오십견의 반 정도는 견봉하활낭과 그 저면에 접

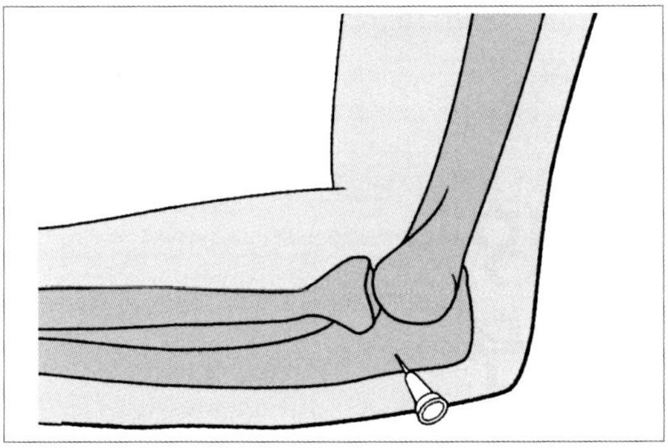

그림 3-3. **팔관절 천자**
팔관절은 요골두와 상완골 외측과를 잇는 선의 약간 앞쪽에 함몰된 부분이 만져진다.

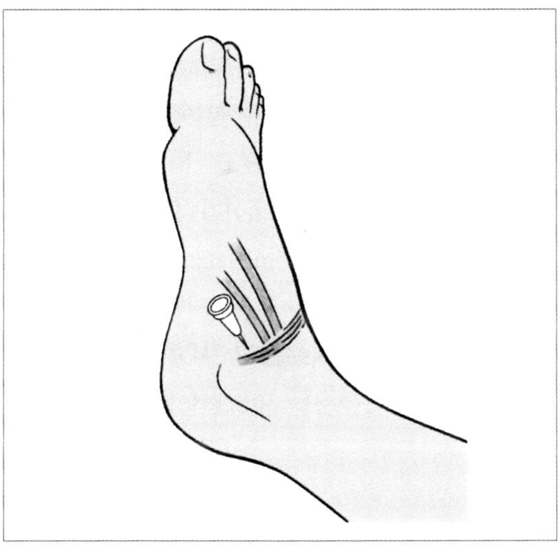

그림 3-4. **족관절 천자**
배측에서 전경골근건의 바로 안쪽 부분을 아래로 향해 천자한다. 이때 족배동맥의 위치를 미리 확인한다.

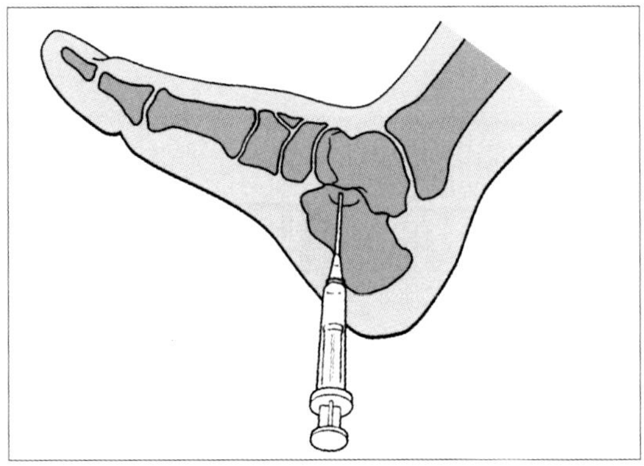

그림 3-5. **발의 거골하관절 천자**
바깥쪽 복사뼈 아래, 약간 앞쪽에 함몰된 관절강이 만져진다.

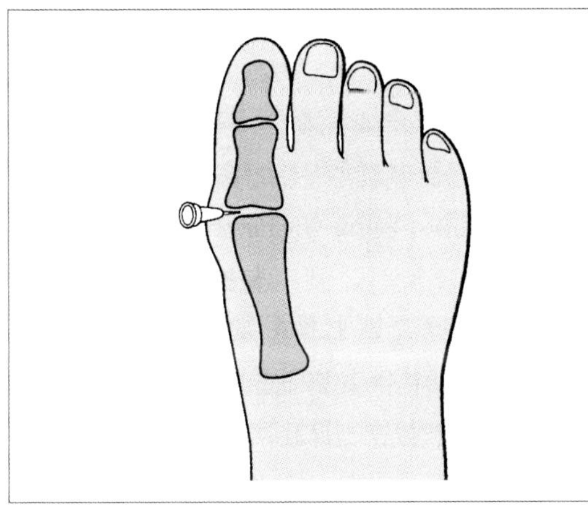

그림 3-6. **엄지발가락 MTP관절 천자**
정중앙에 뻗은 장모지신근건을 피해 위에서 천자한다.

해 있는 극상근건에서 통증이 생긴다. 이들은 접해 있기 때문에 활낭에 주사를 놓으면 어떤 통증이든 해결된다.

국소주사는 용이해서 측면으로부터 견봉을 닿아 그 아래 상완골두 사이의 부드럽게 패인 곳에 수평으로 바늘을 찔러 국소주사한다(그림 3-7). 국소주사에는 리도카인과 트리암시놀론 20mg을 사용한다.

만일 어깨의 통증이 그 부위에서 발생한 것이라면 주사약에 국소마취제가 포함되어 있기 때문에 효과가 빨리 나타나 동통이 개선될 것이다. 통증이 그대로 남아 있다면 이두근건으로 옮겨 국소주사하게 된다.

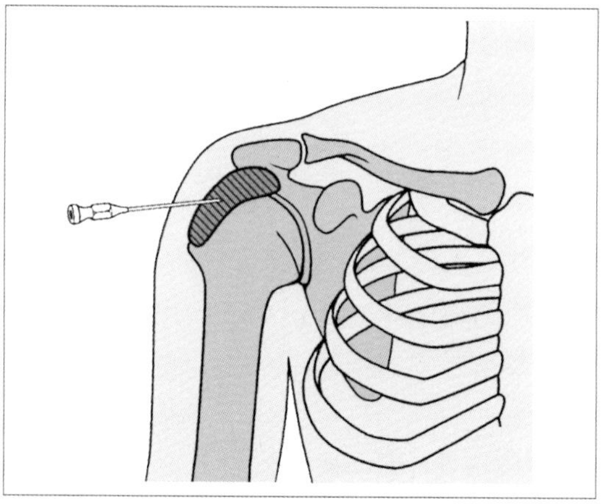

그림 3-7. **견봉하활낭의 국소주사**
측면에서 견봉하부터 주입한다.

b. 상완이두근건초(그림 3-8)

상완이두근건초(장두)는 정면에서 약간 안쪽으로 위치한다. 그곳에 세로로 포동포동한 건이 만져진다. 압통을 확실하게 느끼면 건초염일 가능성이 있다. 건초 내에 스테로이드를 직접 주사하면 나중에 건 파열을 일으킬 수 있으므로, 건초 주위에 스테로이드와 국소마취제를 침윤시키는 정도로만 한다. 트리암시놀론는 작용이 강하므로 피하도록 한다.

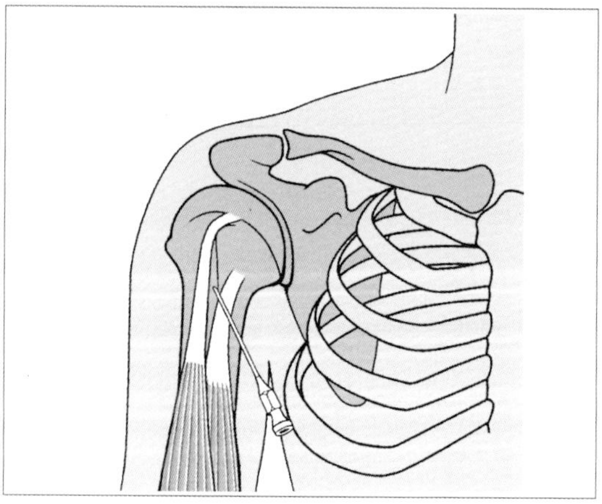

그림 3-8. **상완이두근건 국소주사**
정면에서 약간 안쪽에 위치한 홈을 이두근건이 세로로 뻗어 있다. 건초 주위에 약하게 침윤시키는 정도로 하면 된다.

2) 테니스관절(외측상과염) (그림 3-9)

팔꿈치 통증의 대부분은 이른바 '테니스관절'이라 불리는 신전근건 부착부에서 일어난다. 잘 촉진하여 압통이 가장 심한 곳을 찾아 피부에 직각으로 바늘을 찌른다.

사용 약제는 국소마취제와 트리암시놀론 또는 트리암시놀론 10~20mg을 섞어서 쓴다.

여기서 중요한 것은 바늘 끝을 골막에 닿을 때까지 찔러 확실하게 주사하는 것이다. 주사부위가 빗나가면 통증이 개선되지 않는다. 바늘 끝의 방향을 부채모양으로 바꿔가면서 충분히 침투되게 한다.

환자의 약 40%에게서 스테로이드 주사에 의한 자극성 통증이 일어난다. 통증은 2~3일 또는 그 이상 계속될 수 있다. 통증이 심할 때에는 얼음으로 환부를 차갑게 해주도록 지도한다.

3) 드꿔벵 건초염(De Quervain disease)

손목의 요골측 건초염이다. 손목을 수평방향, 척

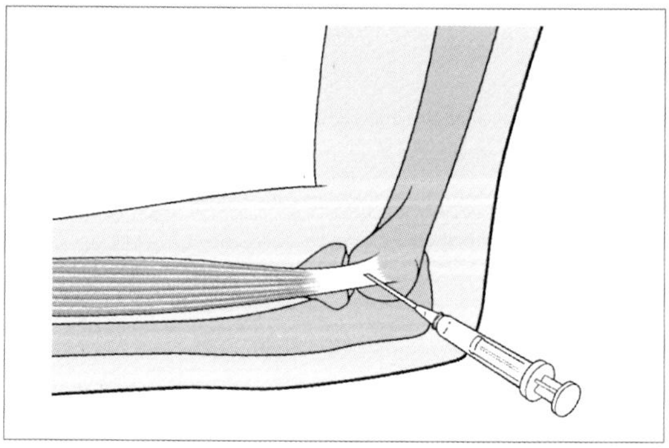

그림 3-9. **테니스관절**
상완골 외측상과에 압통을 확인한다. 정확한 지점에 주사하는 것이 핵심이다.

측으로 약간 굽히게 하여 27게이지의 가는 바늘로 리도카인과 스테로이드를 국소주사한다.

트리암시놀론를 사용하면 피부의 색소탈실이 일어나기 쉽다. 색소탈실이 회복되려면 몇 개월~2년 가까이 걸리기도 한다.

주사 후, 바늘을 찌른 곳에서 스테로이드약이 역류하지 않도록 눌러준다.

4) 슬활낭 주사

무릎 통증은 반드시 슬관절에서만 일어나는 것은 아니며, 무릎 주위의 활낭, 지방조직에서도 일어난다. 의외로 많은 것이 대퇴골 내측과, 경골 내측과의 평탄한 부분에서의 통증이다. 눌러서 퍼지는 듯한 통증이 있으면 스테로이드와 국소마취제를 주사한다. 무릎은 슬와부가 아닌 한 신경이나 혈관의 주행을 걱정할 필요가 없다.

5) 방아쇠손가락(그림 3-10)

굴근건의 건초섬유성 협착, 또는 건의 결절성 비후, 또는 이들 모두에 기인한다. 손가락을 구부리거나 펴려고 할 때 뭔가에 걸린 것처럼 움직이지 않다가, 갑자기 걸림이 없어지면서 손가락 신전이 가능해지는 상태를 말한다.

통증이 있는 결절을 찾아 국소마취제와 함께 소량의 스테로이드를 결절부에 주사한다.

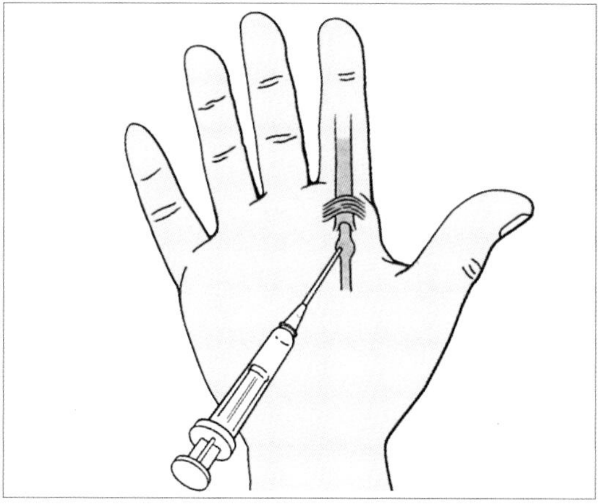

그림 3-10. **방아쇠손가락**
MCP 관절의 장측, 결절을 닿는 부위에 주사한다.

6) 피하압통점의 국소주사

견갑부, 요부의 압통점, 트리거 포인트(유발점, 누르면 통증이 퍼짐)의 국소주사는 증상을 개선하는 데 유효하다. 스테로이드를 사용하지 않고 국소마취제만으로 해도 된다. 일설에 따르면 바늘로만 찔러도 같은 효과를 얻을 수 있다고도 한다.

바늘은 깊게 찌를 필요 없이 1~1.5cm 정도면 된다. 국소주사를 해도 좋지만 국소마취제의 총량이 5ml를 넘지 않도록 하는 것이 보다 안전하다.

참고문헌

1) Doherty M, Hazleman BL, Hutton CW, et al (eds) : Rheumatology examination and injection techniques, WB Saunders, 1995

IV

류마티스병의 치료약제

Chapter 1

비스테로이드계 소염진통약 (NSAIDs)의 사용법과 부작용

1. 종류와 사용법

표 4-1은 비스테로이드계 소염진통약(non-steroidal anti-inflammatory drugs : NSAIDs)의 종류를 나타낸 것이다. 실제로 한국 만큼 NSAIDs의 수가 많은 나라도 없다고 생각된다. 유럽산, 미국산, 일본산 등이 난립해 있다. 경구약만 해도 그 수가 50가지 이상이다.

NSAIDs는 부신피질스테로이드와는 다르지만 소염효과를 지니며, 동시에 진통해열 작용도 있다. 즉, 몇 시간 동안 진통해열 효과를 발휘하고 일정량을 매일 복용하면 소염효과도 나타난다.

이러한 모든 NSAIDs는 아스피린에서 파생된 것이며, 아스피린의 부작용에서 탈피하기 위한 시도이다. 아스피린이라고 하면 왠지 낡은 느낌이 들지만 구미에서는 아직도 가장 많이 사용되고 있는 약제이다.

가벼운 통증, 예를 들면 두통이나 치통 등은 모두 아스피린을 사용한다. 그 중 위의 통증에도 아스피린을 사용하는 사람이 있는데, 만일 그 통증이 위궤양으로 인한 것이라면 매우 위험하다. 궤양 출혈을 일으킬 수 있기 때문이다. 하지만 중추성에 작용하여 통증을 경감시키기 때문에 경험적으로 가정에서 사용하는 사람이 있는 것이다.

아스피린은 약 10년 전까지만 해도 미국에서 류마티스 관절염(RA) 치료에 첫 번째로 사용되던 NSAIDs였다. 최근에는 다른 NSAIDs를 처방하는 의사가 더 많아졌다. 일본에서는 아스피린을 대량으로 항염증작용을 위해 투여하는 용법이 확산된 적은 없었다. 현재 아스피린이 가장 높은 빈도로 사용되는 것은 뇌혈전이나 심근경색 예방에 대해서일 것이다.

아스피린은 우수한 약제이지만 문제는 그 부작용에 있다. 특히 위장증상이 중요하며, 현재 NSAIDs의 수가 많아진 것도 주로 위의 부작용을 피하기 위함이라고 할 수 있다.

널리 사용되고 있는 바파린®은 아스피린에 위점

막 보호제를 배합한 것이다. 또한 위를 지나 장에서 녹게 하여 흡수하도록 함으로써 위의 증상을 경감시키고자 한 것도 있다. 아스피린 계통의 약제는 효과적이고 값이 저렴한 약제이지만 의료현장에서는 그 후 시장에 출현한 풍부한 NSAIDs를 사용하는 일이 압도적으로 많아졌다.

NSAIDs는 인돌초산계 또는 페닐초산계로 분류되는데, 실제 임상에서 이들을 구별할 필요는 없다. 같은 화학구조식이어도 다른 작용을 가지며, 다른 화학구조식이어도 같은 작용을 발휘하기 때문이다.

NSAIDs의 종류가 매우 많아진 상황에서 어느 약제를 사용할 것인지 선택하는 방법에는 여러 가지가 있다. 우선 효과가 같은 것이라면 예전부터 사용되어오던 것을 사용하는 것이 원칙이다. 작용과 부작용이 모두 알려져 있고 값도 더 저렴하다.

다음은 처방하는 의사 자신의 사용경험이다. 사용해 보고 환자에게서 얻은 평가가 기준이 된다. 또 다른 이유로는 자기 자신이 복용해 보았을 때의 느낌을 들 수 있다. 약의 색이나 미각도 치료효과를 올리는 면에서 중요한 요소라 할 수 있다.

약제의 복용방법은 진통제나 해열제로 사용되는 것이라면 보통 4~6시간마다 필요시에 복용시킨다. NSAIDs는 식사 후 또는 식사시 함께 복용하게 하면 위의 부작용을 경감시킬 수 있다. 취침전 등에 복용해야 할 경우에는 우유나 비스킷을 조금 먹은 후에 복용하게 한다.

항염증작용을 기대하는 경우는 하루에 몇 번이든 정기적으로 복용할 필요가 있다. 단, 혈중농도 측정은 아스피린 외의 경우에는 의미가 없다. 일반적으로 참고 투여약제량은 적게 되어 있다. 단기간 동안만 투여할 것이라면 조금 많게 해도 될 것이다.

NSAIDs의 진통해열 작용은 복용 후 20~30분 정도면 나타나는데, 항염증작용은 효과가 나타나기까지 2~3일 정도 걸린다. 일반적으로 항염증작용의 효과 판정은 2주 정도를 기준으로 한다. 2주 동안 충분한 양을 투여했는데도 효과가 나타나지 않으면 다른 약으로 바꾸거나 1알 더 추가한다. NSAIDs의 병용은 하지 않는다.

NSAIDs의 복용은 1일 3회를 기준으로 하는데 3회가 다소 번거롭게 느껴질 수도 있을 것이다. 강압제 등의 경우도 그렇지만 NSAIDs도 1일 2회 또는 1일 1회만 투여할 수 있는 약제가 개발되었다(표 4-1).

프로드럭은 위장장해를 피하기 위해 장관에서 흡수한 후 간장 등 체내에서 활성형으로 되는 약제이다(표 4-1).

좌약은 NSAIDs의 직접적인 위점막 장해를 피할

표 4-1. 주요 경구 비스테로이드계 소염진통약(NSAIDs)

아스피린	**장시간 지속형**
지프르니살	스린다크
푸르페남산	나푸로키센
인도메타신	피록시캄
지크로페나크	테녹시캄
메페남산	암피록시캄
톨메틴	옥사프로딘
이부프로펜	메록시캄
풀루비프로펜	에토돌락
케토프로펜	인도메타신 제방제
프라노프로펜	디크로페나크 제방제
티아노프로펜	케토프로펜 제방제
알미노프로펜	
잘토프로펜	**프로드럭**
염산티아라미드	스린다크
에몰파존	록소프로펜
	나부메톤
	암피록시캄
	인도메타신파르네실
	프로글루메타신
	펜부펜
	아세메타신

수 있는데, NSAIDs의 프로스타글란딘 합성 억제의 전신적 영향 때문에 의외로 위장증상이 일어날 수 있다. 또한 경구약제와 비교하여 장관에서의 흡수가 일정하지 않다.

최근 가장 문제가 되고 있는 NSAIDs는 COX-2 저해약이다. COX란 시클로옥시게나제(cyclooxygenase)라는 효소이다. NSAIDs의 항염증작용은 아라키돈산 캐스케이드의 효소인 COX의 활성을 저해하고, 프로스타글란딘 합성을 억제하여 효과를 발현한다. COX에는 2종류가 있는 것으로 알려졌으며 관절부의 염증 등에 관여하는 것은 COX-2이다. COX-1은 위점막 등의 혈류와 신장기능 유지에 중요한 프로스타글란딘을 생성한다. 종래의 NSAIDs는 COX-1과 COX-2 모두를 저해하기 때문에 항염증작용을 발휘하는 한편, 위점막 등의 방어기구를 저하시켜 위장의 부작용이 나타났다. 따라서 COX-2만 선택적으로 저해하는 약제 개발이 요구되었다. 1999년에 미국에서 두 종류의 COX-2 저해성인 NSAIDs가 발매되어, 반년간의 매상고가 1알짜리인 바이아그라®의 종래 기록을 바꾸었으며, 미국에서는 류마티스성 질환을 앓고 있는 환자가 4,000만 명이라고 알려져 환자수가 많은 것 같지만 뒤에서 설명하는 것처럼 원래 미국에는 NSAIDs의 종류 자체가 적었던 이유도 있었기 때문이라 할 수 있을 것이다. COX-2 저해성인 NSAIDs가 과연 이론처럼 위장의 부작용을 경감시킬 수 있을지 또한 심혈관계에 안전한지 앞으로의 사용성적을 기다려야 한다.

2. 부작용

주요 부작용으로는 위장증상, 신장장해, 간기능 이상, 혈액 · 응고계의 부작용, 반점이나 천식 등의 알러지 증상 및 중추신경증상 등이 있다(표 4-2).

표 4-2. NSAIDs의 부작용

위장장해
부종, 신장장해
간기능 장해
항응고작용 심혈관계 부작용
골수억제
반점
비염, 비(鼻)폴립, 천식
중추신경증상

1) 위장 증상

명치 언저리가 쓰리고 아픔, 구역질, 위통이 주요 증상이다. 심각할 경우 위의 천공, 출혈이 있기도 하다. 내시경적 궤양은 통계에 따라 다르지만 30~60%로 매우 높은 빈도를 보인다. 단, 임상적 의의는 명확하지 않으며 천공, 출혈, 폐색 등 문제가 되는 증상을 일으키는 궤양은 NSAIDs 복용자의 1~1.5%라는 추정이 있다. 주의해야 할 것은 특히 고령의 여성이며, NSAIDs 복용자 중에 전조증상 없이 갑자기 출혈, 천공을 일으켜 응급실로 실려오는 예가 있다. 고령자의 경우는 예방 차원에서 위점막보호제나 제산제를 NSAIDs와 병용하는 것이 좋다.

류마티스 관절염(RA)은 NSAIDs와 미소프로스톨(사이토테크®) 또는 양자펌프억제제와 병용이 위장 증상 발현 예방에 유효한 것으로 보고되었다. 다른 점막보호제도 같은 효과를 기대할 수 있다. H_2 브로커를 예방적으로 사용하는 일은 별로 없으며, 궤양력이 있는 증례에 적응될 것으로 여겨진다. 증상을 보이는 궤양이 발생하면 NSAIDs를 일시적으로 중지하고 H_2 브로커 또는 양자펌프억제제를 이용하여 치료한다.

2) 부종, 신장장해

의외로 많고 그것이 NSAIDs에 의한 것이라는 사실을 알지 못하는 부작용으로 하퇴의 부종이 있다. NSAIDs의 나트륨 축적 작용에 의해 발생한다. 그대로 같은 NSAIDs를 계속 사용해서 자연히 경감되는 경우가 많지만 이뇨약을 일시적으로 사용하면 좋다. 부종이 심한 경우에는 복용중인 NSAIDs를 중지하고 부종이 개선된 후에 다른 NSAIDs로 바꾼다. 드물긴 하지만 고령자에게 나트륨 저류에 의한 심부전을 초래하는 경우가 있다.

NSAIDs를 계속 투여하는 환자 중에는 BUN, 크레아티닌이 높은 수치로 나타나 놀라는 경우가 있다. BUN이 60~70mg/dl까지 이르는 경우도 있다.

NSAIDs의 프로스타글란딘 합성 억제에 의해 신장의 혈류가 저하되어 발생하는 것이라 할 수 있다. NSAIDs를 중지하면 신장기능은 차츰 개선된다.

빈도는 적지만 간질성 신염이 나타나는 경우가 있으며, 현미경적 혈뇨, 단백뇨를 주요 징후로 한다.

NSAIDs의 중에서 신장기능에 미치는 영향이 적은 약제로는 술린닥이 있다. 에토돌락 등은 신장기능 장해가 적은 것으로 알려졌다.

고령자는 원래 신장기능이 저하되어 있다. 대부분의 NSAIDs는 신장에서 배설되기 때문에 고령자에게 NSAIDs를 투여할 경우는 신혈류에 미치는 영향이 적은 약제, 반감기가 있다면 짧은 것, 그리고 투여량을 낮게 억제하는 주의가 필요하다.

3) 간기능 장해

ALT, AST의 상승을 보이는 것은 NSAIDs를 장기 투여하는 환자에게 있어서 적지만 베노키사프로펜이 시장에서 없어진 것처럼 심각한 간기능 장해를 초래하는 것이 있다는 사실을 기억해야 할 것이다. 특히 새로 시장에 나온 NSAIDs를 사용할 경우에는 정기적 또는 비정기적으로 간기능을 확인한다.

4) 혈액장해

부타졸리딘계통의 약제는 강직성 척추염 등과 같은 척추관절증에 특히 유효한 약제였지만 과립구 감소의 부작용이 드물게 나타나 일본에서는 사라지게 되었다. 어떤 약제이든 골수억제에 주의한다.

NSAIDs는 혈중에서 알부민과 결합하여 와파린이나 술포닐요소 등의 항당뇨병약과 결합부위를 다툰다. 그에 의해 이러한 다른 약제의 작용을 높이는 경우가 있는데, 실제로 임상에서 문제가 되는 경우는 적은 것으로 여겨진다.

혈액장해 중에서 가장 자주 접하는 NSAIDs의 부작용은 응고계에 미치는 영향일 것이다. 아스피린이 혈전 예방에 사용되는 것처럼 NSAIDs는 혈소판의 응집력을 저하시킨다.

출혈시간을 연장시켜, NSAIDs를 복용중인 류마티스 관절염(RA) 환자의 경우 인공관절 등과 같은 대수술을 할 때 출혈이 멈추지 않아 긴급 수혈을 요하는 일이 적지 않다. 모세혈관으로부터의 출혈이 계속 되어 멈추지 않기 때문이다. 따라서 수술을 받기 전에는 미리 NSAIDs를 중지하도록 한다. 부루펜® 등 반감기가 짧은 NSAIDs라면 수술 전날까지 투여해도 괜찮다. 나프록센 등과 같이 장기지속형인 NSAIDs는 수술하기 며칠 전에 반감기가 짧은 것으로 교체한다. 아스피린은 혈중농도가 류마티스 관절염(RA) 치료에 필요한 20mg/dl 정도에 이르면 아스피린이 간에서 받는 특유의 대사 때문에 반감기는 10일 정도까지 연장되므로 특히 주의할 필요가 있다.

5) 중추신경증상

인도메타신계통의 약제로 혼미 등의 중추신경증상이 일어나는 경우가 있다. 특히 고령자에게서 자주 발생한다. 또한 인도메타신은 두통을 초래하는 경우가 있다. 무균성 수막염이 NSAIDs 투여에 의해 나타나는 경우가 있으며 이부프로펜, 인도메타신으로 보고되었다.

뉴키노론계 약제와 NSAIDs의 병용에 의해 경련이 발생하는 부작용이 있으므로 특히 주의해야 한다. 어떤 약제이든 상기도염 등의 common disease에도 적응이 되고 있다.

약제의 종류가 매우 많으므로 자신이 사용하던 처방을 사용하는 것이 부작용 예방 면에서 또한 부작용이 발생했을 때 신속히 대처할 수 있다는 점에서 바람직하다.

Chapter 2 부신피질스테로이드의 사용법, 부작용, 수술시의 스테로이드커버 방법

근대 의료에 있어서 가장 강한 임팩트를 준 약제를 든다면 아스피린, 페니실린, 그리고 부신피질스테로이드(코르티코스테로이드)의 세 가지를 들 수 있을 것이다. 특히 부신피질스테로이드는 현재에 이르기까지 항염증작용이 가장 강력한 약제로 타의 추종을 불허한다. 합성된 부신피질호르몬, 코티존이 처음 류마티스 관절염(RA)에 임상 응용되어 드라마틱한 효과를 냈다는 사실은 잘 알려져 있다. 그 후 수많은 류마티스 · 교원병 질환, 폐색성 호흡기질환, 쇼크, 조혈기 종양, 용혈성 빈혈, 자기면역성 간염이나 궤양성대장염, 염증성 신경질환, 뇌부종, 사코이도시스, 중증 감염증 등 여러 분야에서 사용되고 있다.

교원병 · 류마티스성 질환에서는 용도에 따라 내복약, 점적정맥주사용, 근육주사, 관절내 주입용 제품이 사용된다.

1. 부신피질스테로이드의 종류

체내에서 부신에서 생산되는 것이 하이드로코티존(코티졸)이다. 코티졸의 화학구조 골격을 약간 바꿈으로써 작용시간과 항염증작용의 효과가 다른 다양한 스테로이드약이 나와 제품화되었다(표 4-3).

그 중에서 교원병 · 류마티스성 질환에서 기본이 되는 것은 프레드니조론이다. 베타메타존, 덱사메타존은 생화학적 반감기가 길어, 시상하부-하수체-부신기능을 오래 억제하기 때문에 스테로이드 이탈이 더욱 어려워진다. 이들 약제를 복용하던 환자는 프레드니솔론을 같은 양으로 교체하는 것이 바람직하다. 또한 베타메타존, 덱사메타존은 글루코코르티코이드 작용이 강하고, 프레드니솔론 등과 비교하여 내당능 이상이 나타나기 쉽다. 한편, 미네랄코티코이드 작용은 없고 따라서 Na^{+}축적, 저칼륨혈증, 고혈압, 부종 등이 일어나기 않는다는 이점이

표 4-3. 부신피질스테로이드의 종류

일반명	상대역가		동등량(mg)	생화학적 반감기(시)
	글루코코티코이드	미네랄코티코이드		
단시간작용성				
하이드로코티존(코티졸)	1.0	1.0	20	8~12
코티존	0.8	0.8	25	8~12
중간형				
프레드니조론	4.0	0.8	5	12~36
메틸프레드니조론	5.0	0.5	4	12~36
트리암시노론	5.0	0	4	12~36
장시간작용성				
베타메타존	25.0	0	0.6	36~54
덱사메타존	25.0	0	0.75	36~54

있다.

프레드니솔론는 위에서 잘 흡수되어 흡수효율이 좋다. 혈중반감기는 투여 후 3~4시간이다. 단, 생화학적 활성은 말초조직에서 12시간~36시간 지속된다.

프레드니솔론는 일반적으로 아침 식사 후 1회 투여한다. 이는 혈중코티졸이 아침에는 높고 저녁에는 낮다는 생체리듬에 맞춘 것이다. 투여량이 1일 40mg 또는 60mg처럼 많은 경우에는 1일 2회 또는 3회에 나누어 투여하는 경우가 많다. 단, 1일 1회 투여에 비해 효과가 강한 반면 부작용도 생기기 쉽다.

감량방법은 예를 들면 1일 60mg의 프레드니솔론을 복용하던 환자라면 투여기간에 따라 다르지만 대략 주 10mg씩 감량하는 것을 기준으로 한다. 1일 40mg까지 감량했다면 점차 20mg에 이르기까지 주 5mg씩 감량한다. 1일 20mg이 되면 좀더 신중하게 예를 들면 2주에 5mg씩 감량하는 방법으로 한다. 1일 10mg까지 되면 다시 감량속도를 완화하여 월 1mg 감량을 기준으로 한다.

우리나라는 최근까지도 프레드니솔론 1mg제가 없는데, 5mg 정제로 감량할 경우 10mg과 7.5mg(1정 반)을 격일로 투여한다. 이렇게 해서 평균 1일 1mg씩 감량하게 되는 것이다. 그 다음에 매일 7.5mg을, 다시 7.5mg과 5mg을 1일 간격으로 감량해가면 된다.

1일 2~3회 투여하던 스테로이드를 일단 아침 1회 투여로 교체하는 방법도 자주 사용된다. 예를 들면 1회 20mg을 아침저녁으로 투여하던 경우에는 우선 아침 1회 40mg으로 교체하고, 그리고 나서 감량한다. 아침 1회로 투여하면 같은 양이어도 시상하부-하수체-부신계에 미치는 영향이 적으며 감량에 들어가기 쉽다.

감량할 양을 매일 같게 하여 줄이는 방법도 좋지만 격일 투여법으로 하는 것도 좋다. 예를 들면 1일 40mg을 아침 1회 복용하던 환자라면 40mg, 30mg을 격일로 복용하게 한다. 다음은 40mg, 20mg으로 내리고, 40mg, 10mg 격일, 다시 40mg, 0mg으로 하면 자연히 격일투여법이 완성된다. 그리고 다시 감량해 나간다.

격일투여법은 전신성 루푸스, 피부근염 등과 같은 교원병 질환에서 확립된 투여방법으로 효과적이다. 단, 만성류마티스 관절염(RA)은 예외이다. 복용하지 않는 날의 동통을 환자가 참지 못하기 때문이다.

스테로이드약을 사용하는 경우 프레드니솔론 1일량 7.5mg이라는 숫자는 중요하므로 기억해 둔다. 하루 동안 부신에서의 코티졸의 생산량은 대략 10~30mg/일이다. 코티졸 30mg은 프레드니솔론으로 환산하여 7.5mg이며, 따라서 특별한 일이 없는 한 1일 프레드니솔론 7.5mg 정도면 생활이 가능하다고 여겨진다.

바꿔 말해서 1일 7.5mg 이하이면 생체기능에 별 혼란을 주지 않고 부작용도 허용범위에 그친다는 기대를 할 수 있다. 류마티스 관절염 등으로 장기간 스테로이드약을 필요로 할 가능성이 있는 경우는 환자에게 그와 같은 설명을 해 두면 이해하기 쉬울 것이다.

2. 소량 스테로이드와 대량 스테로이드

일반적으로 소량 스테로이드라고 하면 1일량 프레도닌®의 경우 10mg 이하인 것을 가리킨다. 20~30mg은 중간량이며, 50~60mg 이상은 대량 스테로이드라 할 수 있다. 일반적으로 체중 1kg당 1mg 이상의 투여량은 의미가 없다고 여긴다.

체중이 60kg이라면 1일량 60mg이 한도이며 1일 80mg 투여했을 경우와 차이가 없다. 단 예외가 있는데, 예를 들면 전신성 루푸스의 뇌염 등은 1일량 100mg 이상의 프레드니솔론이 투여되는 경우도 있다.

3. 소량 스테로이드의 부작용

어떤 약제나 마찬가지이겠지만 효과가 있는 최소량을 투여하는 것이 원칙이다. 특히 스테로이드는 부작용이 많고 번거롭다.

골다공증, 내당능이상, 골괴사, 간염, 고콜레스테롤혈증, 소화관궤양, 췌염, 백내장, 문 페이스, 근병증, 비만, 피부모세혈관 취약성, 상처 난치 등과 소아의 경우는 골단의 조기 정지에 의한 발육장해가 있다. 폐경 후의 여성은 특히 골다공증이 일어나기 쉬우며, 장기간 스테로이드를 연용해야 하는 경우에는 미리 소량의 칼슘제 또는 비타민 D 제제를 병용한다.

스테로이드양은 가급적 소량으로 하는 것이 바람직한데, 프레드니솔론 10mg 이하의 투여에서도 일어나는 것으로 여겨지는 부작용으로는 백내장 진행, 녹내장, 당뇨병, 여드름, 탈모, 특히 팔의 피부 취약화와 피하출혈, 문 페이스가 있다. 또한 일어날 가능성이 있는 것으로 골다공증, 근력저하, 부신위축 등이 있다(표 4-4). 이러한 부작용은 개인에 따라 차이가 있기도 하지만 특히 여성의 경우는 앞서 기술한 생리학적 용량인 프레드니솔론 7.5mg 이하에서도 일어날 수 있다.

4. 관절주입용 스테로이드

류마티스 관절염(RA)이나 변행성 슬관절증 등으로 스테로이드약을 관절 주입에 사용하는 경우, 트리암시노론아세토니드(트리암시놀론)나 초산메틸프레드니조론(메틸프레드니솔론)을 사용한다. 둘

표 4-4. 소량 스테로이드(프레도닌® 10mg 이하)의 부작용

잘일어남	
눈	백내장, 녹내장
내분비	당뇨병, 월경불순
피부	여드름, 다모, 피하출혈, 문 페이스
일어날 가능성 있음	
근골격	골다공증, 근력저하
내분비	부신위축
신경	불면, 조급증
일어날 가능성 적음	
근골격	골괴사
위장	소화관궤양, 췌장염
심혈관계	고혈압, 지질 이상
신경	신경증상
피부	상처 치유가 어려움
기타	감염

(Semin Arthritis Rheum 21 : 1, 1991)

다 현탁액이며 1~2% 이하의 예에서 관절내 주입 후 몇 시간 지나 통풍성 관절염과 같은 결정유발성 염증이 일어나는 경우가 있다. 염증이 발생하더라도 얼음 등으로 차게 해주면 24시간 이내에 반드시 없어진다는 것을 미리 환자에게 알려준다. 주입된 양의 40~50%는 전신으로 돌아, 한 관절에만 주입해도 다른 부위의 관절염증까지 잘 치료된다. 관절의 염증이 다수인 경우, 트리암시놀론나 메틸프레드니솔론을 근육주사하여 전체적으로 효과를 나타낸다. 그 중 트리암시놀론는 작용이 가장 강하며 지속시간도 오래 지속되어 대략 효과가 1개월 정도 이어진다. 반면 부작용 역시 강하여 근병증이 가장 잘 나타나는 스테로이드이기도 하다.

수용성 제제, 프레드니솔론, 덱사메타존 등은 관절내에 주입해도 혈중으로 급속히 확산되기 때문에 국소적 효과는 약하며 관절내 주입에는 일반적으로 적합하지 않다.

5. 스테로이드 펄스요법

메틸프레드니조론(소르메드롤®)을 1일 1회 1,000mg의 대량으로 3일 연속 점적정맥주사하는 펄스요법이 전신성 루푸스의 신증에 효과가 있는 것으로 보고되었다. 하지만 연구 자체의 수는 적다. 펄스 요법은 피부근염이나 결절성 동맥염 등 각종 심각한 질환에도 사용되고 있다. 이들 질환은 컨트롤 스터디 자체가 어렵다. 충분한 데이터는 없지만 경험으로 유효성을 결정하는 경우가 있다. 류마티스성 질환 외에는 천식의 심한발작, 엔도톡신 쇼크 등에 대해 사용되고 있다(표 4-5).

1,000mg이라는 초대량의 근거는 명확하지 않다. 신장이식 후의 거부반응에 대해 처음에는 수술중에 동맥주사로, 그 후 정맥주사로 차츰 1,000mg을 3일 동안 사용했다는 경험에 근거하고 있다. 펄스 후에 부정맥, 쇼크에 의한 사망이 몇몇 예에서 보고된 바 있다. 대부분 급속 정맥주사 후에 일어났다. 한편 고령도 리스크 팩터 중 하나이다. 1시간 이상

표 4-5. 초대량 부신피질스테로이드의 임상응용

류마티스성 질환
전신성 루푸스
류마티스 관절염(RA)
결절성 다발동맥염
소아성 류마티스 관절염(RA)
피부근염
강직성 척추염
비류마티스성 질환
천식 심한 발작
패혈증성 쇼크
신장이식
급속진행성 사구체신염
Goodpasture 증후군
다발성 경화증

에 걸쳐 점적 정맥주사를 실시한 결과 이 같은 부작용은 보이지 않게 되었다. 500mg 투여, 250mg 투여 또는 그 이하로도 동등한 효과를 보였다는 보고도 많이 있다.

6. 수술시의 스테로이드 보충요법

프레드니조론의 양으로 20mg에서 30mg을 매일 투여했을 경우 약 1주일 정도면 시상하부-하수체-부신계에 억제가 일어나는 것으로 본다. 실제 임상에서는 스테로이드의 투여기간이 2주 정도까지면, 예를 들어 대량의 스테로이드가 투여되었다고 해도 갑자기 전량을 중지했을 경우 지장은 없다고 한다.

문제는 스테로이드 투여를 장기간 받았던 환자이다. 수술시의 침습에 대해 내인성 스테로이드 생산이 충분히 대응하지 못하는 것으로 예측된다. 수술 전후에 스테로이드를 외부에서 보충해 주는 것이 필요하다.

스테로이드가 맨 처음 임상에 응용된 것은 1949년인데, 1953년 Lewis 등은 류마티스 관절염(RA)으로 5개월간 코티존 투여를 받았던 환자가 무릎 수술을 받고 몇 시간 후에 사망했다는 예를 보고했다. 수술 전날에는 코티존을 중지했었다. 부검에 따르면 양측 부신에 위축과 출혈이 있는 것으로 확인되었다. 그 결과, 수술 전후에는 복용량의 4배의 스테로이드를 투여하는 방법이 권해졌다. 그 후 투여량, 투여방법이 변했다. 하이드로코티존을 정맥주사 내지 근육주사로 몇 시간마다 반복하는 방법과 장시간 작용성인 데포제제(코티졸양으로 했을 때 400mg)를 1회 근육주사하여 약 6일 동안 하는 방법 등이다.

교과서적으로 가장 널리 인용되는 방법 중 하나는 1969년에 Plumpton 등이 발표한 투여법이다(표 4-6). 그 내용은 수술일에는 환자가 지금까지 복용해오던 스테로이드양에 더하여 100mg의 하이드로코티존을 마취 전 투약시부터 6시간마다 근육주사하는 것이다. 수술 후 3일 동안은 같은 방법으로 투여하고, 4일째에 하이드로코티존 보충을 중지하여 다시 원래 상용량으로 되돌아가는 방법이다. 물론 근육주사는 정맥주사로 해도 상관없지만 이 같은 대량의 하이드로코티존이 정말로 필요한지는 의문시되고 있다.

일반적으로 성인의 대수술에 대한 스트레스로 생산되는 부신에서의 하이드로코티존의 양은 1일 양이 대략 75mg에서 150mg이며, 200mg을 넘는 경우는 드물다. 소수술의 침습에는 1일 50mg 정도면 가능하다. 그러한 관찰결과를 포함하여 Salem 등은 최근 적은 양에 따른 보충요법을 권했다(표 4-7). 그 방법에 따르면 우선 상용량을 수술 전에 투여한다. 그리고 수술 규모에 따라 1일 25mg부터 150mg까지의 하이드로코티존을 보충하는 방법이다. 보충하는 하이드로코티존의 최초의 양은 수술 중에 투여한다. 소수술인 경우에는 수술중에 25mg의 하이드로코티존을 1회 투여하는 것으로 충분하다. 대수술에서는 하이드로코티존의 보충 1일 투여량을 150mg으로 하되, 50mg은 수술중에 투여하고, 그 후 8시간 간격으로 50mg씩 투여한다. 대수술에

표 4-6. 수술 침습시의 스테로이드 보충방법(Plumpton 등)

수술일	상용량의 스테로이드 + 하이드로코티존 100mg 근육주사 (6시간 간격)
수술 후 1~3일	위와 동일
수술 후 4일째	상용량의 스테로이드로 복구

표 4-7. **수술 침습시의 스테로이드 보충요법(Salem)**

① 소수술(서경 탈출증 등)
상용량 + 하이드로코티존 1일 25mg이 기준 1일
② 중수술(담낭적출술, 대장절제, 인공관절, 자궁적출)
상용량 + 하이드로코티존 50~70mg/일이 기준 1~2일
③ 대수술(췌장·십이지장, 식도위절제, 심장 바이패스)
상용량 + 하이드로코티존 100~150mg/일이 기준 2~3일

서도 보충요법은 3일동안만 하면 충분하며, 4일째에는 원래의 상용량으로 복구하는 방법이다.

한편 최근에는 스테로이드 보충요법 자체의 필요성에 의문을 제기하는 논문도 나왔다. Friedman 등은 신장이식 또는 류마티스 관절염(RA)으로 평균 10mg의 프레도닌을 평균 7년간 복용하던 환자 28명을 대상으로 무릎인공관절치환술 등과 같은 큰 정형외과수술을 했다. 그때 상용량의 스테로이드만 수술 전에 투여하고 보충요법은 하지 않았지만 부신부전 증상은 아무 환자에게서도 나타나지 않았다는 것이다.

결론적으로 가장 중요한 것은 수술일에 상용량의 스테로이드 투여를 잊지 말아야 한다는 것에 있다. 보충량에 관해서는 현재 evidence에 따르면 대수술에서도 하이드로코티존으로 환산해서 1일량 150mg까지면 충분하다.

담당의는 수술시 또는 수술후의 부신부전 징후 즉 빈맥, 저혈압, 쇼크, 발열, 장폐색, 근통이나 관절통 발현에 주의하고 증상이 나타나면 즉효성 스테로이드를 투여하도록 준비해둔다. 부신의 reserve를 알기 위한 ACTH 자극시험은 시험결과와 임상증상이 일치하지 않고 번잡하여 실시되는 경우가 드물다.

Chapter 3 항류마티스약과 면역억제약

항류마티스약이란 류마티스 관절염(RA)의 치료 약제를 가리키며, 금제(金劑), D-페니실라민으로 대표되는 약제군이다(표 4-8).

DMARDs(disease-modifying antirheumatic drugs ; 질환변경성 항류마티스약)이라고도 한다. "질환변경성"이라는 말에는 서서히 진행하는 RA의 관절 파행을 예방하거나 늦춘다는 기대를 포함한다. 일반적으로 이들 약제는 효과를 발휘하기까지 몇 개월 이상 소요되는 경우가 많기 때문에 SAARDs (slow-acting antirheumatic drugs ; 지효성 항류마티스약)이라고도 한다.

표 4-8. 항류마티스약

DMARDs
금
D-페니실라민
부실라빈
설파살라진
항말리리아제
면역억제약
메소트렉세이트
아자티오프린
시클로포스파미드
시클로스포린
미조리빈
레플루노마이드

항류마티스약으로 효과가 별로 나타나지 않을 때 마지막으로 투입되는 것이 아지치오프린, 사이클로포스파마이드로 대표되는 면역억제약이다.

면역억제약이란 원래는 항암제 또는 이식후의 거부반응에 대해 사용되었던 약제이다.

최근 면역억제약 중에서도 메소트렉세이트는 완해도입약으로 비교적 질병 초기에 사용하게 되었다. 그 결과 면역억제약과 완해도입약이라 불려오던 항류마티스약과의 경계는 애매해지게 되었다.

면역억제약은 RA뿐만 아니라 전신성 루푸스, 피부근염 또는 각종 혈관염군을 치료하는 데 없어서는 안될 약제이다.

여기서는 일상 진료에서 특히 중요한 주된 항류마티스약과 면역억제약에 대해 설명하겠다.

1. 금제

RA 치료 중 최근에는 많이 쓰이지 않는 약제 중 하나라고 생각한다. 오래전부터 있던 약으로 1920년대부터 사용되었다.

RA는 당시 결핵균 감염에 의해 일어나는 것으로 생각했었다. 금제는 시험관 내에서 제균성으로 작용한다는 점에서 RA 치료에 사용되기 시작했다. 이유야 어찌됐든 RA에 효과를 보인다는 점에서 지금도 조금씩 사용되고 있다.

1) 투여방법

구미에서의 표준적인 투여방법은 다음과 같다.

첫 회에 5~10mg의 테스트량을 근육주사하고, 다음 주에 25mg, 이후 주 1회 50mg씩 근육주사를 계속한다. 총량이 1,000mg에 이른 시점에서 약제의 효과를 판정한다. 충분히 효과가 있다고 판정되면 주 1회 투여를 2주에 1회 투여로 하고, 그 다음은 월 1회 투여로 점차 간격을 두면서 투여를 계속한다. 효과가 적게 보인다고 판단될 경우에는 50mg 주 1회 투여를 계속 하면서 상태를 지켜본다. 1,000mg 투여 시점에서 효과가 전혀 없다고 판단되면 금 치료를 중지한다.

1960년대 경까지 구미에서는 주 1회 100mg으로 투여했었는데 심각한 골수억제가 일어나 그 후 투여량을 50mg으로 내렸다. 일본인의 경우는 주 1회 25mg 투여가 적당하다고 판단된다. 주 1회 10mg 투여로도 같은 효과를 얻을 수 있는 경우가 적지 않으며, 안전 면에서 말하면 그렇게 하는 것이 더욱 권장된다.

RA 치료에 금제를 사용했을 경우의 유효성은, 5명에게 투여한다고 가정했을 때 1명은 완전 완해, 2명은 부분 완해, 1명은 부작용 때문에 투여 중지, 1명은 무효의 비율로 나타난다. 금 투여를 시작하기 전에 환자에게 이와 같은 사실을 설명한다.

금 제제에는 주사약과 내복약이 있다. 내복용 금제는 주사용 금제와 비교했을 때 효력이 약한 편이다. 활동성이 강한 RA의 경우 유효성을 별로 기대할 수 없다. 주사용 금제는 다음에 설명할 부작용 면에서 볼 때 금 치료에 숙련된 의사만 사용해야 할 것이다.

2) 부작용 (표 4-9)

가장 주의를 요하는 부작용은 골수억제이다. 재생불량성 빈혈은 치명적이다. 처음엔 혈소판 감소나 백혈구 감소가 나타나다가 범혈구 감소에 이른다. 그 과정은 서서히 진행되는 경우도 있지만 급속히 진행되기도 한다.

금의 총 투여량 50mg 전후에서 재생불량성 빈혈을 일으킨 예가 보고된 바 있다. 이 경우 용량에 의존하기 보다는 특이체질을 고려해야 할 것이다.

금제 투여를 시작한 후 얼마 동안은 2주에 한 번 정도 말초혈을 확인한다. 플로 차트를 만들어 백혈구와 혈소판수의 변화를 살펴보면 더욱 안전하다.

단백뇨는 심할 경우 신증후군을 보이기도 한다. 조직학적으로는 악성 신증이다. 정기적, 비정기적

표 4-9. 금제의 부작용

피부, 점막	구내염, 피부 소양감, 반점
혈액	골수억제(백혈구, 혈소판 감소, 재생불량성 빈혈)
신장	단백뇨, 신증후군
폐	간질성 폐렴, 폐색성 세기관지염
간	담즙울체성 간 장해
위	설사
신경계	말초성 뉴로패치
혈관계	니트로글리세린양(nitratoid) 반응

으로 뇨검사를 실시한다.

금제에 의한 신증은 가역성이다. 금제 투여를 중지하면 단백뇨가 없어진다. 뇨단백은 1일 2g 정도까지는 관찰만해도 상관없다. 뇨시험지검사에서는 +2 이상이 계속되면 금 투여를 중지한다.

가장 많이 보이는 부작용에는 반점, 소양감, 구내염 등과 같은 피부점막 증상이 있다. 일반적으로 휴약 또는 투여량을 줄이는 방법으로 대응한다. 증상이 광범위할 경우에는 투약을 중지한다.

가래, 호흡곤란, 흉통 등을 수반하며 간질성 폐렴이 나타나는 경우가 있다. 금제를 중지하고, 코르티코스테로이드 약을 투여해야 한다. 폐색성 세기관지염을 일으킨 예도 보고된 바 있다.

소화기 증상은 일과성으로 간기능 상승과 특히 경구용 금제제의 경우는 설사기 발생하기 쉽다.

드물게 보이는 부작용으로 주사 직후에 얼굴이 화끈거리거나 현기증이 나기도 한다. 니트로글리세린을 복용하여 혈관이 넓어졌을 때 보이는 부작용과 유사하다. 니트로글리세린양 반응(nitratoid reaction)이라 불리며 일과성이다.

그 밖에도, 각막에 금제가 침착하는 등의 부작용이 있다.

부작용에 대한 처치로는 정도에 따라 약제의 감량, 휴약 또는 중지가 있다. 반점에 대해서는 항히스타민약, 스테로이드 외용약을 사용한다. 신증후군이 심한 경우나 폐의 염증 등에는 중등량 이상의 내복 스테로이드약이 효과를 보인다. 심각한 골수억제를 보이는 경우는 스테로이드 투여, 과립구 콜로니자극인자(G-CSF), 혈소판 수혈 등을 요한다. 금제를 킬레이트(chelate)하는 의미에서 D-페니실라민, 시스테인계 거담제, 디메르카프롤 투여가 시도되기도 한다.

2. D-페니실라민

D-페니실라민은 SH기를 가진 중금속 킬레이트약이다. 구리가 간 등에 과잉으로 침착하는 윌슨병의 치료약이다. D-페니실라민이 가지는 SH기가 IgM 류마티스인자의 5가지 서브 유닛의 S-S 결합을 개열시킨다는 점에서 1960년대 초부터 RA 치료에 응용되었다. RA에 대한 효능은 주사용 금제와 동등하거나 약간 낮다. 효과적인 약제로 인정받아왔으나 일본과 우리나라에서는 같은 SH기를 가지는 부시라민(리마틸®)이 나와 더 높은 효과를 보여서 D-페니실라민을 사용하는 경우가 줄었다.

1) 투여방법

소량부터 시작해서 점차 늘려가는 것이 기본이다. 구체적으로는 100mg/일 부터 시작하며, 증량은 1개월에 100mg을 넘지 않도록 한다. 최대투여량은 500mg/일로 하면 부작용 빈도를 낮게 억제할 수 있다.

2) 부작용 (표 4-10)

가장 많은 부작용은 반점, 가려움 등의 피부점막 증상이다. 천포창과 같은 수포를 수반하는 증상이 보이는 경우도 있다.

소화기 증상으로는 식욕부진, 구역질, 구토 등이 있으며, 미각 이상을 호소하는 경우도 적지 않다.

혈액의 부작용으로는 골수억제가 특히 문제 된다. 우선 혈소판 감소를 보이는 경우가 많다.

단백뇨는 약 20% 정도로 나타난다. 신증후군을 보이는 신장 장해는 면역복합체 형성에 의해 일어난다. 정기적으로 뇨단백을 체크하여 단백의 양이

표 4-10. D-페니실라민의 부작용

피부, 점막	반점, 피부 소양감, 구내염, 천포창
소화기	구역질, 금속감, 미각 이상
신장	단백뇨, 신증후군
혈액	혈소판 감소, 백혈구 감소, 재생불량성 빈혈
폐	폐색성 세기관지염
자기면역	중증성 근무력증, 피부근염, Goodpasture 증후군, 약제성 루푸스, 천포창

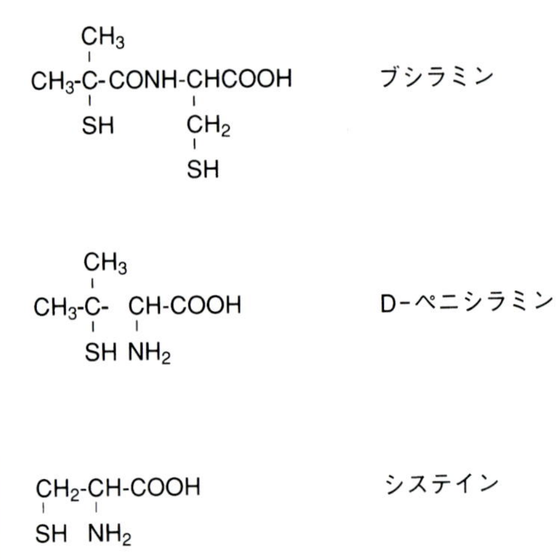

그림 4-1. 부시라민, D-페니실라민 시스테인의 구조식

많아진 듯 하면 약제를 중지한다. D-페니실라민에 의한 신장의 부작용은 금제 투여에 의한 것과 유사하다. 이들을 병용하게 되면 약제에 의한 부작용과 헷갈리기 쉬우므로 피한다.

D-페니실라민을 장기간 투여함에 의해 자기면역성 질환이 나타나는 경우가 있다. 중증성 근무력증, 전신성 루푸스, 다발성 근염, 갑상선염, 용혈성 빈혈, Goodpasture 증후군 등이다. 약제를 중지하면 증상은 없어진다.

3. 부시라민

부시라민(리마틸®)은 2개의 치올(SH)기를 가지는 시스테인 유도제이다(그림 4-1). 일본에서 개발된 약제로, D-페니실라민과 유사하지만 효과가 더욱 강하다. 효과 발현은 지효성이며, 금제, D-페니실라민과 마찬가지로 2~6개월이 걸린다.

1) 투여방법

1일 50~100mg부터 시작해서 1개월마다 50~100mg씩 증량한다. 효과가 나타난 시점에서 그 양을 유지한다. 최대투여량은 1일 300mg으로 한다. 그 이상이 되면 부작용이 나타날 가능성이 높아진다. 6개월 투여 시점에서 효과가 없으면 무효로 판단한다.

2) 부작용 (표 4-11)

리마틸®은 항류마티스약 중에서는 예민한 약제이다. 한편 부작용 발현율도 비교적 높다. 많이 나타나는 부작용으로는 반점, 소양감, 단백뇨, 구내염, 위장증상이다. 심각한 부작용으로는 범혈구 감소, 신증후군, 폐증상이 있다. 신증후군은 금제나 D-페니실라민과 마찬가지로 막성 신증에 의한 것으로, 전현상, 기저막상피세포측에 면역물질의 침착을 보인다. 약제를 중지하고 몇 개월 후 경우에 따라서는 2년 정도 지나면 단백뇨는 없어진다. 치료에 스테로이드 투여를 요하는 경우가 있다.

표 4-11. 부시라민(리마틸®)의 부작용

피부	반점, 피부 소양감, 천포창양 증상, 황색조
위장 장해	유황냄새, 트림, 소화불량, 미각 이상, 구내염
신장 장해	단백뇨, 신증후군
간기능 장해	간효소 상승
혈액 장해	혈소판 감소, 백혈구 감소, 범혈구 감소
폐 장해	간질성 폐렴, 폐섬유증
자기면역병	중증성 근무력증, 다발성 근염, 전신성 루푸스양 증상

4. 설파살라진

이 약제는 일반 임상의에게 있어서 가장 사용하기 쉬운 항류마티스약이라 할 수 있다. 그 중 하나는 주로 궤양성 대장염에 사용해온 사라조피린이다.

역사적으로는 1940년에 스웨덴에서 원래 RA의 치료약제로 합성된 것으로, 설파제인 설파피리딘과 살리실산의 아조화합물이다.

그런데 1940년대 후반에 이 제제가 RA에 유효하지 않다는 보고가 나오면서 이후 염증성 대장질환 치료약제로만 사용되었다. 그 후 1970년대 후반에 들면서 RA 치료약제로 다시 각광을 받기 시작했다. 오늘날에는 특히 유럽에서 널리 사용되고 있는 항류마티스약이 되었다.

이 제제의 유효성은 금, D-페니실라민과 동등하다고 본다. 또한 최근 RA의 관절파괴지연효과도 보고되었다.

RA 외에 강직성 척추염 등 HLA-B27 관련 관절증에도 효과가 인정되었다.

1) 투여방법

이 제제의 특징은 뭐니뭐니해도 오래전부터 사용되어오던 약제이기 때문에 안심하고 투여할 수 있다는 점일 것이다. 궤양성 대장염 치료약제로 없어서는 안 될 존재이며, 더욱이 궤양성 대장염의 경우 몇 g 이상 투여되는 경우도 있는 데 대해 RA에 사용되는 양은 그 반 이하라는 점도 사용시의 망설임을 적게 한다.

구체적인 투여방법은 1일 500mg부터 시작한다. 적어도 1주일 이상 간격을 두어 500mg씩 증량하며, 최대투여량은 1일 2g까지로 한다.

작용의 발현은 비교적 빠른 편이며, 다음에 설명할 메토트렉세이트와 마찬가지로 약 6주면 효과가 나타난다.

단, 설파제에 알러지가 있는 환자에게는 금기이다.

2) 부작용 (표 4-12)

심각한 부작용이 나타날 확률이 적은 항류마티스약이다. 설파살라진, D-페니실라민, 금제를 5년간 추적 조사한 결과, 심각하다고 여겨지는 부작용 예를 들면 혈소판 감소 등의 혈액 부작용, 심한 반점, 신장 장해, 간질성 폐렴, 아나필락시 쇼크 등의 출현율은 금제의 경우 17.4%, D-페니실라민의 경우 12.3%였던 것에 대해 설파살라진은 1.6%에 불과했다.

많이 나타나는 부작용으로는 구역질, 복통 등과 같은 소화기증상이다. 장에서 녹는 제제의 경우 위의 부작용이 비교적 적은 편이다. 현기증이나 두통 등과 같은 중추신경계의 부작용은 항류마티스약으로서는 드문 부작용증상이다. 고열이 나거나 원인을 알 수 없는 열로 입원하는 예도 있다. 약을 중지하면 열이 내린다.

가려움을 수반하는 반점은 1~5% 정도로 나타

표 4-12. 설파살라진의 부작용

소화기	구역질, 구토, 권태, 복통, 명치통증
피부, 점막	반점, 소양감, 두드러기, 구내염
간	간효소 상승
폐	폐포간질염증, 호산구증다성폐렴
혈액	백혈구 감소, 혈소판 감소, 용혈, 거적아구성 빈혈
중추신경	두통, 고열, 현기증
생식계	정자감소증

난다.

백혈구 감소는 갑자기 일어나는 경우가 있어, 환자에게 감염증상이 나타나면 의사에게 알리도록 미리 설명해 둔다. 투여 후 6개월 내에 일어나기 쉬우므로 2~4주 마다 혈액검사를 실시하는 것이 안전하다.

기형을 유발한다는 보고가 있어, 임신 중 또는 임신을 희망하는 환자에게는 복용을 피한다. 또한 남자의 경우는 정자수가 감소되는 부작용이 있다.

5. 메토트렉사이트

메소트렉세이트(MTX)는 미국 등에서는 진행성 RA의 치료에 가장 널리 사용되고 있는 항류마티스약이다. 엽산의 길항약으로 DNA 합성을 저해하고 세포 증식을 억제한다.

항종양약으로 백혈병 등에 사용되는 약제이다. 피부과 영역에서는 세포의 턴오버가 빠른 건선 치료에 사용되고 있다. 건선성 관절염도 동시에 개선된다는 점에서 RA 치료에 응용되었다.

RA에 대한 유용성은 금, D-페니실라민, 아자티오프린과 동등하거나 그 이상으로 본다.

효과가 없거나 부작용이 나타나 약제를 중지하게 될 확률이 다른 항류마티스약에 비해 낮은 편이다. 투여를 시작한지 3년 후 절반에 해당하는 환자가 MTX를 계속 복용하고 있다.

효과 발현이 빠른 것도 특색 중 하나이다. 투여 시작 후 약 6주에서 8주면 효과를 기대할 수 있다. 최대효과는 6개월 이내에 나타난다.

MTX는 주로 신장에서 배설되기 때문에 신부전 환자에 대한 투여는 절대 금기이다.

RA, 건선성 관절염 외에 전신성 루푸스, 다발성 근염, 강피증, 베게너 육아종 등의 전신성 혈관염 치료에도 사용되고 있다.

1) 투여방법

건선 치료에는 아침 2.5mg, 저녁 2.5mg, 다음날 아침 2.5mg의 총 7.5mg을 주 1회 투여하는 방법으로 한다. 이렇게 함으로써 37시간이면 턴오버하는 건선세포의 한 사이클을 커버하고자 한 것이다. RA 치료도 처음엔 같은 방법으로 했었는데, 복용횟수가 너무 잦아 그 후 주 1회 아침에 모아서 투여하는 방법으로 하게 되었다. 이렇게 해도 효과 면에서 차이가 없다. 소화기 증상을 경감하기 위해 하루에 여러 번 나누어 복용하는 방법도 권해지고 있다.

근육주사 또는 정맥주사로 하는 경우에는 복용에 비해 많은 양이 투여된다. 복용과 달리 문맥을 바이패스시킬 수 있어 간에 미치는 스트레스를 경감시킬 수 있다. 최대투여량은 주 1회 20mg 정도까지이다.

투여를 시작할 때에는 주 7.5mg부터 시작해서 최대투여량은 현재 주 20mg까지로 되어 있다.

2) 부작용 (표 4-13)

가장 무서운 부작용은 과립구 감소, 재생불량성 빈혈로, 신장기능 저하 환자에게서 일어나기 쉽다.

신장 기능이 저하될 가능성이 있는 고령자에게는 투여하지 않는 것이 좋다. 비스테로이드계 진통소염약은 신혈류를 저하시킨다. RA 환자는 대부분 비스테로이드계 진통소염약을 복용하고 있기 때문에 병용할 경우 충분한 주의가 필요하다.

폐에서의 심각한 부작용으로는 간질성 폐렴이 있다. 해소, 천식 등의 호흡기 증상이 나타나는 데에 주의한다. 정기적인 흉부 X선 검사를 실시한다.

간의 부작용에는 2가지가 있다. 하나는 MTX 투여 초기에 보이는 간효소의 일과성 상승이며, 약 절반에 가까운 환자에게서 나타난다. 그 후 소량의 MTX를 계속 투여해도 간 기능은 자연히 정상화된다. 정상화가 늦어질 경우에는 휴약조치를 한다.

MTX 대사산물의 장기 축적에 의한 만성 간 장해의 발생은 또 하나의 문제가 되고 있다. MTX가 매일 투여가 아닌 주 1회로 투여되는 이유는 그 부작용을 피하기 위해서이다. 건선치료에 있어서 미국 피부과학회의 가이드라인에 따르면 MTX의 총투여량은 1,500mg에 이른 시점에서 간 생검을 실시하도록 권하고 있다. RA 치료시에도 같게 되어 있지만 반드시 해야 하는 것은 아니다. 간 기능을 정기적으로 추적하고, 간염 바이러스 캐리어, 당뇨병 또는 비만 환자에 대한 투여를 피해야 리스크를 피할 수 있다.

표 4-13. 면역억제약의 부작용(%)

	아자티오프린	시클로포스파미드	시글로스포린	메토트렉사이트
골수억제				
백혈구수 감소	4~27	6~32	2~6	1~4
혈소판 감소	0~5	0~4	2	1~2
감염				
전체	0~9	0~22	0~6	–
대상포진	0~6	5~30	0~3	–
소화기증상				
구역질, 구토	9~23	19~45	4~40	10~18
설사	≦1	3~18	2~18	5~12
반점	1~6	0~2	0~2	1~2
탈모	–	7~80	–	≦6
다모	–	–	7~49	–
구내염	0~5	–	–	6~10
잇몸 비후	–	–	4~12	–
간기능 장해	0~5	–	0~8	8~38
무(과)정자증	–	60~100	–	±
무월경	–	0~53	–	–
방광염	–	4~45	–	–
기형 유발	±	↑	±	30~83
종양	↑	↑	↑	–
신기능 저하	–	–	50~87	–
고혈압	–	–	33	–
뉴로패치	–	–	10~40	–
폐렴	–	–	–	0~5

(Furst DE,Clements PJ : Immunosuppressives, Rheumatology, 2nd ed, Klippel JH, Dieppe PA(eds), p3.9.1~3.9.10)

MTX에는 기형을 유발하는 성질이 있어 임신을 희망하는 자에게는 투여하지 않는다.

MTX에 의한 위림프종 발병예가 보고된 바 있다.

위장의 부작용 등으로 인해 내복할 수 없을 때에는 엽산이나 폴리닉산과 병용해도 된다. RA 치료효과 자체가 떨어지지는 않는다.

6. 시클로스포린

시클로스포린은 T세포 기능을 강하게 억제한다. 이식 후의 거부반응에 대해 사용되는 약제이다. 일본에서는 건선증 치료에도 보험 적용이 되고 있다.

류마티스성 질환의 경우는 RA에 대한 이중맹검 시험에서 유효성을 보이고 있다. 투여량은 2.5~4.0mg/kg/일로, 3~4개월 후에 효과가 나타난다. 단, 항류마티스약으로는 그다지 강력한 약제가 아니며 D-페니실라민과 같은 정도로 볼 수 있다.

시클로스포린 투여에 의해 임상증상이 개선되더라도 적침이나 류마티스인자가 반드시 저하되지는 않는다.

강피증 치료에도 사용되며, 피부증상이 개선되는 반면 신부전이 발병하기 쉬워 별로 권장되지 않는다.

이 약제가 가장 유용하게 여겨지는 것은 아마도 베체트병의 눈 병변에 대해서일 것이다. 전신성 루푸스, 다발성 근염의 특히 간질성 폐질환에도 유용한 것으로 지적되었다.

1) 투여방법

소량 투여부터 시작해서 점차 늘려간다. 신장질환이 있는 환자에게는 사용하지 않는다. 초기량은 2.5mg/kg/일이 기준이다. 증량은 1개월 간격으로 할 수 있으며, 용량을 25~50%씩 올려 최대투여량은 5mg/kg/일로 한다. 그 이상이 되면 신부전 발현 빈도가 높아진다.

1~2주마다 혈청크레아티닌, 말초혈구수, 기타 생화학검사와 함께 검사한다. 혈청크레아티닌이 30% 이상 상승하면 투여량을 반감한다. 시클로스포린의 투여량이 일정하면 생화학검사는 1개월에 한번 정도만 하면 된다.

2) 부작용 (표 4-13)

다른 면역억제약과 공통되는 소화기 증상, 골수억제의 부작용 외에 신부전, 고혈압, 다모 증상이 나타나는 것이 시클로스포린 특유의 부작용이다.

특히 문제가 되는 것은 신부전이며, 용량의존성으로 혈청크레아티닌수치가 상승한다. 시클로스포린 5mg/kg/일 이상 투여할 경우에는 신장조직에 간질의 섬유화, 뇨세관의 위축, 혈관성 병변이 보인다. 시클로스포린의 용량이 낮은 경우에는 약제를 중지하면 신기능이 정상화된다.

10~30%의 환자에게서 고혈압 증상이 새로 나타나는 경우가 있으므로 환자에게 그런 사실을 미리 알려 둔다. 혈압 상승이 보이면 ACE 인히비터, β브로커로 조절한다. 칼슘 채널 브로커는 시클로스포린의 대사를 지연시킬 가능성이 있으며, 그런 경우 시클로포린량을 감량한다.

다모증상은 약 1/3, 잇몸 비후는 약 10% 전후의 환자에게서 나타난다.

그 외 혈청검사에서는 저마그네슘혈증, 고칼륨혈증, 뇨산치 상승, 간기능 이상, 콜레스테롤과 트리글리세라이드 수치가 변동되는 경우가 있다.

7. 아자티오프린

아자티오프린은 면역억제약 중에서 가장 사용하기 쉬운 약제일 것이다. 퓨린의 유사화합물이며, 생체 내에서 머캅토퓨린(6-MP)으로 변환되어 면역억제작용을 발휘한다. 머캅토퓨린은 잔틴옥시다제에 의해 대사된다. 통풍 치료약 아로프리놀(자이로릭®)은 같은 효소를 저해하는 약제이므로 병용할 경우 아지티오프린량을 매우 줄일 필요가 있다.

아자티오프린은 RA, 라이타증후군, 전신성 루푸스의 신증, 다발성 근염, 건선성 관절염, 베체트병의 눈 병변 등에 유효한 것으로 알려져 있다.

RA 치료에서는 다른 항류마티스약, 면역억제약과의 비교검토 결과가 다수 보고되어 있다. 시클로스포린, D-페니실라민, 시클로포스파미드, 금제와 대체로 동등한 효과를 나타낸다고 할 수 있다. 메토트렉세이트와의 비교에서는 항류마티스 작용이 약간 떨어지는 듯하다.

전신성 루푸스의 신증과 다발성 근염에서 코티코스테로이드의 감량이 좀처럼 어려운 경우에는 감량을 측면에서 지지할 수 있는 이른바 steroid sparing effect를 기대할 수 있다.

전신성 루푸스의 신염 치료에는 프레드니조론을 단독 투여하는 것보다 프레드니조론과 아자티오프린을 병용하는 것이 신증의 진행을 막는데 뛰어나다는 결과가 있다.

1) 투여방법

투여 기준은 2mg/kg/일이다. 초기 투여는 신중하게 1일 50mg부터 시작한다. 질환의 급성도에 따라 다르지만 1~2개월마다 0.5mg/kg/일씩 증량한다.

투여 시작시 및 증량시에는 2주에 한 번 말초혈 검사를 실시한다. 간기능 검사는 1개월에 한 번 한다.

2) 부작용 (표 4-13)

주된 부작용으로는 위장장해, 간기능 이상, 골수억제가 있다. 위장증상의 경우 주로 구역질을 많이 호소한다. 그런 경우 저녁식사 후에 복용하도록 하면 조금 줄어든다.

골수의 억제는 백혈구 감소가 먼저 나타나는 경우가 많다. 백혈구수를 정기적으로 모니터하여, 감소 경향이 나타나면 감량 또는 휴약조치를 한다.

신장이식에 아자티오프린을 사용한 예에서 악성종양 특히 림프종 발생률이 높아져 약 50배 이상인 것으로 알려졌다. RA 증례에서도 종양 발생률이 높아지는지는 확실치 않다. 원래 RA는 조혈계 종양 발생률이 컨트롤에 비해 조금 높다.

8. 시클로 포스파미드

시클로 포스파미드는 알킬화제이다. 면역억제약 중에서도 가장 강한 T세포, B세포 기능의 억제작용을 가진다. 이 제제는 특히 결절성 다발동맥염, 베게너 육아종 등 전신성 혈관염 치료에 유용하다. 베게너 육아종에서는 시클로포스파미드와 코디코스테로이드를 병용하면 대부분 해결이 가능하다.

RA에 대한 유용성도 몇몇 컨트롤 스터디에 의해 확인되었다. 또한 RA의 골파괴 진행을 지연시키는 작용도 보고되었다. 하지만 강한 부작용 때문에 RA 치료에 사용되는 것은 일반적으로 적합하지 않으며, 다른 항류마티스약이 효과가 없을 때 또는 RA에서 뉴로패치나 기타 혈관병변을 수반하는 증례

등에 한해서 적응한다.

전신성 루푸스의 신증 치료에는 프레드니조론과의 병용에서 유효성을 기대할 수 있다. 하지만 시클로포스파미드 부작용에도 혈뇨가 있어, 전신성 루푸스의 활동성 신염에 의한 혈뇨와 헷갈린다. 전신성 루푸스의 신증 치료에는 시클로포스파미드의 정맥주사 펄스 투여가 바람직하다고 여겨진다.

1) 투여방법

내복약 투여와 정맥주사 투여 방법이 있다. 일반적으로는 내복약 투여가 기본이다. 투여 기준은 2mg/kg/일이다. 1일 1정 50mg 투여부터 시작해서 1~2주 간격으로 뇨검사를 실시하여 혈뇨가 있는지 주의하면서 조금씩 양을 늘려간다. 검뇨와 말초혈검사는 정기적으로 실시한다.

시클로포스파미드의 정맥주사펄스요법은 장기간의 내복약 투여와 비교할 때 방광섬유화, 방광종양 발생률이 낮다. 정맥주사 투여에 사용되는 양은 보고된 바에 따르면 제각각이지만 체중 1kg당 10~15mg, 또는 750mg/㎡ 전후로 한다. 5% 포도당액과 함께 점적한다. 동시에 경구수분섭취 또는 점적 보액을 충분히 하여 이뇨를 확보한다. 정맥주사 펄스요법은 1~3개월 간격으로 반복해도 좋다.

2) 부작용 (표 4-13)

뛰어난 유용성을 보이는 약제이지만 중대한 부작용이 이 약제의 사용을 제한하고 있다. 발암성, 불임, 골수억제, 출혈성 방광염이 문제시되고 있기 때문이다.

발암의 비율은 장기간 투여에 의해 증가한다. 특히 방광암, 비호지킨림프종의 발생빈도는 10배 이상에 달한다.

생식기능에 미치는 영향으로는 여성의 경우 난소의 섬유화, 무월경을 들 수 있으며, 남성의 경우는 무정자증이 나타나기도 한다. 불가역적 변화이므로 생식연령층에 투여할 때에는 주의를 요한다.

출혈성 방광염은 경구제 복용중 약 1/3의 증례에서 나타난다. 종종 출혈이 대량으로 되어 수혈, 방광 절제, 유로스토미를 요하는 예까지 있다. 방광증상은 시클로포스파미드의 뇨중 대사물에 의해 일어나는 국소장해로 볼 수 있다. 수분섭취를 많이 하여 뇨량을 증가시키도록 한다. 시클로포스파미드의 펄스정맥주사투여법은 방광암의 발생비율을 내리는 것으로 보고 있다.

그 외, 구역질 등의 소화기 증상은 약 절반에 가까운, 대상포진 등의 감염증 합병은 약 1/4 가까운 증례에서 일어난다.

참고문헌

1) アメリカ関節炎財団（編）：非ステロイド抗炎症薬（NSAIDs）とコルチコステロイド，リウマチ入門，第10版，日本リウマチ学会（訳），p528-537, 1993

2) 水島　裕（編）：非ステロイド抗炎症薬，今日の治療薬—解説と便覧—2001，p215-242，南江堂，2001

3) 友吉由紀子：米国で発売された新しいNSAIDs. 日経メディカル 11 : 31, 1999

4) Lewis L, Robinson RF, Yee J, et al : Fatal adrenal cortical insufficiency precipitated by surgery during prolonged continuous cortisone infusion. Ann Intern Med 39 : 116-125, 1953

5) Plumpton FS, Besser GM, Cole PV : Corticosteroid treatment and surgery. An investigation of the indications for steroid cover. Anesthesia 24 : 3-11, 1969

6) Salem M, Tainsh RE, Bromberg J, et al : Perioperative glucocorticoid coverage. Ann Surg 219 : 416-426, 1994

7) Friedman RJ, Schiff CF, Bromberg JS, et al : Use of supplemental steroids in patients having orthopaedic operations. J Bone Joint Surg 77A : 1801-1806, 1995

8) Furst DE, Clements PJ : Immunosuppressives, Rheumatology, 2nd ed, Klippel JH, Dieppe PA (eds), p3. 9. 1-3. 9. 10, Mosby, 1998

9) 上野征夫，松田祐子，梅本典江他：慢性関節リウマチのサラゾピリン療法．臨床リウマチ3 : 128-134, 1990

10) 上野征夫，山田伸夫，横川美樹：慢性関節リウマチにメトトレキサートは何ミリグラムまで使用すべきか，また定期肝生検は必要か．Medicina 35 : 2172-2175, 1998

V

임상의를 위한 국소동통진단과 치료

Chapter 1 목의 통증

경부의 통증은 경부(項部)에서 후두부에 걸쳐 아련히 아프거나 불쾌감, 급성 통증, 어깨나 팔로 퍼지는 통증 등이 있다.

동통은 뼈, 관절, 근육, 인대, 신경, 혈관 등 어디에서나 일어날 수 있다(표 5-1). 한편 해부학적으로 어느 부위에서 일어났는지 알기 어려운 경우가 많다.

경부통에 대한 접근방법으로 ① 관절의 통증, ② 근육 · 인대성 통증, ③ 신경에 기인하는 통증의 세 가지를 먼저 정리하겠다.

표 5-1. 경부조직의 통각예민성

민감	둔감
인대	인대
전종인대	극간인대
후종인대	황색인대
추간관절	추체
관절연골	추간판
관절포	
신경근	
방척주근	

1. 경추관절

경추는 7개의 추체와 5개의 추간판(disc), 14개의 추간관절(facet, apophyseal joint), 12개의 르슈카관절(Lüschka, uncovertebral joint)로 구성된다(그림 5-1).

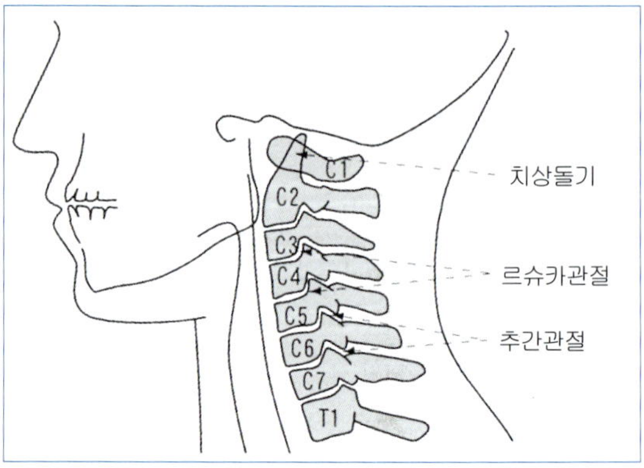

그림 5-1. 경추의 관절

C_1(환추)과 C_2(축추)는 특수한 구조로 성립되어 좌우 방향으로 90도 회선을 가능하게 한다.

1) 경부척추증(cervical spondylosis)

변행성 경추증이라고도 한다. 경추관절의 노화, 변행성 변화이다. 중년 이후에 발생하며 빈도가 높은 질환이다. 추간판, 르슈카관절, 추간관절 모두에 나타난다.

증상은 만성적인 경부의 뻣뻣함, 운동통으로 나타난다. 통증의 종류가 둔해서 동통 부위가 어느 곳인지 확실치 않은 경우가 많다.

X선 사진에는 추간강의 부정 협소화, 추간강에 면하는 추체 부분의 경화, 추체 변에서 가로 방향으로 뻗은 골극의 형성이다(그림 5-2). 이 같은 변화는 목의 움직임이 지점이 되는 하위경추(C, C, C)에서 가장 심하다.

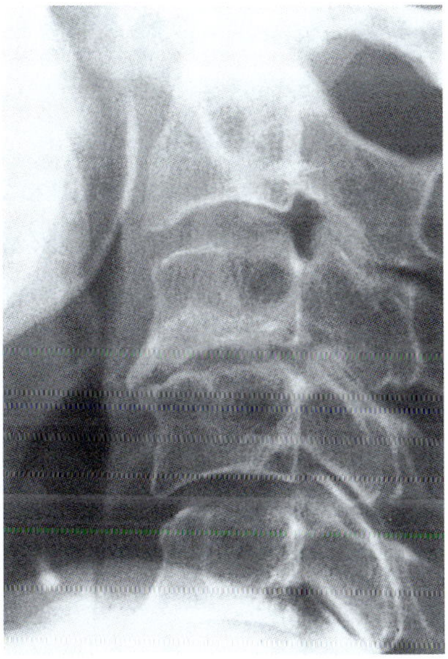

그림 5-2. 경추척추증(cervical spondylosis)의 측면 X선 사진
추간강의 부정 협소화, 앞쪽의 골극 형성과 반응성 추체 경화를 볼 수 있다.

추체의 뒤, 추간관절의 변행성 병변은 관절강의 협소화와 하얀 경화상으로 나타난다.

르슈카관절은 C_3에서 T_1에 위치하며 활막이 있는 관절로 관절류마티스 병변도 이곳에서 일어날 수 있다. 변행성 병변은 눈에 띄게 뒤쪽으로 골극 형성이 나타난다.

경추척추증은 정도의 차이는 있지만 중년 이후의 모든 사람에게서 확인된다. 단, X선 사진상의 변화와 증상이 반드시 일치하지는 않으며, 상당한 변화를 나타내는 사람이라 하더라도 무증상인 경우가 많다.

따라서 실제 진료에서는 예를 들어 50대 환자가 병원을 찾아와 만성 경부통을 호소할 경우 다른 뚜렷한 원인이 없고 X선 사진상에서 변행성 변화가 보이면 그로 인한 동통으로 설명되는데, 근육의 스파즘이나 인대의 통증일 가능성도 부정할 수 없다.

2) 류마티스 관절염(RA)

경부척추증(변행성 경추증)은 하위경추에 강하게 나타나는데, 이와 대조적으로 류마티스 병변은 상위경추(C_1, C_2)에 나타난다.

C_2의 치상돌기 침식, 횡인대의 느슨함이 발생하여 C_1이 앞쪽으로 아탈구된다(그림 5-3). 무증상인 경우가 많지만, 경수를 압박하면 사지의 저림 등의 증상을 보인다.

류마티스 관절염(RA)의 염증은 때때로 상위경추의 르슈카관절에 나타나 추체의 취약화를 초래한다.

3) 혈청반응음성척추증

강직성 척추염이나 건선성 관절염에서는 추간판절에 유합을 초래하여 경추의 움직임을 심하게 제한하는 경우가 있다(그림 5-4).

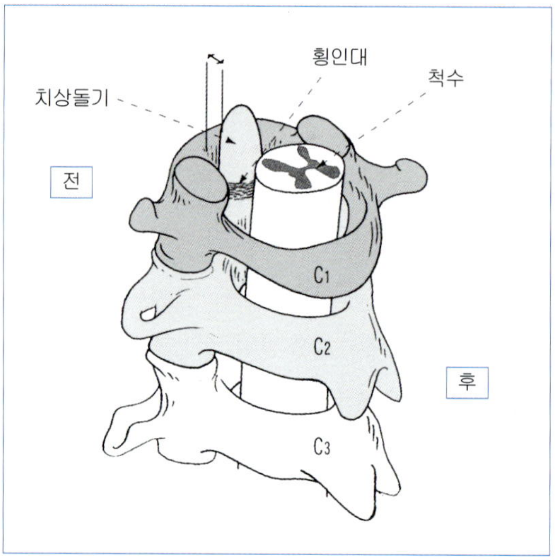

그림 5-3. C_1-C_2 의 아탈구
치상돌기의 앞면과 환추(C_1) 뒷면과의 거리는 정상인 성인의 경우 전굴자세에서도 3mm까지인데, 류마티스 관절염(RA) 염증이 있을 경우 그 이상으로 해리된다.

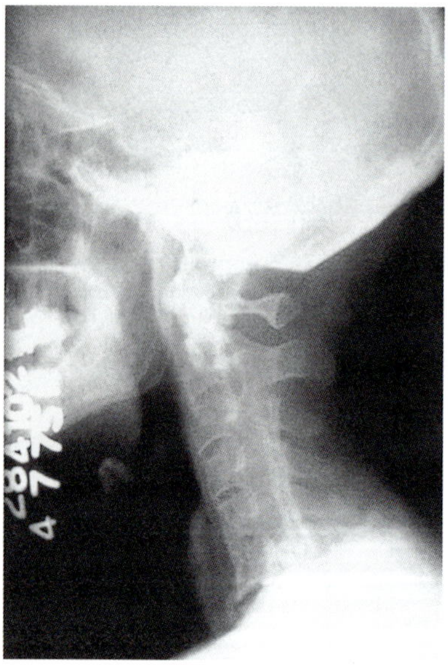

그림 5-4. 강직성 척추염
추간관절이 유합되어 한장의 판처럼 보인다.

4) 전이성 종양, 감염증

종양의 전이나 감염이 경추 부분에 일어나는 경우가 있다. 동통은 지속성이며, 밤에 안정을 취하고 있을 때에도 나타나는 것이 특징이다.

2. 근육 · 인대의 통증

1) 근육통

경부통의 대부분은 근육성 통증(myofascial pain)일 것이다. 무거운 머리부분을 받치는 경부근에 과도한 부하가 따르기 때문이다. 원인으로는 좋지 않은 자세, 장시간에 걸친 탁상업무 및 PC 업무, 책상과 의자의 언밸런스, 무거운 짐을 한쪽 손으로 들고 걷기, 적합하지 않은 베개 높이 등을 들 수 있다. 정신적 긴장에 의한 지속성 근육의 스파즘(수축)이 가장 많은 원인 중 하나이다.

주요 증상으로는 경부의 중앙과 측면, 승모근 상부의 통증을 들 수 있으며, 주로 두통을 호소한다.

근육의 스파즘에 의한 동통은 다시 근육의 스파즘을 초래하는 악순환이 계속된다. 주의 깊게 진찰해보면 몇몇 곳에서 압통점을 찾아낼 수 있으며, 누르면 통증이 주위로 퍼진다(트리거 포인트)(그림 5-5).

잠을 잘못 자서 다음 날 목이 뻐근했던 경험은 누구나 한번쯤 있을 것이다. 이때 압통은 흉쇄유돌근, 승모근 상부에서 확인된다. 그런데 이처럼 원인이 확실한 급성 통증은 병원을 찾아오는 경우가 드물다.

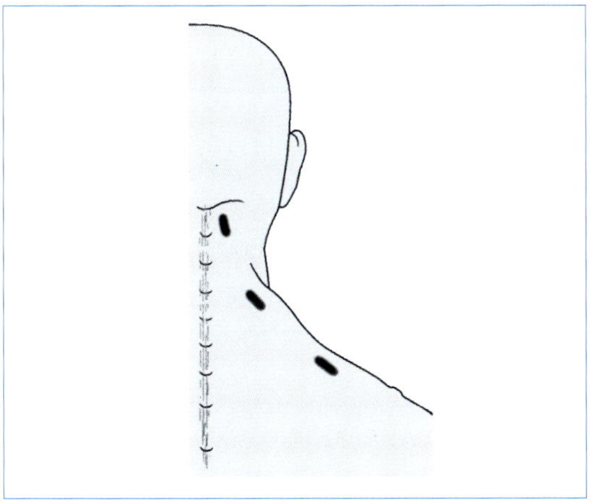

그림 5-5. 트리거 포인트

2) 편타성 손상(Whiplash injury)

'편타성 손상' 은 근육, 인대의 과도한 스트레치나 손상에 의한 통증이라 할 수 있다. 자동차 추돌사고 또는 측면 충돌에 의해 일어나며, 통증은 몇 시간이 지난 후 또는 며칠이 지난 후에 나타난다.

편타성 손상의 10% 이하는 통증이 6개월 이상 계속되거나 다양한 심리적 증상이 따르기도 한다.

3) 섬유근 통증

섬유근 통증(결합조직염)은 전신성 동통증후군으로, 경부와 어깨에도 심하게 증상이 나타나는 경우가 많다. 특징으로는 근육의 동통이 심하고, 불면이나 권태감, 과민성 대장증상, 손의 저림 등과 같은 사율신경증상과 두통 등을 수반한다.

이러한 연부조직 증상은 종종 중복되어 나타나는데, 예를 들면 편타성 손상 후의 통증이 전신성 섬유근 통증으로 진전되는 경우이다.

3. 신경의 통증

1) 신경근 증상(radiculopathy)

목에서 팔로 퍼지는 통증은 신경근의 자극, 압박 또는 교액을 시사한다. 특히 지각둔마나 이상지각을 수반하는 경우는 그럴 가능성이 높다.

어느 위치의 신경근이 자극되고 있는지에 따라 방사 부위가 어깨일 수도 있고 팔이나 손 또는 후두부일 수도 있다(표 5-2, 그림 5-6).

근육의 스파즘에 따라서도 방사통이 생기는데, Dermatom에 따르지 않는 통증이다.

타각 소견으로는 장애 영역의 지각 장해, 근력저하, 근위축 등을 들 수 있다. 전근 증상인 근력 저하, 근위축은 비교적 가벼운 편이다.

원인으로는 ① 골극이 추간공에서 신경을 자극하거나, ② 추간판탈출증이 후측방으로 돌출되어 신경근을 압박하는(그림 5-7) 두 가지를 들 수 있다. 대부분 골극 형성에 의한 것으로 볼 수 있다. 단, 증상이 급성으로 일어나는 경우 추간판 탈출증를 고려한다. 탈출증의 발생은 C_5-C_6, 이어서 C_6-C_7, C_4-C_5 순으로 많으며, 변행성 경추증의 근 증상은 C_6-C_8에 많다.

Spurling의 압박 테스트는 통증이 근성인지 아닌지를 감별하는 데 도움이 된다. 환자를 앉힌 상태에서 머리를 환측으로 기울이게 하고 추간공을 좁힌 상태에서 위에서 압박하면 환측 상지에 통증이 온다(그림 5-8). 경부를 배굴, 이어서 측굴시켜 압박하면 양성 소견을 얻는 데 더욱 쉽다.

shoulder depression test는 또 하나의 신경근 자극 테스트로, 환자의 머리를 건측으로 기울이게 하고 검사자의 손으로 환측의 어깨를 누르면 통증이 상지로 퍼진다(그림 5-9).

표 5-2. 경추이환부위와 신경학적 소견의 관계

신경근	추간판부위	증상	근력저하 · 건반사 이상
C_3	C_2-C_3	경부, 특히 유양돌기와 이개 주위의 동통과 저림 증상	근전도 외에는 뚜렷한 근력저하 · 근위축을 특별히 보이지 않는다.
C_4	C_3-C_4	경부의 동통과 저림 증상이 있으며, 견갑거근을 따라 퍼진다. 간혹 전흉부까지도 미친다.	근력저하 · 근위축은 없다.
C_5	C_4-C_5	측경부에서 어깨로 퍼지는 동통, 삼각근부의 저림 증상(액와신경지배범위)	어깨의 신전력 저하(특히 90° 이상) 및 삼각근의 위축이 있다. 건반사에 이상이 없다.
C_6	C_5-C_6	상완 · 전완의 바깥쪽을 따라 퍼지는 동통이 있으며, 엄지, 검지까지 이르는 경우도 있다. 저림증상은 엄지손가락 끝과 수배요측에 있다.	이두완근의 근력저하 및 건반사의 감약
C_7	C_6-C_7	전완 중앙을 따라 동통이 중지까지 퍼진다. 때때로 검지나 약지까지 미친다.	삼두완근의 근력저하 및 건반사의 감약
C_8	C_7-C_8	동통은 전완 내측에서 새끼손가락으로 이른다. 저림증상은 약지 내측 및 새끼손가락에 있으며, 수관절에서 중추로 퍼지는 경우는 거의 없다.	삼두완근 및 손가락 근군의 근력저하. 건반사 이상은 없다.

(服部 奬, 繁富賴雄 : 경추 · 경수, 정형외과영역의 부위별 진단과 치료, 天兒民和 외(편), p73-108, 일본메르크만유, 1982에서)

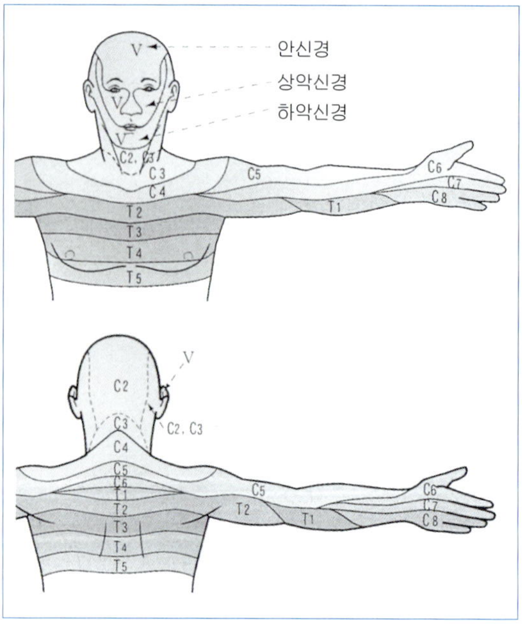

그림 5-6. Dermatome
V : 삼차신경
(Bland JH : Disorders of the cervical spine, Diagnosis and management, 2nd ed, WB Saunders, 1994에서 인용)

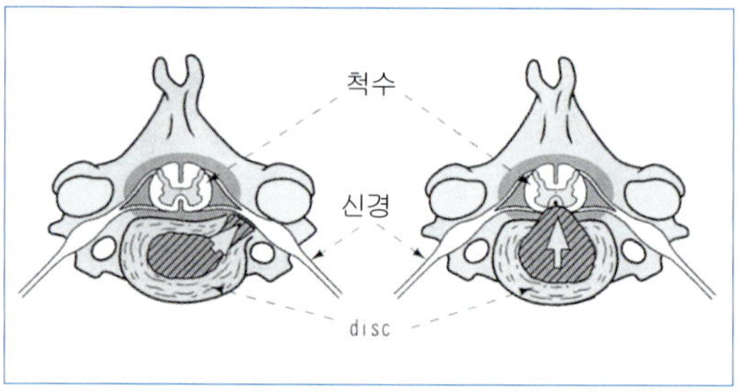

그림 5-7. 경추 추간판탈출증
좌 : 후측방으로 돌출, 우 : 후중앙방향으로 돌출(廣畑和志, 寺山和雄편 : 표준정형외과학, 제4판, 의학서원 1990에서 인용)

2) 척수병증 증상(myelopathy)

추간판 탈출증이 후측방이 아닌 똑바로 후방을 향해 돌출되면 척수 자체를 압박하여 척수병증을 일으킨다(그림 5-7). 하지에도 지각 장해, 보행 장해가 나타나며, 하지의 심부반사항진, 바빈스키 등 병적 반사가 나타난다. 간혹 방광직장 장해를 호소하는 경우도 있다.

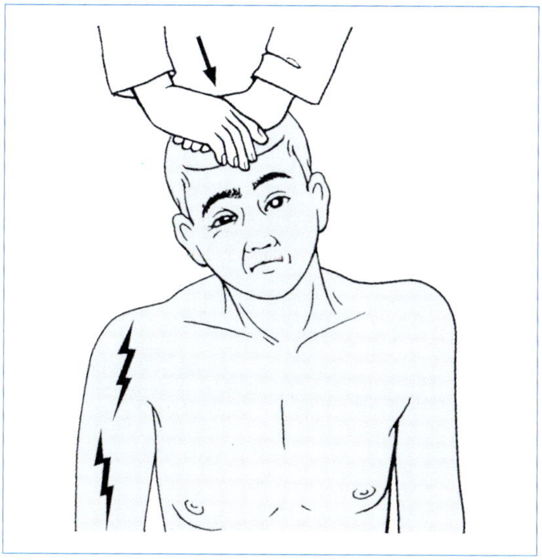

그림 5-8. Spurling의 압박 테스트
머리를 환측으로 기울이게 하고 추간공을 좁혀 위에서 압박한다. 통증이 상지, 견갑부로 퍼진다.
(廣畑和志, 寺山和雄 편 : 표준정형외과학, 제4판, 의학서원 1990에서 인용)

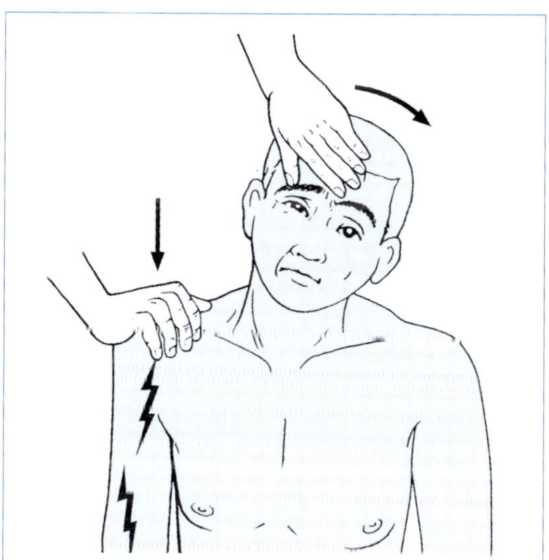

그림 5-9. shoulder depression test
환자의 머리를 건측으로 기울이게 하고 검사자의 다른 한 손으로 환측의 어깨를 누르면 통증이 퍼진다.
(廣畑和志, 寺山和雄 편 : 표준정형외과학, 제4판, 의학서원 1990에서 인용)

척수병증은 후종인대골화증에서 나타나기도 한다. 일본인에게 많이 발생하고 경추의 후종인대가 골화되어 후방으로 크게 돌출되면 척수를 압박한다.

3) 혈관 증상

골극 형성에 의해 횡돌기공 내를 주행하고 있는 추골동맥이 압박되면 뇌로 흐르는 혈류에 장해를 주어 일과성으로 현기증과 복시 현상 등을 초래하는 경우가 있다. 또한 추골동맥을 따르는 교감신경계를 자극하여 다양한 자율신경 증상을 일으킨다.

4. 방사선진단

단순 X선 사진은 그것에 의해 임상 진단이 바뀌는 경우가 없기 때문에 실제로 유용성은 적다고 할 수 있다.

최소한의 필름 매수를 뽑는다면 경추 측면의 1방향이다. 경추의 배열, 추체, 추간강, 추간관절을 관찰한다(그림 5-10).

필요시 전후방향과 양측 사위의 총 4방향으로 한다. 전후방향의 사진에서는 르슈카관절에 특히 주의하고, 사위방향에서는 추간공을 관찰한다(그림 5-11, 5-12).

관절류머티스의 C_1-C_2 아탈구는 전굴 측면 X선 사진으로 판단한다.

MRI는 추간판 척수병증과 추체 이탈구에 의한 척수 압박의 유무를 보는 데 뛰어나다. 종양과 외상성 인대손상을 조사하기 위해서도 사용된다. 심각한 경부 질환이 의심될 경우 빠뜨릴 수 없는 검사이지만 일상 진단에서 접하는 경부통은 근육성 내지

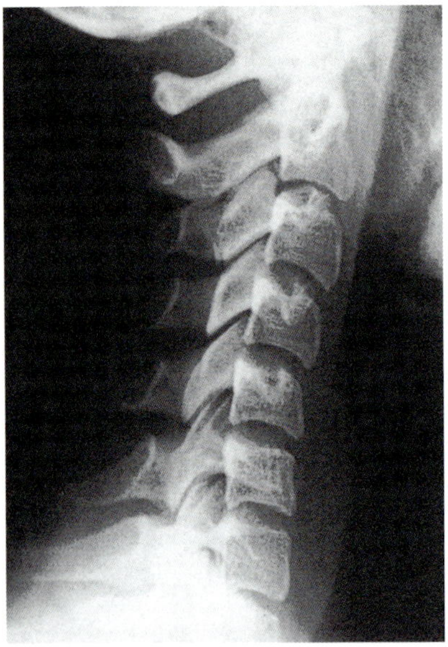

그림 5-10. **경추 측면 X선 사진**
15세 여자. 두통을 호소하며 경부에 압통이 있다. X선 사진에서는 추체, 추간강, 추간관절 등이 모두 정상이다. 잘 보면 정상 경추의 전만이 소실되어 있고 오히려 후만되어 있다. 근육의 스파즘에 의한다.

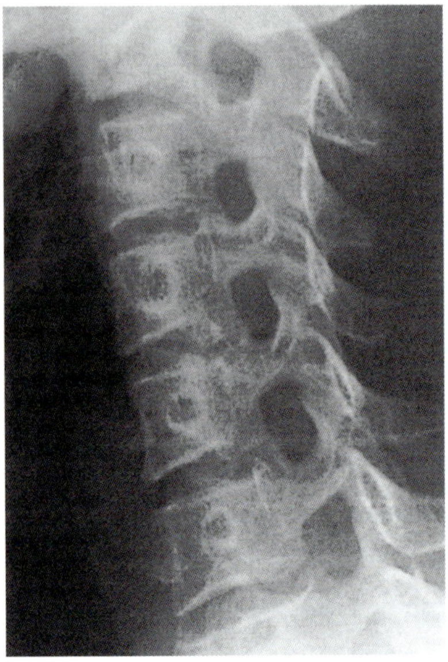

그림 5-11. **경추 사위 X선 사진 정상**
추간공이 잘 열려 있다.

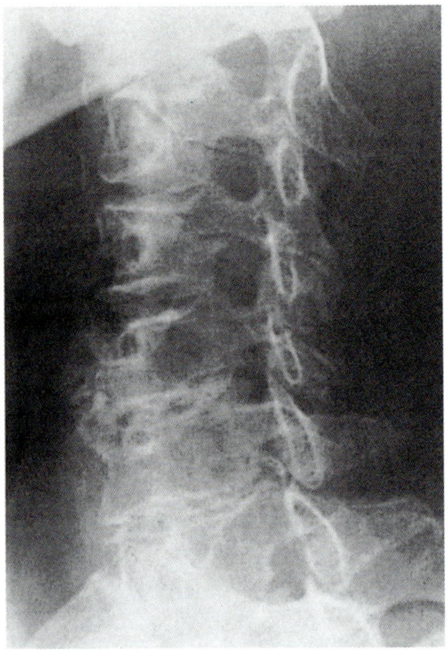

그림 5-12. **경추 사위 X선 사진 경추척추증 (변행성 경추증)**
추체와 추간강의 변형이 보인다. 후방으로의 골극 형성에 의해 추간공이 협소화되어 있다.

연골의 변행성 병변에 의한 것이 많기 때문에 MRI를 요하는 경우가 거의 없다.

5. 치료

비스테로이드계 진통약이 동통을 경감시키는 데 유용하다. 근육의 스파즘이 심할 경우 근이완약, 신경안정제(minor tranquilizer)를 병용하면 효과가 상승한다.

경추 칼라에 의한 고정은 예전처럼 많이 사용되지는 않는다. 장기 착용에 의해 근력이 저하되고 오히려 뻣뻣함이 장기화된다. 운동을 할 때 통증이 심해지는 예 등에 적용한다. 사용기간은 2~3주를 넘지 않도록 한다.

최근에는 초기부터 운동요법을 시작하도록 권장되고 있다. 재활 전체의 경향이기도 하지만, 안정·고정치료에서 보다 적극적으로 운동을 도입하는 방향으로 변화하고 있다.

모빌라이제이션(mobilization)은 일반 관절가동범위 내에서 운동을 하는 것으로, 경부에서는 전굴, 배굴, 측굴, 회선이다.

매니퓰레이션(manipulation)이란 일반 가동범위 이상으로 움직이는 것이다. 숙련된 의사와 물리치료사, 카이로프랙터 등이 해당되는데, 때로는 위험한 경우도 있다. 특히 류마티스 관절염(RA)이나 고령자에게서 골다공증이 있는 경우에는 이 치료를 피한다.

견인이나 경추 칼라와 마찬가지로 예전만큼 사용하지 않게 된 치료법이다. 근육 스트레치에 의한 제통 효과, 추간공, 관절강의 개대작용이 있다고 알려져 있지만 효과가 일정하지는 않다.

근육성 통증으로 압통점이 심한 경우에는 국소에 리도카인 등의 국소마취제 또는 부신피질 스테로이드의 혼합주사가 일시적인 통증 경감에 효과적이다. 침에 의한 치료도 효과가 있다.

외과적 치료는 보존적 치료로 개선되지 않고 척수압박 증상이 있는 예 등에 고려 대상이 된다.

Chapter 2 어깨의 통증

견관절은 신체 중에서 가장 가동범위가 넓은 관절이다. 어깨 관절에는 ① 흉골과 쇄골을 잇는 흉쇄관절, ② 쇄골과 견갑골의 견봉을 잇는 견쇄관절, ③ 견갑골의 관절와와 상완골두를 잇는 견갑상완관절의 3가지가 있으며, 견갑흉곽면을 이용하여 움직인다(그림 5-13).

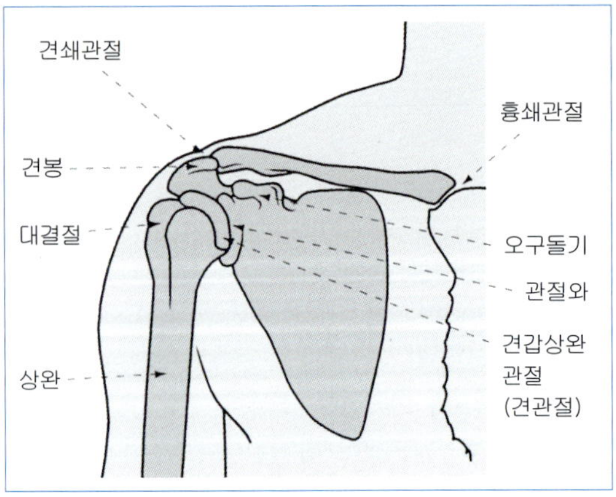

그림 5-13. 어깨의 관절

어깨의 움직임과 안정성은 근육, 건(힘줄), 인대의 관절 주위조직에 모두 의존하고 있다. 따라서 대부분의 어깨 통증은 이 같은 관절 주위에서 일어난다고 할 수 있다. 실제로 진료소를 찾아오는 어깨 통증 환자의 95% 이상은 건(힘줄)과 활낭 등의 염증, 손상에 의한 것이다.

1. 관절의 통증

관절의 진찰은 흉쇄관절에서 시작해서 점차 말초로 이동하며 견쇄관절 그리고 견갑상완관절(견관절) 순으로 진찰하면 빠뜨림 없이 진찰할 수 있다.

1) 흉쇄관절

이 관절의 염증은 그다지 빈도가 높지는 않다.

강직성 척추염이나 장척농포증성 관절염, 간혹 임균 등의 패혈증성 관절증이 나타난다.

2) 견쇄관절

변행성 병변이나 외상에 의한 경우가 많다. 팔을 수평으로 뻗어 몸 앞쪽에서 돌려 반대쪽 어깨를 잡도록 하면(내전) 관절부위에 통증이 생긴다.

3) 견갑상완관절(견관절)

종창은 관절 앞부분에 나타난다. 관절순을 찾아 검사자의 엄지손가락으로 관절강을 촉진하면 압통을 느낀다. 이 관절에만 염증이 일어나는 경우는 적으며, 류마티스 관절염(RA) 등과 같이 다른 관절에도 이미 관절증상이 나타난 경우가 대부분이다. 따라서 진단을 위해 관절 천자를 실시하는 것은 류마티스 전문의라 하더라도 드문 경우다. 천자를 실시하는 경우는 대개 감염을 구별하기 위해서이다. 그 외 통풍이나 피로인산칼슘에 의한 결정유발성 관절증이 나타나는 경우가 있다.

2. 관절주위의 통증-특히 오십견

진료소에서 접하는 통증 중 가장 많은 것은 아마도 소위 말하는 '오십견'일 것이다. 오십견의 정의와 병상은 일정하지 않지만 견관절에 통증이 있고 특별한 원인을 찾기 어려우며 운동제한 특히 상완의 외전, 외선이 어려운 것으로 정의되고 있다.

1) 원인

건판 특히 극상근의 변행성 변화를 1차적 원인으로 보는 견해와, 상완이두근 장두건의 염증 내지 변성을 1차적 원인으로 보는 견해가 있다.

발병은 40대, 50대에 집중적으로 나타나는데 그 이유는 명확하지 않다. 혈행 장해, 건(힘줄)의 변행성 변화, 극상근력의 저하 등을 들 수 있다.

2) 증상

어깨의 통증, 운동제한은 특히 상완의 외전과 외선 또는 내선시에 두드러진다. 예를 들어 양복 상의의 경우 입을 때보다 벗을 때 더 부자유스럽다. 통증 때문에 밤에 잠을 깨는 일도 자주 있다. 침대에 의해 어깨의 움직임이 제한되기도 한다.

3) 진단

증상에 따라 진단이 용이하다. 진찰 포인트는 ① 회선건판, ② 견봉활낭, ③ 상완이두근 장두건의 세 곳이다(그림 5-14).

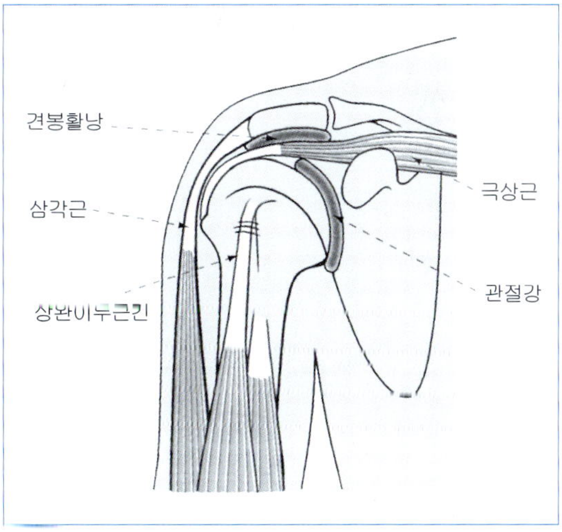

그림 5-14. 견관절주위의 통증
극상근건, 견봉활낭, 상완이두근 장두건 중 어느 한 곳의 통증 또는 그 조합이다.

3. 회선건판의 염증 (rotator cuff tendinitis)

극상근, 극하근, 소원근, 견갑하근의 4개 근건부를 회선건판(rotator cuff)이라 한다. cuff란 소매끝동이라는 뜻이다. 앞의 세 개는 상완골의 대결절에, 견갑하근은 소결절에 붙는다.

말 그대로 회선운동을 하는 근이지만, 극상근은 팔을 가로로 들어올릴(외전) 경우 이를 시동시킬 때 작용하는 중요한 근이다. 이 건이 단열되면 어깨를 90° 외전에서 머리 위로 거상하는 것이 삼각근의 움직임으로 가능하더라도 몸의 측면에서 90°까지 외전위를 유지하는 것이 불가능하여 상지가 아래로 떨어진다(drop arm sign)(그림 5-15).

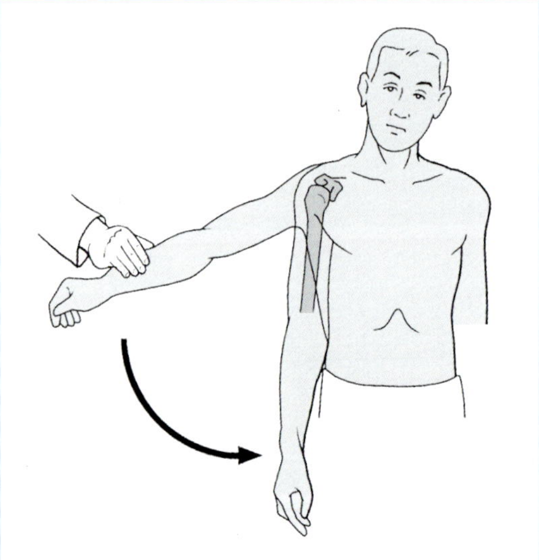

그림 5-15. drop arm test
회선건판(특히 극상근)이 단열되면 팔을 외전위로 유지하지 못해 검사자가 손을 놓으면 떨어뜨린다. 환자는 몸의 측면에서 외전을 시동하는 것이 불가능하다.
(Hoppenfeld S : Physical examination of the spine and extremities, Appleton-Century-Crofts, 1976)

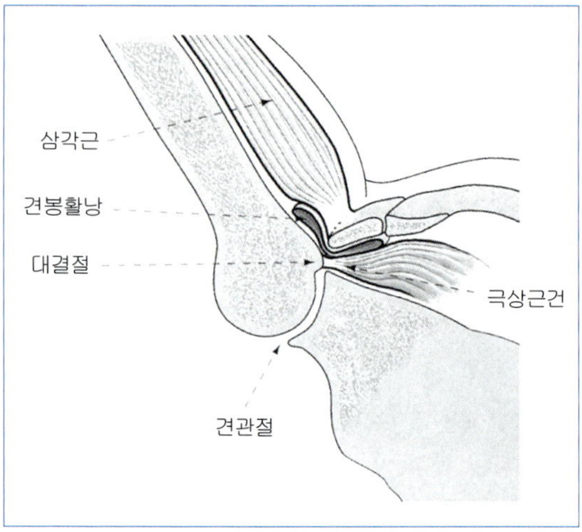

그림 5-16
어깨의 외전(측방거상)에 의해 대결절 부위가 견봉 아래로 들어가 견봉활낭, 극상근건 부착부위가 압배되는 형태가 된다.
(문헌 7에서 인용)

극상근의 건염(supraspinatus tendinitis)은 회선건판염증 중에서도 가장 많다.

어깨를 거상할 때 극상근은 견봉 아래로 들어가기 때문에 마찰을 받기 쉽다(그림 5-16). 염증이 생기면 통증은 견봉의 전하방 또는 어깨의 측면에서 삼각근 부착부 주위로 느껴진다.

진단은 어깨를 60°에서 120° 외전시키면 견봉 부분에 생기는 통증과 대결절의 회선건판 부착부의 압통으로 확인한다. 견봉활낭 내에 리도카인을 국소주사하면 동통이 주사 직후 바로 없어진다.

4. 견봉활낭의 염증 (subacromion bursitis)

견봉활낭은 견봉과 극상근건 사이에 위치하는 활낭으로, 상완골의 골두를 덮는다(그림 5-14). 외

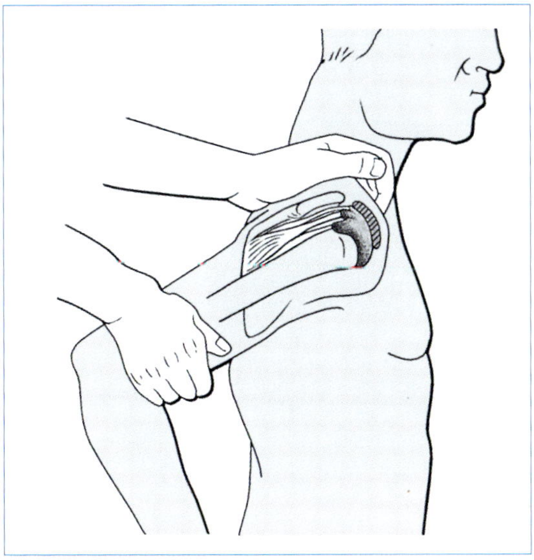

그림 5-17
어깨를 뒤로 신전시키면 견봉활낭과 건판은 견봉 앞으로 이동하기 때문에 촉진이 용이해진다.

측부는 삼각근 아래에 들어가기 때문에 이 부위는 삼각근하포(subdeltoid bursa)라고 부른다.

견봉활낭의 염증은 대개 극상근의 건초염을 수반한다. 견봉활낭이 부으면 견봉의 외측 또는 견봉의 전하방에 닿는다. 어깨를 뒤로 신전하게 하면 견봉활낭과 건판은 견봉 앞으로 이동하기 때문에 촉진이 용이해진다(그림 5-17).

5. 상완이두근 건초염 (bicipital tendinitis)

동통이 어깨 앞쪽에 나타난다. 극상근의 건초염과 동시에 일어나는 경우가 자주 있다. 견관절이 약 1cm 바깥쪽에서 결절간 홈을 지나는 밧줄모양의 이두근장두건을 찾을 수 있다(그림 5-14). 이곳에서 압통을 확실하게 느끼면 이두근건초염이라 할 수 있다. 단, 이곳은 정상인 경우에도 압통을 느끼는 경우가 있으므로 좌우를 비교하여 동통의 정도를 살피는 것이 중요하다.

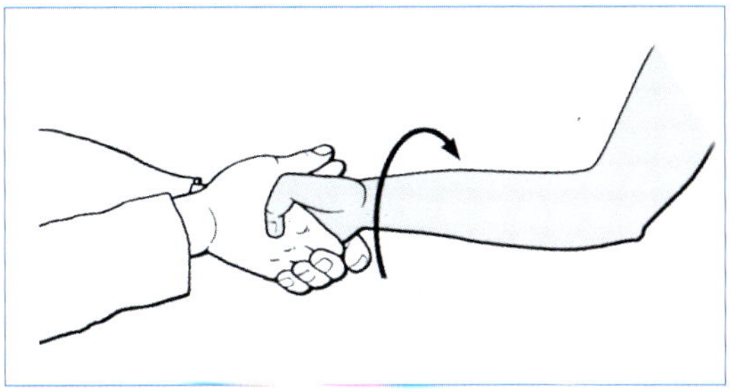

그림 5-18. Yergason 테스트
피검자의 팔꿈치를 구부리게 한 상태에서 팔을 저항과 반대되게 외회전시키면 상완이두근건부에 통증이 나타난다.

Yergason test는 통증 유발시험이다. 팔꿈치를 약 90° 구부리게 하고 몸의 측면에 붙인 상태에서 팔을 저항과 반대되게 외회전시키면(palm-up) 동통이 심해진다(그림 5-18).

리도카인을 소량 국소주사하는 방법이 진단적으로 사용된다. 국소주사 후 동통은 바로 사라진다. 치료적으로도 유효한 방법이다.

6. X선 사진

특별한 이상은 보이지 않는다. 극상근이나 견봉활낭에 석회화를 보이는 경우가 있다(그림 5-19). 간혹 급격한 통증을 일으켜(supraspinatus calcific tendinitis), 견봉활낭으로도 자극이 미치는 경우가 있다. 그럴 경우 염증은 더 오래 간다. 극상근의 석회침착은 무증상으로 나타나는 경우가 많아 염증과의 관련성은 임상판단에 의한다.

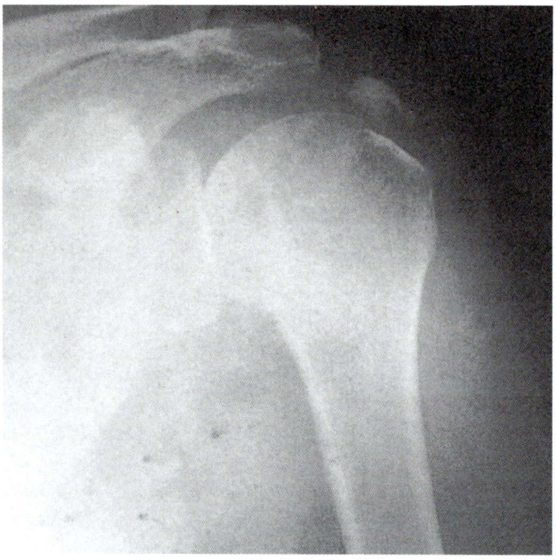

그림 5-19. 견봉활낭의 석회화

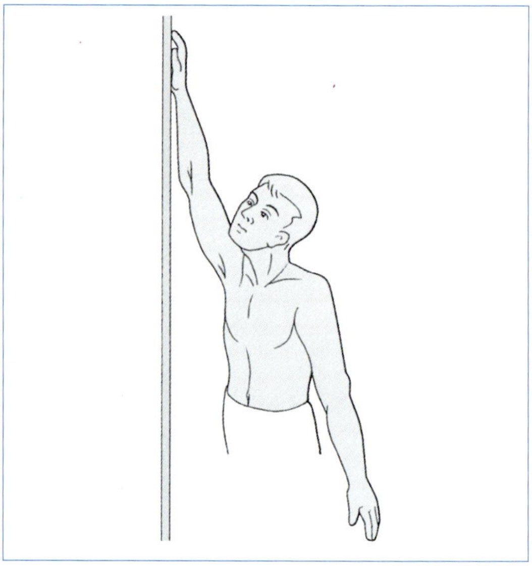

그림 5-20. 벽을 따라 스트레치
벽을 향해 또는 평행하게 서서 어깨를 뻗는다.

7. 치료

오십견은 자연히 회복되는 통증이다. 회복되기까지 몇 개월에서 길게는 2년 정도까지 걸린다는 것을 환자에게 설명해 두는 것이 중요하다.

동통에 대해서는 비스테로이드계 항염증약을 사용한다.

극히 드문 증례로, 어깨 전체가 구축되어 움직임에 심한 제한이 따라 마치 냉동 상태로 고정시킨 것처럼 되기도 한다(frozen shoulder). 원인은 확실치 않으며 통증에 대한 공포가 그 원인 중 하나이다. 구축이 일어나지 않도록 조기에 예방운동을 하는 것이 중요하다.

어깨의 가동운동에는 손가락 끝을 벽에 닿게 하여 어깨를 스트레치하거나(그림 5-20), 팔을 늘어뜨려 진자운동을 하거나(그림 5-21), 환측의 팔을 의자의 등에 오게 하여 뒤로 내리며 운동하는 여러 방법이 있다.

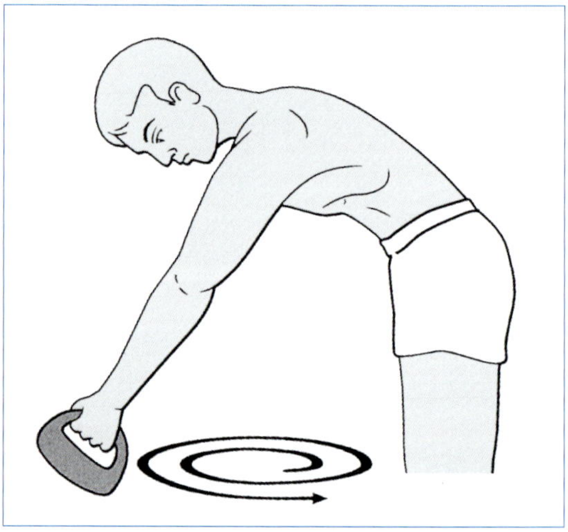

그림 5-21. 진자 스트레치(고드만 체조)
다리미 등 중량이 있는 물건을 사용하여 어깨 운동을 한다.

리도카인 등의 국소마취제와 리도카인과 부신피질스테로이드약의 혼합국소주사가 매우 유효한 치료방법이다. 통상 1~2회 정도 주사하면 충분한 효과를 보인다.

극상근건으로의 주사는 기술을 요하기 때문에 대신에 견봉활낭 내에 주사한다. 견봉활낭에는 메탈프레드니솔론 주사가 특히 유효하다.

이두근의 건초내 스테로이드를 직접 주사하면 건단열을 유발하는 경우가 있다. 특히 현탁성이고 작용이 강한 트리암시놀론의 경우 그럴 우려가 있다. 국소주사할 경우에는 수용성 스테로이드를 사용하고, 건초 주위에 가만히 침윤시키는 정도가 좋으며 안전하고 충분한 효과를 기대할 수 있다.

Chapter 3 팔꿈치의 통증

팔꿈치 통증 환자를 진료할 때의 진찰 포인트는 ① 주두부 활낭, ② 팔관절, ③ 상과의 세 곳이다(그림 5-22, 5-23).

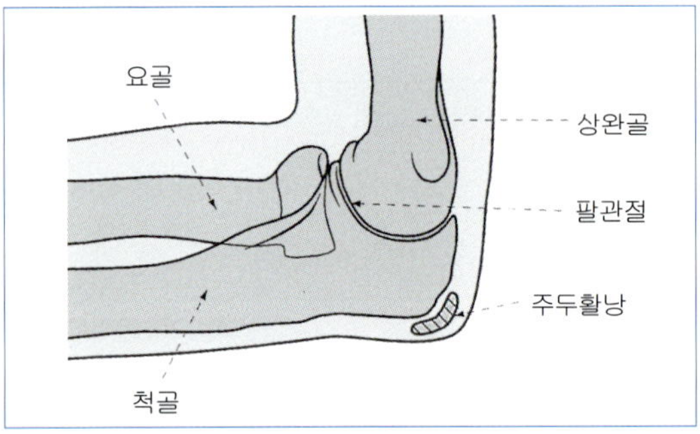

그림 5-22. 왼쪽 팔꿈치 측

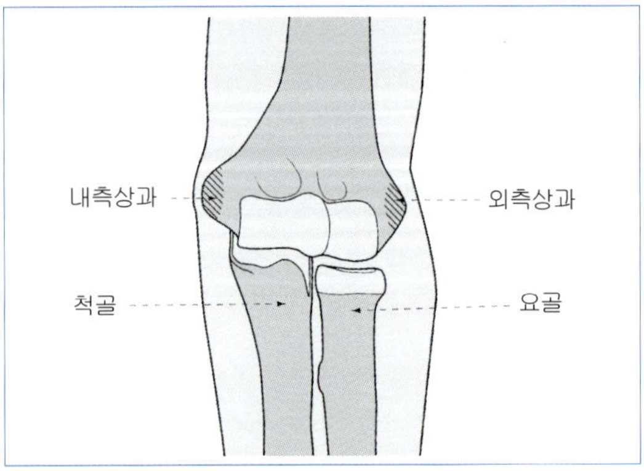

그림 5-23. 왼쪽 팔꿈치 정면

1. 주두활낭염 (olecranon bursitis)

주두부가 물렁물렁한 느낌으로 부어 있다(그림 5-24). 류마티스 관절염(RA)에서 만성적으로 붓는 경우도 있지만 통풍이나 위통풍으로 인해 급성으로 붓는 경우도 있다. 팔꿈치를 구부렸다 폈다 하는 동작을 반복했을 경우 마찰에 의해 일어나는 경우도 있다. 통증은 부종에 비하면 믿어지지 않을 만큼

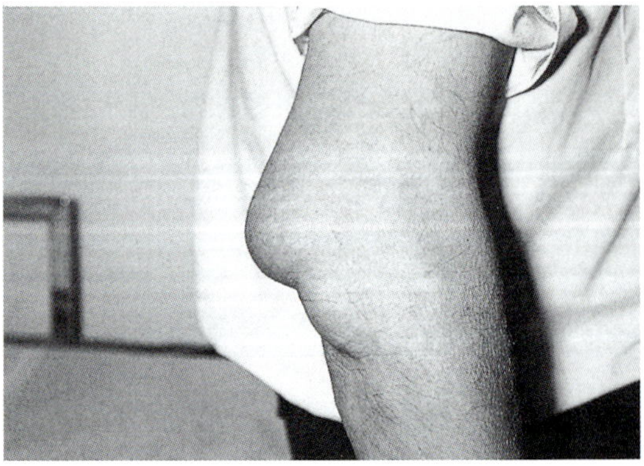

그림 5-24. 주두부활낭염(olecranon bursitis)
이 증례는 류마티스 관절염(RA)에 의한 부종이다.

적으며, 특히 만성 활낭염의 경우 무통이다.

원인이 확실치 않은 경우 액을 채취하여 검사한다. 백혈구수 및 배양과 함께 통풍이나 위통풍이 의심되는 증례에는 현미경 검사로 결정의 유무를 확인한다.

치료는 기초질환 치료와 감염에 의한 염증일 가능성이 없으면 부신피질스테로이드약을 국소주사하는 것이 효과적이다.

2. 관절염(elbow joint arthritis)

손가락으로 주두에서 바깥쪽을 짚어보면 약간 함몰된 곳이 만져지는데 그 아래에서 팔관절을 찾을 수 있다. 팔관절에 염증이 생기면 본래 함몰되어 있어야 할 부분에 부종이 나타난다.

류마티스 관절염(RA)의 팔꿈치 염증도 이곳에 종창이 생기며, 통풍이나 위통풍의 관절발작(그림 5-25), 또는 결핵 등의 감염성 관절증도 일어날 수 있다.

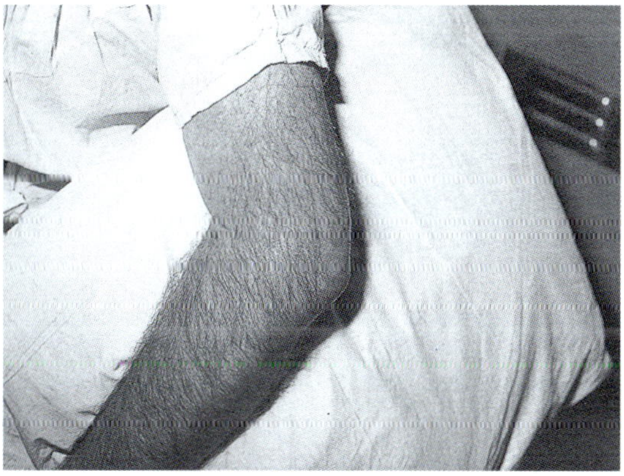

그림 5-25. 왼쪽 팔꿈치 관절염
관절액의 현미경 검사에서 피로인산칼슘결정이 확인되어 위통풍으로 진단되었다. 기초질환에 부신갑상선기능항진증이 있었다.

3. 상과염(epicondylitis)

외측상과염(lateral epicondylitis)와 내측상과염(medial epicondylitis)이 있다.

주로 많은 것이 외측상과염이며, 손을 배굴시키는 근건의 부착부 염증이다. 회외근의 일부도 이곳에서 시작한다. '테니스 엘보' 라고도 하며, 백핸드로 볼을 칠 때 부담을 받기 쉬운 곳인데, 실제로 테니스 선수들이 이 곳의 통증을 호소하는 경우는 드물다. 오히려 직업적으로 손을 반복해서 사용하는 사람이나 가정주부에게 많다. 증상은 수건을 짜거나 문을 닫거나 무거운 식기 또는 프라이팬을 들 때 손을 배굴하여 전완을 외회선시키는 동작에 의해 외측상과를 중심으로 통증이 생긴다(그림 5-26).

진단은 외측상과를 누르면 증상과 같은 통증이 생겨 쉽게 할 수 있다. 이때 좌우차이를 비교하는 것이 중요하다.

그림 5-27은 외측상과염의 동통 유발테스트이다.

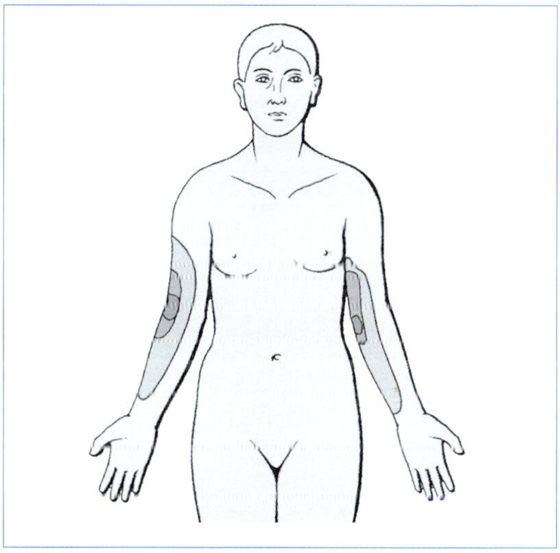

그림 5-26. 외측상과염, 내측상과염의 통증

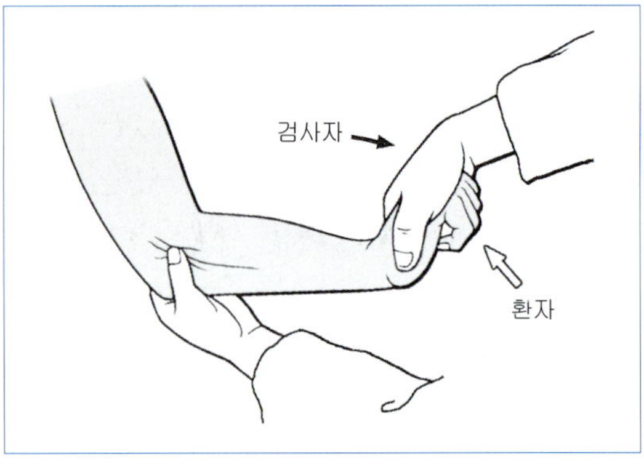

그림 5-27. 테니스 엘보 테스트
손을 가볍게 잡고 배굴시켜 위에서 검사자가 장굴시키듯이 압박을 가하면 외측상과에 통증이 생긴다.

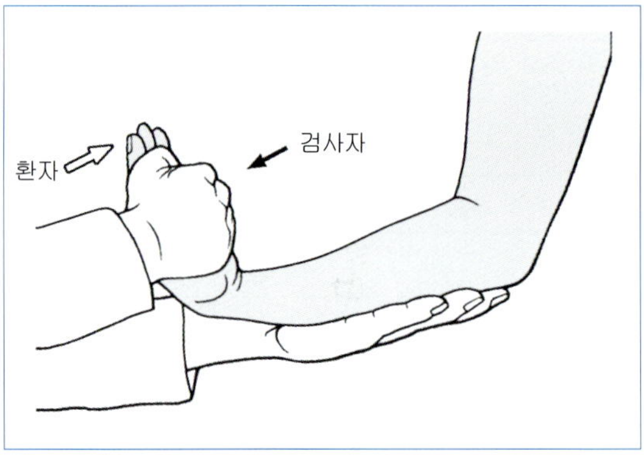

그림 5-28. 골프 엘보 테스트
손을 외회시킨 상태에서 저항과 반대되게 손목을 굴곡시키면 내측상과에 통증이 생긴다.

내측상과염은 '골프 엘보' 라고도 한다. 전완의 내회와 손목의 굴곡을 하는 근건부의 부착부 염증이다. 외측상과염과 마찬가지로 반복적으로 손을 사용하는 직업을 가진 사람에게 많다.

증상은 팔꿈치에서 전완 내측을 따라 통증이 있다(그림 5-26). 내측상과염에 의한 통증 유발은 손바닥을 위로 향해 즉, 외회시킨 상태에서 저항에 반대되게 손목을 장굴시키면 내상과부에 통증이 생긴다(그림 5-28).

치료는 서포터, 밴드 등을 이용하여 국소적으로 안정을 유지하도록 하거나 국소마취제와 현탁스테로이드약을 혼합주사하는 것이 유효하다. 잘 하면 1~2회의 스테로이드 국소주사로 개선된다. 가장 압통이 심한 곳을 찾아 골막에 닿을 정도로 충분히 깊게 주사하면 성공률이 높다.

Chapter 4 손목과 손의 통증

손의 통증은 좀더 민감하게 느껴 서둘러 병원을 찾아오는 경향이 있다. 손이나 손목 통증의 원인은 다양한데(표 5-3), 일상 진료에서 압도적으로 많은 것은 골관절증, 류마티스 관절염(RA), 손의 건초염일 것이다.

표 5-3. 손, 손목 통증의 원인

모든 연령	고령자
외상	변행성 관절증
굴근건초염	DIP(원위지절간관절)
방아쇠손가락	PIP(근위지절간관절)
수근관증후군	엄지CMC(수근중수관절)
드퀘르벵 건초염	주상골 골절
강글리온	위통풍
손등건초염	통풍
염증성 관절질환	급성
레이노현상	만성결절성통풍
반사성교감신경성 디스트로피	듀프이드렌구축
만성 상지통	당뇨병성 stiff hand

(문헌 10에서)

1. 손등

1) 관절염

a. 변행성 관절증(osteoarthritis)

우선 손등을 관찰하고 환자에게 어디가 아픈지 가리키게 한다. 만일 그곳이 DIP관절(원위지절간관절)이면 변행성 관절증으로 볼 수 있다(그림 5-29). 중년 이후의 여성에게 많이 발생하며, 일반적으로 주로 잘 쓰는 손의 손가락에서 시작된다.

약 70%는 어머니와 같은 증상을 보이는 가족력이 있다. 변행성 관절증은 손의 PIP관절(근위지절간관절)에도 일어난다. 또한 엄지손가락의 뿌리부분, CMC관절(수근중수관절)도 변행성 관절증이 자주 일어나는 부위이다(그림 5-29).

b. 류마티스 관절염(RA), 기타 결합조직병

만일 환자가 PIP관절 및 MCP관절(중수지절관

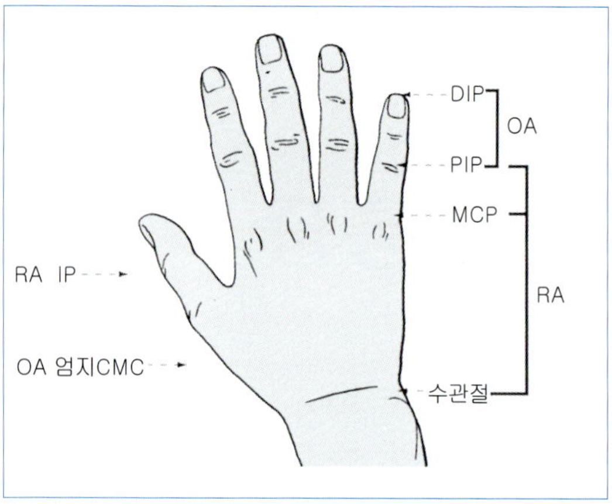

그림 5-29. OA(변행성 관절증)과 RA(관절류마티스) 통증의 발현부위

DIP : 원위지절간관절, PIP : 근위지절간관절, MCP : 중수지절관절, IP : 지절간관절, CMC : 수근중수관절

절)의 통증을 호소하면 전신성 류마티스 질환을 고려한다. 관절류마티스나 전신성 루푸스 등의 소위 교원병 또는 바이러스성 관절염 등도 이 부위에서 염증이 생긴다. 손목 염증도 수반된다(그림 5-29).

관절류마티스라면 염증이 오래 지속되며 그 외 질환에 의한 것이라면 곧 사라진다.

c. PIP관절의 통증

PIP관절은 변행성 관절증의 통증과 류마티스 관절염(RA)의 통증이 모두 일어나는 곳이다. 아프다고 호소하는 곳이 이 관절일 경우 어느 질환으로 인한 것인지 판단하기 어려운 경우가 종종 있다. 변행성 관절증은 울퉁불퉁하게 뼈가 앙상한 부종이며, 류마티스 관절염(RA)의 부종은 물렁물렁한 활막의 부종이어서 대략 겉보기로 짐작할 수 있다. 그래도 판단하기 어려운 경우에는 경과 관찰과 적침, CRP를 실시한다. 변행성 관절증에서는 적침, CRP가 정상으로 나타난다.

d. 아침에 느끼는 뻣뻣함

아침에 일어나서 손가락을 펴거나 오므리기 어려운 등의 뻣뻣함은 변행성 관절증이나 류마티스 관절염(RA)으로 인한 것이다. 단, 변행성 관절증일 경우는 이런 증상이 짧은 편이며 오래 가봐야 10분 정도이다. 반면, 류마티스 관절염(RA)일 경우는 30분 이상 계속되며, 2시간 이상 계속될 경우 거의 류마티스 관절염(RA)로 판정해도 좋다.

e. 건선성 관절염

PIP, MCP, 손목 관절 외에 DIP관절에도 지속성 염증이 일어나는 예외적 질환이다. 건선이 손톱이나 피부에 나타나기 때문에 진단은 용이한 편이다.

드물게 류마티스 관절염(RA)에서도 DIP관절에 염증이 나타나는 경우가 있는데, 그런 예에서는 류마티스 관절염의 전형적인 전신성 관절증상이 이미 확실하다.

f. 통풍, 위통풍의 관절증

통풍의 관절증은 엄지발가락 부분 등 하지에 일어나기 쉬운데, 발작이 손가락이나 수관절에 나타나는 경우가 있다. 단, 상지 관절에 통풍의 초발증상이 나타나는 경우는 별로 없다고 할 수 있다.

위통풍의 발작이 종종 수관절에 나타난다. 위통풍의 염증이 류마티스 관절염(RA)처럼 다발성, 양측대칭성인 경우가 있다. 빈도는 적지만 고령 여성에게 많은 편이다.

2) 방아쇠 손가락(撥指)

방아쇠 손가락은 손가락 끝이 둥글게 비후되고 손톱과 피부의 앵글이 소실된 상태를 가리킨다. 선천적, 체질적인 경우도 있지만 문제는 후천적인 경우이다. 통증을 수반하며 갑자기 방아쇠 손가락 증상이 나타났을 경우 바로 폐 X선 사진을 찍을 필요가 있다. 종양, 특히 폐암에 합병되는 경우가 많기 때문이다. 간혹 방아쇠 손가락 증상이 폐 증상보다 먼저 나타나기도 한다.

3) 건초염

환자가 손목의 요골경상돌기부분을 가리키며 동통을 호소하면 데퀴벵 건초염(De Quervain's tenosynovitis)을 의심한다.

진단은 엄지손가락을 안으로 넣고 가볍게 주먹을 쥐게 하여 그대로 척측 방향으로 구부리면 손목 요측에 통증이 느껴진다(그림 5-30 ; Finkelstein 징후).

단모지신근과 장모지외전근건의 염증이다. 누르면 압통이 확인된다. 잦은 가위질 동작에 의해 일어난다.

치료는 국소 안정을 취하고 증상이 심할 경우에는 부신피질스테로이드를 국소주사한다.

강글리온은 무통성 부종으로 손목 근처에서 발생한다. 대략 1cm 전후인 경우가 많으다. 활막 또는 건초에서 생기는 낭포형 부종으로 흡인하면 내용물이 젤리같은 점액이다.

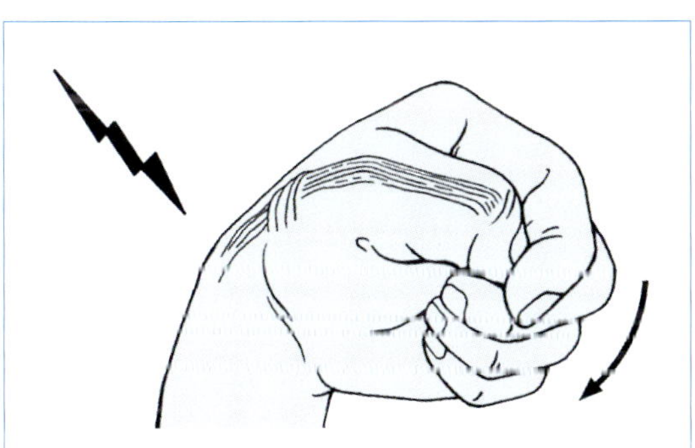

그림 5-30. Finkelstein 테스트
엄지손가락을 안으로 넣고 주먹을 쥐어 그 상태에서 척측으로 굽히면 요골경상돌기부위에 통증이 생긴다. 타동적으로 할 경우에는 천천히 구부리도록 한다. 그러지 않으면 격심한 통증이 생긴다(廣畑和志, 寺山和雄 편 : 표준정형외과학, 제4판, 의학서원 1990에서 인용)

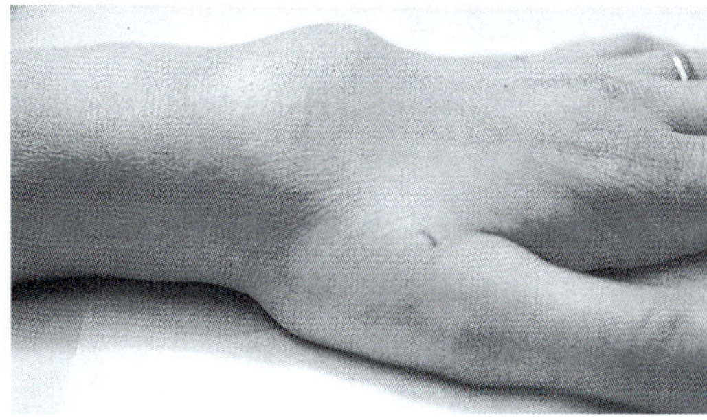

그림 5-31. 손등의 건초염. 류마티스 관절염(RA)

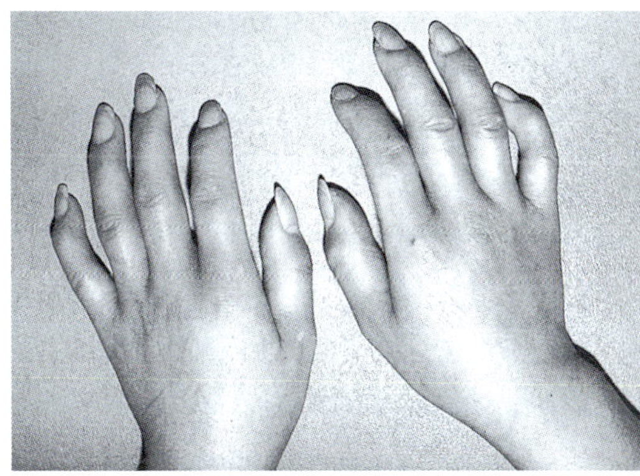

그림 5-32. 양손의 부종, 강피증의 부종기

건초의 부종이 미만성으로 일어나는 경우가 있다(그림 5-31). 대개 류마티스 관절염(RA) 등의 염증성 전신질환이 있다.

4) 손등 전체의 부종

연부조직에 양측성, 대칭성으로 부종이 있고 레이노 현상까지 수반하는 경우 강피증의 부종기를 고려한다(그림 5-32).

한쪽만 붓고 통증이 있을 경우 반사성 교감신경성 디스트로피를 먼저 의심한다. 어깨 통증을 수반하는 shoulder-hand syndrome이라고도 한다. 기초 질환으로는 뇌졸중, 심근경색, 폐첨부 질환, 또는 경추증과 외상 후에 일어나는 경우가 있으며 만성이 되면 치료에 저항한다. 조기 진단이 중요하다. 일부 증례에서는 반대측에도 증상이 나타난다.

2. 손바닥

손바닥은 두툼하고 그 아래가 단단한 건막으로 덮여 있기 때문에 동통 부위가 명확하지 않고 아른한 경우가 많다. 따라서 촉진을 잘 해야 한다.

1) 건초염

결절성 건초염(nodular tenosynovitis)은 수지굴근건 또는 건초의 비후성 염증으로 협착성 건초염(stenosing tenosynovitis)이라고도 한다.

트리거 핑거(방아쇠 손가락) 증상을 수반한다. 손가락을 천천히 펴거나 오므리게 하면 손바닥의 MCP관절 부분에 몽실몽실하게 결절의 움직임이 만져지며, 힘줄이 당겨서 손가락을 펴지 못하거나 갑자기 풀려서 덜컥 펴지기도 한다. 엄지손가락에 일어나는 경우가 가장 많고, 이어서 중지, 약지 순이다(그림 5-33).

치료는 손을 잠시 쉬게 하는데, 그렇게 해서 효과가 없으면 소량의 부신피질스테로이드를 국소주사한다. 2~3회 실시했는데도 효과가 없으면 외과적으로 건초를 여는 수술을 고려하여 정형외과의를 소개한다.

2) 듀피트랜 구축

수장건막이 비후, 단축되어 좀더 진행되면 손가락 전이 들뜨게 된다(그림 5-33). 촉진을 해보면 세로로 새끼를 꼰 것처럼 비후되어 있음을 알 수 있다. 약지에 나타나는 경우가 가장 많으며, 새끼손가락과 중지 순이다.

일반적으로 통증은 없으며 당뇨병이나 알콜성 만성 간질환 등에 수반되는 경우와 아무 기초 질환 없이 나타나는 경우가 있다.

악성 종양이나 항결핵약 투여에 의해 나타나는 경우에는 갑자기 발생하기도 하고, 통증과 발적을 수반하는 경우도 있다.

3) 수근관증후군

통증을 호소하는 곳이 정중신경 부위 즉 엄지, 검지, 중지의 저림감이며 간혹 찌릿찌릿한 통증이 있다. 손가락 끝에서 느끼는 경우가 많다(그림 5-33).

손목의 정중신경 통과부위를 가볍게 치면 동통이나 저림이 정중신경 부위를 따라 손가락 방향으로 또는 그와 반대로 역행하여 전완부까지 느껴진다(Tinel's sign).

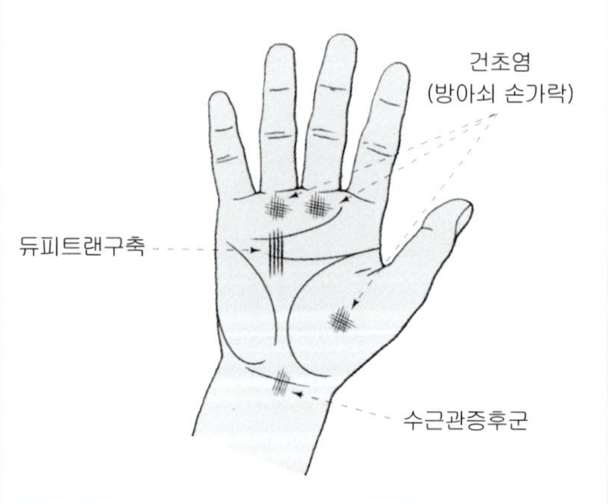

그림 5-33. 손바닥의 병변
방아쇠 손가락와 듀피트랜구축이 일어나는 부위. 수근관 증후군은 손목부위에서의 정중신경 압박이다.

Chapter 5

허리의 통증

요통은 인류가 직립보행을 시작하면서부터 생겼다고 말해도 좋을 것이다. 다양한 통계가 있는데, 일생동안 60~90%의 사람이 요통을 경험한다.

다행이 원인이 무엇이든 대부분의 요통은 보존적 치료 즉 아무것도 안해도 회복된다. 추간판 탈출증도 수술을 요하는 예는 5% 이하에 불과하다. 따라서 내과의가 충분히 대응할 수 있는 질환이다.

1. 해부

허리부분의 골격은 5개의 요추, 선골, 미골, 장골로 이루어져 있다. 하나의 요추에는 추간판(disc)과 뒤쪽에 2개의 추간관절이 있다(그림 5-34).

척수는 L_1-L_2 레벨에서 종사(終絲)가 되어 마미를 형성한다.

요통이 발생하는 해부학적 부위는 기본적으로

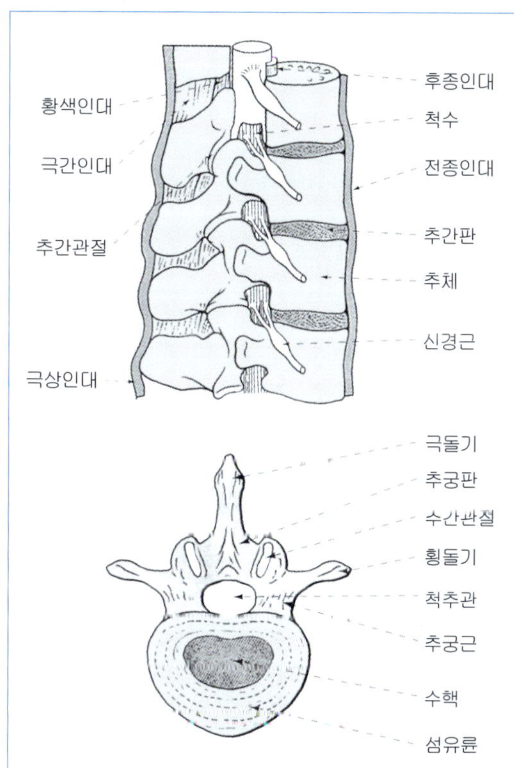

그림 5-34. 허리부위의 척추구조

'경부의 통증' 에서 설명한 바와 같다(표 5-1). 통증에 예민한 조직은 추체의 골막, 경막, 추간관절, 추간판의 섬유륜, 경막정맥, 후종인대 등이다.

2. 요통질환에 대한 접근

급성 요통증의 대부분은 기계적(물리적)인 통증이다. 추간판, 추간관절, 근 · 근막성에 기인한 것이 주를 이룬다. 이들은 단독인 경우도 있지만 복합해서 나타나는 경우도 있다.

고령자의 경우 만성 요통을 호소하는 경우가 많은데, 이는 추간관절에 기인하는 경우가 많다고 볼 수 있다. 요추전위, 척추관협착증도 꽤 빈도가 높은 질환이다.

요통질환에 대한 접근은 우선 압도적으로 많은 수를 차지하는 메커니컬한 통증을 염두에 두고 종창, 감염증, 염증성 류마티스를 짚어가는 순서로 한다.

1) 직업, 정신적 요소

만성화된 요통을 보면 직업적, 정신심리적 요소가 더해진 경우가 적지 않다. 업무에 만족을 못하거나 지루함을 느끼는 사람이나, 우울, 불안, 간질기질, 히스테리가 심리테스트에서 나타나기도 한다. 이 같은 요소가 요통의 원인인지 결과인지는 확실치 않다. 미국 등에서는 노동재해보상과 관련된 소송 등에서 요통이 장기화되는 경향이 있다.

2) 좌골신경통

좌골신경통(sciatica)이란 병명이 아닌 증상이다. 동통이 하지, 무릎 이하까지 퍼지는 것을 말한다. 좌골신경통은 추간판탈출증, 관절의 변행성 변화에 의한 신경근 자극, 요추전위, 근 · 근막성 통증 또는 대전자의 활낭염에서도 발생한다. 그러나 본래의 좌골신경통은 하나의 Dermatom에 따라 동통, 저림이 나타나 지각, 운동신경과 건반사 이상이 나타나는 것을 가리킨다.

3) 심각한 요통

주된 것으로는 종양성 통증, 출혈, 감염, 마미증후군(cauda equina syndrome)이 있다(표 5-4).

마미증후군은 탈출증이 후방정중방향으로 크게 탈출되어 일어나고, 양하지 마비, 둔부의 저림, 방광직장 장해가 나타나 응급 수술을 요한다. 누가 봐도 심각성이 확실한데 다행히 빈도는 적다.

종양이나 감염증이 원인인 경우는 밤중에 앙와위에서도 통증이 계속되는 것이 특징이다.

심각한 요통이 의심되는 증상을 표 5-5에 나타냈다.

표 5-4. 중증 요통

종양
감염, 농양
출혈
마미증후군
복부대동맥류파열
내장성(신장, 췌장 등)

표 5-5. 심각한 요통이 의심되는 증상 · 소견

발열, 체중 감소
야간통, 안정시의 통증
암의 기왕력
부신피질스테로이드 사용중
변행성 신경증상(운동, 지각마비, 방광직장증상)

4) 관련통

요로결석에 의한 통증이 심한 요통이 되어 나타

난다는 것은 누구나 잘 알고 있다. 복강내 또는 골반내 장기의 장해가 관련통(referred pain)으로 요배부에 나타난다(그림 5-35, 표 5-6).

내장성 통증으로는 허리부위를 움직여도 통증이 변하지 않는 것이 특징이다.

내장성 통증이 의심되면 복부 진찰을 하여 덩어리나 압통이 있는지 확인한다. 혈관 청진, 촉진을 염두에 두고 한다.

표 5-6. 내장성 요통

장기	질환
심장	세균성 심내막염
위(후벽)	궤양, 종양
담낭	담석
췌장	종양, 췌염, 낭종
후복막	출혈, 종양
혈관	복부동맥류, 신동정맥혈전
결장	대장염, 게실염, 종양
자궁	월경통, 내막증
전립선	암, 전립선염
신장	요로결석, 감염증

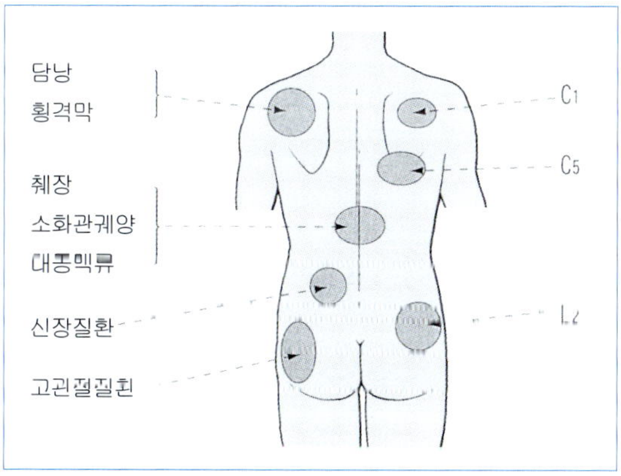

그림 5-35. 관련통(referred pain)
(Doherty M, Hazleman BL, Hutton CW, et al (eds) : Rheumatology examination and Injection techniques, WB Saunders, 1995에서 인용)

3. 환자의 진찰

1) 문진

중요한 문진사항은 다음과 같다.

① 통증이 언제부터 시작되었는가?
② 무거운 물건을 든 적이 있는가, 원인이라고 생각되는 것이 있는가?
③ 이전에도 같은 통증을 느낀 적이 있는가?
④ 어떤 자세를 취할 때 통증이 좀 나아지는가 아니면 더 심해지는가?
⑤ 통증이 어딘가로 퍼지는 느낌이 있는가?
⑥ 근력 저하나 보행이 힘들었던 적이 있는가?
⑦ 최근 열이 나거나 체중이 감소되지는 않았는가?
⑧ 소화기, 비뇨기 증상, 월경과의 관련이 있지는 않은가?

2) 신체 소견

a. 시진과 촉진

시진에서는 측만이나 후만 등 척추의 변형, 방척추근의 스파즘 유무를 살핀다. 측만은 전굴자세에서도 남아 있을 경우 이상인 것으로 본다.

촉진에서는 특히 스파즘, 압통 부위의 유무에 대해 살핀다.

b. 고타통(叩打痛)

고타통은 척추 위부터 방척추근을 따라 검사한다(그림 5-36). 추체에 골절, 염증 또는 추간판 탈출증가 있을 경우 통증이 생긴다.

c. 관절의 움직임

전굴, 배굴, 측굴, 회선이 있는데 중요한 것은 전

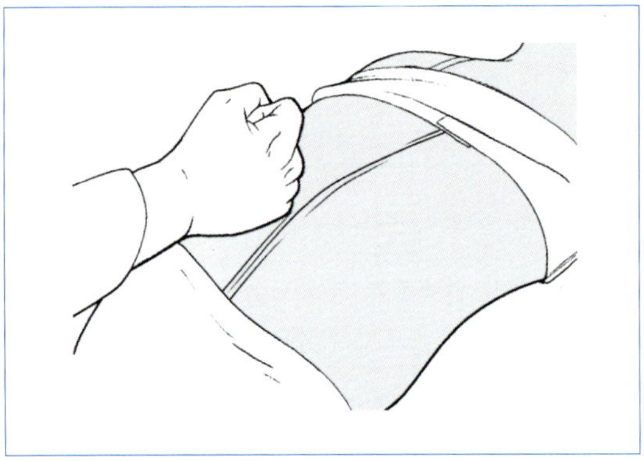

그림 5-36. 고타통
가볍게 주먹을 쥐어 위에서 두드려본다.

굴과 배굴 검사이다.

전굴에서는 손가락 끝이 바닥에 닿도록 몸을 굽히게 한다. 정상적인 요추전만이 전굴 자세에 의해 자연스럽게 되는지 여부를 본다.

손가락 끝과 바닥과의 거리 측정은 개인에 따라 차이가 있다.

추간판 탈출증는 전굴 자세에서 통증이 심해지고, 추간관절의 통증은 배굴 자세에서 심해진다.

d. 천장관절

천장관절은 촉진이 다소 어려운 관절인데, 손가락으로 눌러서 압통이 있는지의 여부를 본다. 환자를 측와위로 눕게 하고 골반을 위에서 누르는 방법도 있다.

e. 고관절

고관절의 통증이 요통으로 나타나는 경우가 있다. 내선, 외선 테스트로 이상이 있는지 살펴본다.

대퇴골 대전자의 활낭염도 통증이 둔부와 대퇴부로 퍼져 요추 탈출증와 혼동된다. 압통이 없는 것을 반드시 좌우 비교해서 살핀다.

f. SLR 테스트

Straight leg raising test(SLR test, Laségue test, 하지신전거상테스트)는 신경근 자극 테스트이다(그림 5-37). L_5, S_1의 신경근과 좌골신경이 둔부를 통과하는 부분을 스트레치한다. SLR test는 비특이적 검사로, 햄스트링스(대퇴낭측의 근)의 스트레치에서도 통증이 생긴다. SLR test에 의해 반대쪽 하지에도 방사통이 나타날 경우 추간판 탈출증일 가능성이 높다.

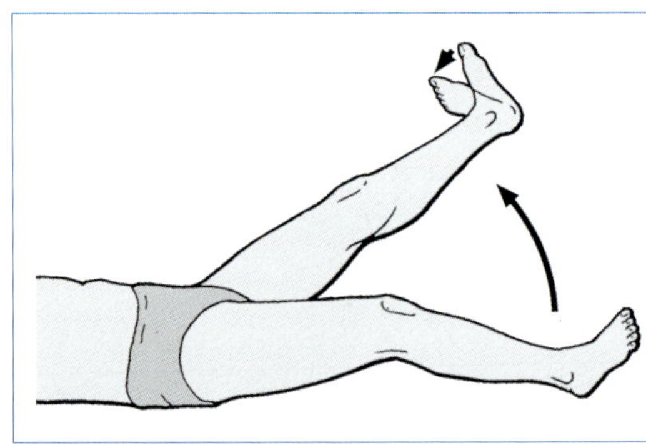

그림 5-37. straight leg raising test
무릎을 편 상태에서 들어올리면 하지에 통증이 생긴다. 각도를 조금 내려 발을 배굴시키면 근이 자극되어 다시 통증이 나타난다(Bragard sign).

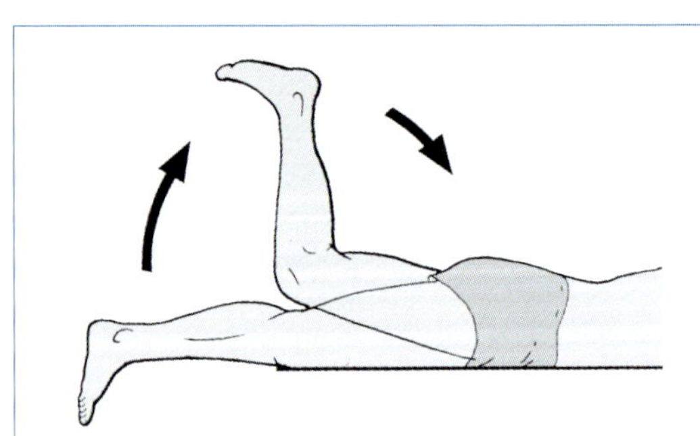

그림 5-38. 대퇴신경 스트레치 테스트
무릎을 구부려 고관절을 신전시키면 대퇴 전면에 통증이 생긴다.

표 5-7. 허리부위의 신경근 장해

고위	지각	운동	반사
L_2	대퇴상부전면	고굴곡/내전	(−)
L_3	대퇴하부, 무릎 전면	고내전/슬신전	슬개건 반사
L_4	장딴지 내측	슬신전 족배굴/내선	슬개건 반사
L_5	장딴지 외측 족배	족/엄지발가락 배굴 고신전/외전 슬굴곡	(−)
S_1	족외측 족저	족/발가락 저굴 족외선 슬굴곡	아킬레스건 반사

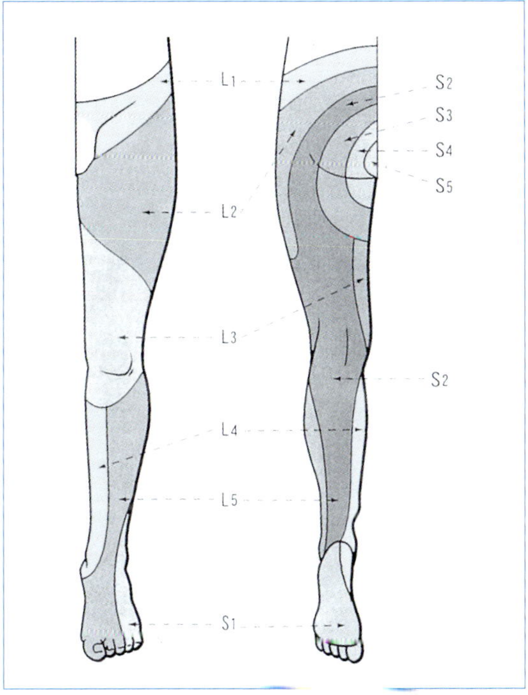

그림 5-39. 하지 지각, Dermatome
(Borenstein DG : Low back pain, Practical rheumatology. Klippel JH, Dieppe PA (eds), p53-73, Mosby, 1995에서 인용)

g. 대퇴신경 스트레치 테스트
(femoral nerve stretch test)

대퇴신경 스트레치 테스트는 상부 요추 L_2-L_4의 신경근과 골반 전면을 지나는 대퇴신경을 스트레치한다(그림 5-38).

h. 신경학적 검사

Dermatome에 따라 지각이상이나 운동마비가 있는지를 중심으로 검사한다. 추간판 탈출증에서 많은 것은 L_5, S_1 증상이다. L_5의 장해는 엄지발가락 배측의 지각둔하, 엄지발가락의 배굴력 저하를 보인다. S_1 증상은 족외측면, 족저의 지각이상과 저굴력 저하, 아킬레스건 반사 저하를 보인다(표 5-7, 그림 5-39).

4. 요통 질환

가장 중요한 것은 요통의 원인이 메커니컬한 것인지 아닌지를 먼저 구별하는 것이다. 메커니컬한 통증이란 해부학적 구조의 비틀림, 마찰, 어긋남 등 물리적 이유에 의해 일어나는 것을 가리킨다.

1) 메커니컬(기계적, 물리적) 요통(표 5-8)

a. 요부강직 또는 요추염좌

요부강직(strain) 또는 염좌(sprain)라고 불리는 요통에는 여러 가지가 포함된다. 기립을 지탱하는 근육의 통증, 연부조직과 추간관절의 통증 또는 인대성 통증이 있다.

원인으로는 바르지 못한 자세나 과도한 부담, 무의식중에 입은 외상, 너무 푹신한 침대, 자동차 시트 불량, 낮은 소파, 장시간의 앉은 자세 또는 선 자세, 중요(中腰)자세, 물건을 들어올리는 직업에 종사하는 등을 들 수 있다.

소위 "허리가 삐끗" 했다는 것은 앞으로 구부린 자세에서 그대로 움직일 수 없게 되는 강한 급성 통증이다. 추간관절에 기인한 통증으로 볼 수 있다. 대개 4일 정도면 통증이 사라진다.

아급성 통증은 주로 둔통이다. 움직이면 통증이 심해지고 안정을 취하면 없어지는 것이다. 때로는 통증이 하지로 방사되기도 한다. 추간관절(facet)증후군, 후부관절증후군, 요선부통 등 여러 가지 호칭이 있다. 이들 모두 요추 후부에 위치하는 추간관절과 인대의 통증이라는 것을 강조한다.

b. 추간판 탈출증

예를 들어 무거운 물건을 들었을 때 급성으로 일어나는 경우가 많다. 탈출한 탈출물이 신경근을 압박하면 "좌골신경통"을 일으킨다. $L_5(L_4\text{-}L_5)$, $S_1(L_5\text{-}S_1)$의 신경위치에서 일어나기 쉽다. 동통은 대퇴 후면, 외측면에서 하퇴 외측에 걸쳐 방산된다. 기침을 하거나 앉은 자세 또는 valsalva maneuver 등 척수내압이 상승하는 동작을 하면 심해진다.

신체소견에서는 straight leg raising test(SLR 테스트)가 30° 에서 이미 양성으로 나타난다. 신경근 고위레벨에 준한 지각, 운동, 반사신경 마비가 나타난다. 일반적으로 한쪽에만 나타나는 일측성이다(그림 5-40, 5-41).

보존적으로 치료하는 것이 좋으며 약 3개월 정도 경과를 본다. 대부분은 그 안에 개선된다.

표 5-8. 메커니컬 요통

	요부강직(염좌)	추간판탈출증	변행성관절증	척추관협착증	전위
발증 연령	20~40	30~50	>50	>60	20~30
통증 패턴					
부위	요부	요부/하지	요부	하지	요부
발증형태	급성	급성	서서히	서서히	서서히
기립	↑	↓	↑	↑	↑
좌위	↓	↑	↓	↓	↓
앞으로 구부림	↑	↑	↓	↓	↑
SLR	−	+	−	+(운동 후)	−
단순 X선 사진	−	−	+	+	+
CT/척수 조영술	−	+	±	+	+
MRI	−	+	±	+	±

↑ : 동통 증가, ↓ : 동통 감소, SLR : straight leg raising

(Borenstein, Disorders of the low bach and neck, Primers on the rheumatic disease, 1997에서 인용)

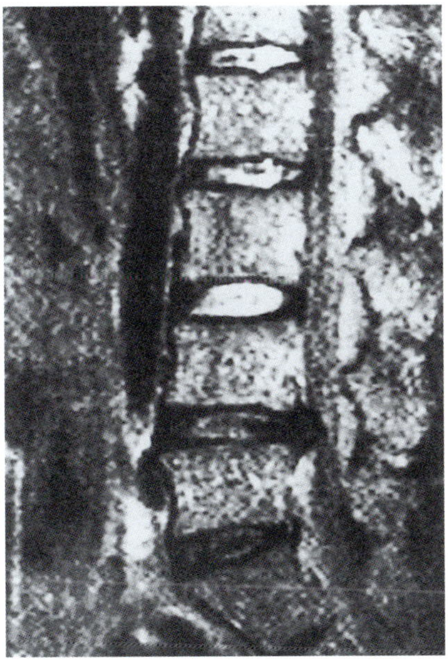

그림 5-40. L_4-L_5 추간판 탈출증
MRI의 T2 강조상. 추간판의 변성을 나타내는 신호 저하와 후방으로의 돌출(本壓總合病院 阿部健男씨 제공)

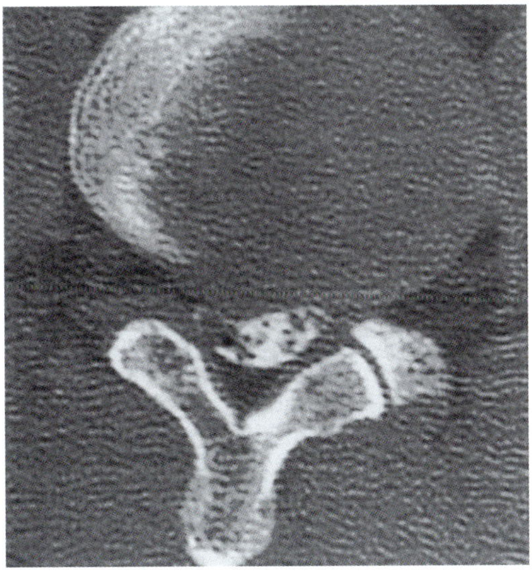

그림 5-41. L_4-L_5 추간판탈출증
CT영상. 추간판이 후방으로 돌출, 마미신경을 포함한 경막관을 압박(本壓總合病院 阿部健男씨 제공)

진행성 운동마비나 직장 · 방광 장해 등 마미신경 증상을 보일 경우에는 외과진찰이 필요하다.

c. 변행성 요추증(변행성 관절증)

요부척추증(lumbar spondylosis)이란 본래 추간판의 변성과 그에 따른 2차적인 골극 형성을 의미한다(그림 5-42). 그러나 추체 뒤에 있는 추간관절의 변행성 변화도 여기에 포함된다. 추간판의 변성이 먼저 있고 그로 인해 뒤에 있는 추간관절에 하중 변화를 초래해 변성된다는 설이 있다.

일반적으로 변행성 관절증의 동통은 아침보다 저녁에 더욱 심하다.

요부의 추체는 골극 형성이 앞쪽에 일어나는 경향이 있다. 따라서 신경근의 압박증상이 오히려 추

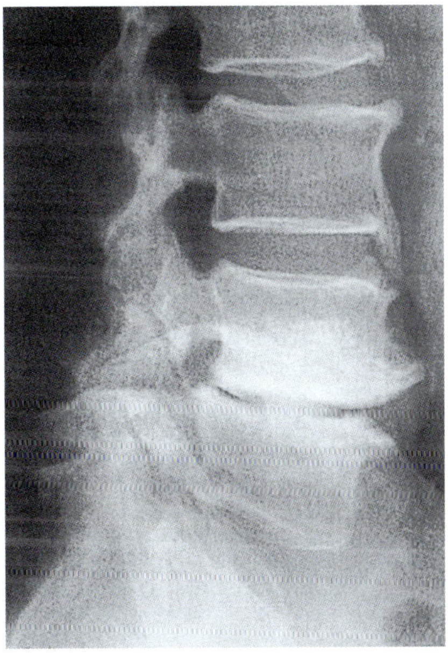

그림 5-42. 요추 측면 단순 X선영상
변행성 요추증. L_4-L_5간의 추간강 협소화. 추체의 경화상과 가로로 펼쳐진 커다란 골극형성. 뒤쪽의 추간관절에도 변성이 보인다.

간관절 부분의 골극, 비대화에 의한 경우가 많다.

추간관절의 통증은 배굴 자세에서 심해진다. 방사통은 대퇴 후부에 나타나는 경우가 많다. 환측으로 측굴시키면 동통이 더욱 심해진다(facet syndrome).

그림 5-42에 나타낸 것처럼 진행된 X선 사진상의 변화는 아무 증상이 없는 사람에게서도 이와 같이 확인된다. 진료에 있어서는 무엇보다도 임상소견을 우선한다.

d. 척추관협착증

척추관협착증(spinal stenosis)의 원인으로는 선천성, 골극형성, 황색인대 비후, 추간판의 후방 돌출 등이 있다. 협착된 곳은 한 곳인 경우도 있지만 여러 곳인 경우도 있다.

증상은 기립자세 또는 보행시의 하지 저림, 통증이다(간헐성 파행). 동맥 협착에 의한 혈관성 파행과 달리 하지에 동통 증상이 나타나기까지의 보행거리는 일정하지 않다. 또한 멈추어 섰을 때에도 통증이 개선되지 않는다. 앞으로 구부리거나 앉은 자세에 따라 척추관이 벌어져 증상이 나아진다.

단순 X선 사진, CT 화상은 골성의 협착상을 보이며, MRI에서는 신경 압박상을 확인할 수 있다.

동통이 일어나는 원인으로는 마미신경으로의 혈류 저해를 들 수 있다.

혈류개선약 투여, 경막외 스테로이드 주사가 시도되고 있다.

외과적 치료의 성공률은 65~80%로 알려져 있으며, 증례의 약 1/4은 5년 이내에 협착증상이 재발된다.

e. 요추전위

추체가 전후 방향으로 미끄러진 상태에서 추간판이 변성되어 그로 인해 추간관절이 어긋나게 되는 것이다. L_4의 전방활증이 많다(그림 5-43).

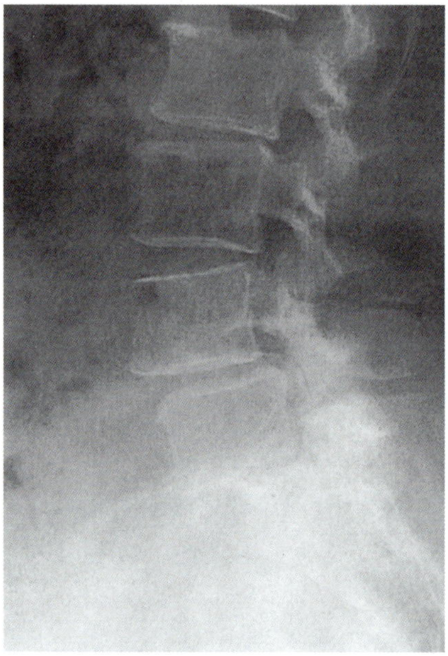

그림 5-43. 요추전위
L_4의 전방전위가 많다.

증상은 요부의 통증, 신경근 증상, 간헐성 파행이다. 고령자에게서 많이 볼 수 있다. 청년층에서는 추궁의 관절돌기간 이완에 의한 척추분리증을 기초로 일어난다. 척추분리의 원인으로는 소년기의 심한 운동도 원인 중 하나로 들 수 있다.

f. 골절

고령자의 척추압박골절에 특히 주의한다. 골다공증이 확인된다. 외상에 관한 에피소드가 반드시 명확한 것은 아니다. 부신피질 스테로이드 호르몬 복용자의 경우 그 빈도가 더 높다.

골수종이나 전이성 종양, 갑상선기능항진증, 부갑상선기능항진증에 수반하는 경우도 있다.

2) 전신성 질환에 의한 요통

요통에 체중감소, 발열, 전신권태, 야간통, 아침에 느끼는 뻣뻣함이 심한 경우 종양, 감염, 염증 류마티스를 고려한다.

a. 강직성 척추염

청년기의 남자에게 발병한다. HLA-B27과 관련되며 가족성이 있다. 증상은 허리 부위의 나른한 통증, 특히 아침에 뻣뻣함을 심하게 느낀다. 허리 부위에 운동제한이 있으며, 천장관절에서 압통이 확인된다. 단순 X선 사진으로 천장관절의 염증을 확인한다.

b. 종양의 전이

중요한 제외진단이다. 여성의 경우는 유방, 남성의 경우는 전립선으로부터 암이 전이되는 경우가 많다. 전이가 잘 일어나는 부위는 추궁이다. 요추 X선 사진 정면에서 추궁근이 소실되었음을 볼 수 있다.

c. 원발성 종양

빈도는 적은 편이다. 골수종이 주를 이룬다.

d. 감염

결핵이 잘 일어나는 부위는 흉추 하부에서 상부 요추에 걸친 곳이다. 우선 추체에 감염이 일어나고 다음으로 추간판강으로 파급된다.

경막외 종양이 발생하여 근 증상을 일으키는 경우가 있다. 진단에는 MRI가 뛰어나다. 그 외 요로나 피부감염으로부터의 전이성 골수염이 있다

e. 류마티스성 다발근통증

고령자에게 나타나는 질환이다. 허리부터 대퇴에 걸쳐 막연하게 아프거나 뻣뻣함이 있다. 같은 증상이 어깨와 경부에도 보인다. 적침이 심하게 항진되어 있는 것이 특징이며, 종종 100mm/시간 이상에 달한다.

5. 방사선검사

1) 단순 X선 사진

골절, 종양, 감염, 염증 류마티스가 의심되지 않는 한 50세 이하의 급성 요통 환자는 X선 사진을 찍을 필요가 없다. X선 사진이 필요한 경우를 표 5-9에 나타낸다.

단순 X선 사진은 전후(그림 5-44), 측면상으로 한다. 정면상에서는 골반이 들어가도록 하여 천장관절도 살핀다. 사위X선사진은 기본적으로 필요하지 않다. 분리증 등 그에 따라 얻을 수 있는 정보량은 4~8% 늘지만 X선 조사량이 2배가 된다.

표 5-9. 요부 단순 X선 사진이 필요한 경우

① 50세 이상	⑤ 발열, 체중 감소
② 외상	⑥ 염증 류마티스
③ 암의 기왕력	⑦ 신경학적 이상
④ 야간통	⑧ 고타통

2) CT, MRI, 척추강 조영술

추간판탈출증, 척추관협착증, 종양, 감염증 진단에 유용하다. 무증상인 청년층에서도 CT, MRI로 약 25~30%가 이상 소견이 확인된다. 요통 진단에는 무엇보다도 임상 소견이 중시된다.

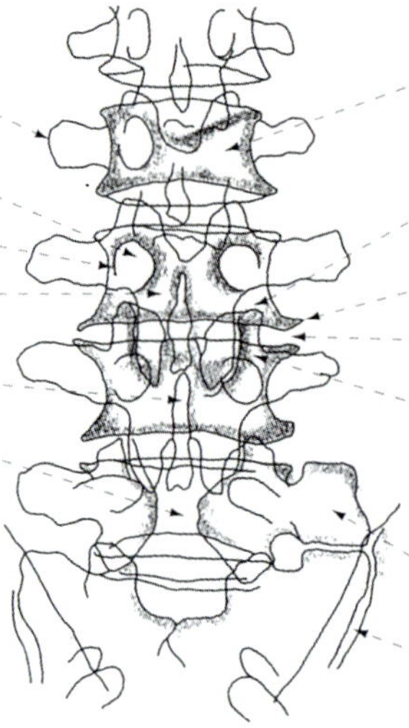

그림 5-44. 요부 X선 사진 정면 판독
(堀尾重治 : 골 · 관절 X선 사진의 촬영방법과 판독, 의학서원 1989에서)

6. 혈액검사

감염, 종양이 의심될 경우나 스크리닝할 때 실시한다. 강직성 척추염 등 염증 류마티스에서도 적침, CRP가 상승한다.

7. 치료

급성 요통증은 경과가 양호하여 종양이나 감염증에 기초한 것을 제외하고 90~95%는 2개월 이내에 회복된다. 좌골신경증상이 있는 경우에도 1개월 이내에 50%는 회복된다. 급성 요통증은 양성으로 호소한다는 것을 먼저 인식해두는 것이 중요하다.

1) 급성기 치료

a. 환자 교육

1933년에 Ghormley는 요통의 원인으로 추간관절(facet joint)의 중요성을 이미 강조했다. 고장식염수를 그 부위에 주사하면 탈출증와 마찬가지로 하지까지 방산하는 통증이 나타난다. 그리고 국소마취제 주사에 의해 통증이 없어진다. 마찬가지로 허리부위의 근육층 내에 고장식염수를 주사해도 같은 증상이 나타난다. 동통이 해부학적으로 어느 부위에서 일어나는지 임상증상으로 판단하는 것이 간혹 어려운 경우도 있다. CT, MRI가 발달한 오늘날에도 이는 마찬가지이다. 탈출증 수술을 받은 후 통증이 개선되지 않아 환자가 욕구불만에 빠지는 경우가 있는데, 간혹 원인이 거기에 있는 경우도 있다.

중요한 것은 허리 통증이 어디에서 온 것인지 판단되지 않는 경우가 있다는 것과, 대부분의 요통이 보존적 치료에 의해 개선된다는 것을 미리 설명해 두는 것이다.

b. 침대위 안정

2주 이상 안정하는 것과 1주 동안 안정하는 것에 차이가 없으며, 현재는 매우 짧은 2일 안정이 권장되고 있다. 단기간의 안정은 심폐기능이나 근력 저하를 걱정하지 않아도 된다.

c. 운동

발증 후 2주 정도 지나 동통이 어느 정도 개선되었으면 서서히 운동량을 높인다. 체간의 스트레치 운동은 몸의 뻣뻣함을 해소하는 데 좋다(그림 5-45). 골반경사운동은 장요근을 스트레치하고, 또한 허리의 과도한 전만을 보정한다(그림 5-46).

복근력을 강화시키는 운동은 요통이 개선된 후에도 중요하다(그림 5-47). 체간은 일종의 원통형 구조물이다. 복근을 단련함으로써 허리에 대한 부담을 줄일 수 있다.

허리에 대한 스트레스가 적은 전신운동에는 보행, 수영, 자전거 타기가 있다. 환자의 연령과 환경을 고려하여 권유한다.

d. 진통약

동통을 억제하는 데에는 비스테로이드계 진통소염약을 사용한다. 진통작용이 있고 항염증작용은 있지 않은 아세트아미노펜이 적합하다. 진통작용은 약하다.

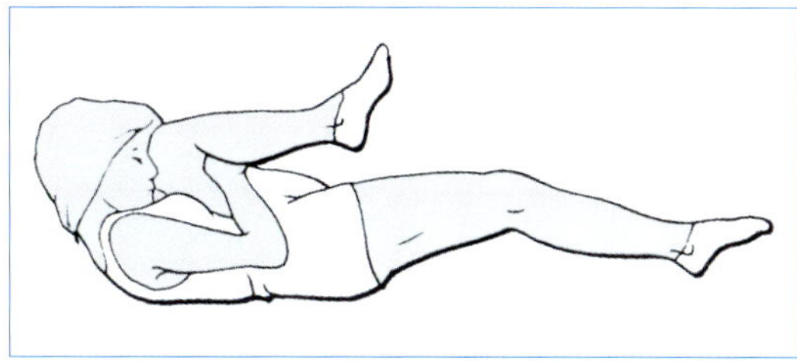

그림 5-45. 허리부위의 스트레치
양손으로 무릎 뒤쪽을 잡고 무릎을 가슴까지 끌어당긴다. 요선부의 근막을 스트레치한다.

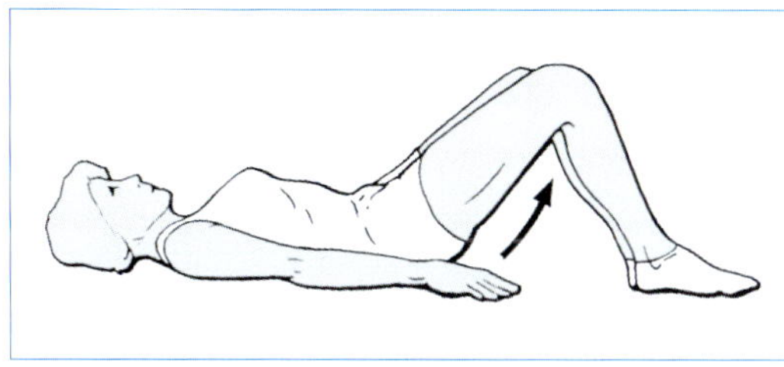

그림 5-46. 골반경사(pelvic tilt)운동
앙와위에서 요부를 편평하게 하고 양 무릎을 구부려 발을 바닥에 붙이고 안정하게 한다. 복근을 수축하며 골반을 뒤쪽으로 천골과 미골 부분을 들어올리는 느낌으로 한다. 양손은 복부 위에 두어도 된다.

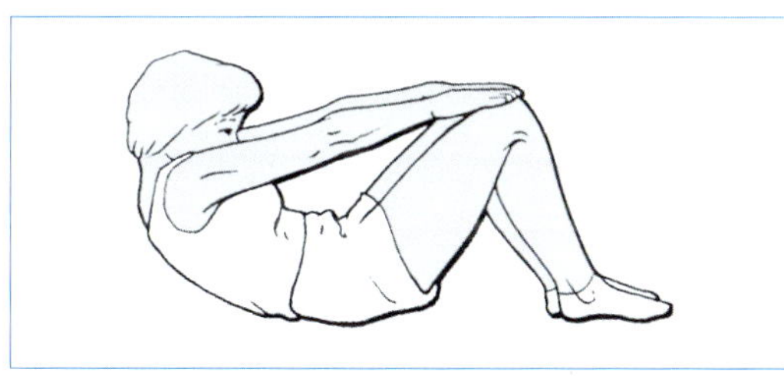

그림 5-47 복근력 강화
양 무릎을 세우고 발을 바닥에 붙인 상태에서 상반신을 천천히 들어올린다. 15cm 정도 올리는 것이 좋다. 처음에는 이 자세로 여섯까지 세다가 마지막에는 약간 힘들다 싶을 때까지 또는 10까지 세는 정도로 해나간다.

e. 근이완약

비스테로이드계 진통소염약과 함께 사용한다. 마이너트랜킬라이저도 유용하다. 졸음에 주의한다.

f. 국소마취제

압통 부위가 명확하며 통증이 심할 경우 리도카인과 부신피질스테로이드약을 혼합주사하는 것이 유효하다. 리도카인의 양을 적게 하는 것이 안전하다.

g. 기타 치료

워싱턴 DC의 "The Agency for Health Care Policy and Research"의 1994년 리뷰 보고에 따르면 허리의 견인, 추간관절의 주사, 경막외 주사, 경피적 전기자극, 바이오피드백, 침 등의 치료는 급성기 요통에 유용성이 없다고 한다. 지압, 매니퓰레이션(카이로프랙틱 등)에는 어느 정도 유효성을 보였다. 하지만 매니퓰레이션은 신경근 증상이 있을 경우 리스크가 있는 것으로 여겨진다.

2) 만성기 치료

발병 후 3개월 이상 경과되어도 요통이 개선되지 않는 경우를 말한다. 단순 X선 사진, CT, MRI 검사 등을 실시하여 동통 발생부위를 특정하는 작업이 필요하다. 또한 전신성 질환의 리스크 팩터를 검토하여 지금까지의 치료방법을 바꾼다. 환자의 직업, 환경 등 사회적 배경에 관한 사항도 다시 파악한다.

1년 이상 경과해도 개선되지 않는 요통은 일반적으로 예후가 좋지 않다. 요통이 발생했어도 회복되어 다시 직장으로 복귀한 예의 경우 75%는 6주 이내에 복귀했다. 1년 이상 쉬었던 사람이 앞으로 다시 업무에 복귀할 가능성은 25%에 불과하다.

Chapter 6

무릎의 통증

무릎의 통증은 관절, 활낭, 인대에서 발생한다. 촉진이 용이한 관절이므로 내과의들도 기본적 진단이 어렵지 않다.

1. 해부

1) 관절

무릎의 관절면에는 3개가 있다. 하나는 슬개골과 대퇴골 사이에서 만들어지는 슬개 · 대퇴관절, 다른 하나는 대퇴골과 경골에서 만들어지는 본래의 슬관절이며, 외측면과 내측면은 각각 하나의 관절로 여긴다. 관절 표면은 초자연골로 덮여 있다. 슬관절에서는 섬유연골인 타원형 반월판(메니스커스)이 그 위에 놓여 관절면을 깊게 한다.

2) 활낭

10개 이상의 활낭이 있다. 슬개상활낭(포)(suprapatellar bursa)는 무릎 전면, 슬개골 위로 뻗어 위치하는 가장 큰 활낭이다(그림 5-48). 관절강과 교

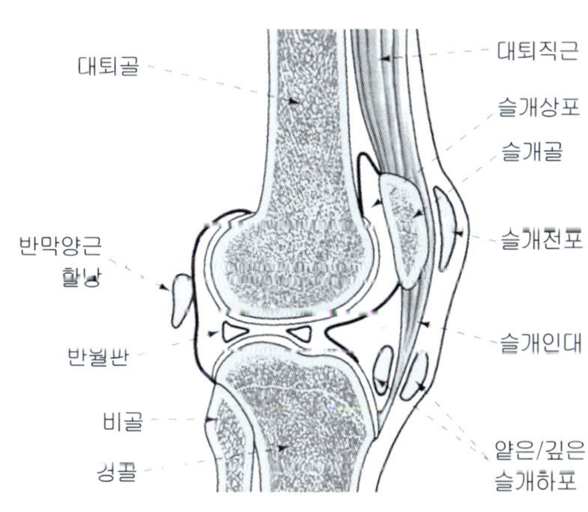

그림 5-48. 무릎의 관절과 활낭

통하며 무릎에 액이 차면 무릎 위로 종창이 되어 나타난다.

반막양근활낭(semimembranous bursa)은 무릎 뒤쪽에 위치하며 슬관절과 교통하기 때문에 관절의 염증이 이 부위에 미치면 무릎 뒤로 종창이 되어 나타난다.

거위발활낭(anserine bursa)은 경골의 내측과부, 관절강보다 약간 아래에 위치한다. 종종 무릎 통증의 원인이 된다.

그 외에 임상적으로 중요한 활낭에는 슬개전활낭(prepatella bursa), 슬개하활낭(infra- patellar bursa) 등이 있다.

3) 인대

슬관절 중앙부에서 교차하는 2개의 십자인대와 외측 및 내측의 양측부인대가 있다.

2. 무릎질환에 대한 접근

1) 진찰

관절의 부종 유무, 관절강에 따른 통증, 활낭 등에 포인트를 두어 진찰한다.

압통이 어느 부위에서 발견되는지 잘 촉진하는 것이 중요하다. 슬개골을 좌우로 가볍게 움직여 슬개・대퇴관절에 마찰에 의한 통증이 생기는지도 본다. 또한 십자인대와 측부인대에 느슨함이 없는지 살핀다. 무릎을 구부린 상태에서 하퇴에 내선, 외선을 가하며 신전시키고 메니스커스에서의 클릭음이나 통증이 생기지 않는지도 확인하면(McMurray test) 무릎 진찰을 완벽하게 할 수 있다.

2) 관절 천자

급성 부종, 발적을 수반하는 경우에는 세균에 의한 감염, 통풍, 위통풍을 고려하여 반드시 관절 천자를 실시한다. 슬관절 천자는 어렵지 않게 할 수 있다. 관절 신전측에는 혈관이나 신경이 뻗어있지 않아 안전하게 할 수 있다. 청결에만 신경을 쓰면 된다.

관절액을 채취하고 나면 우선 혼탁도를 본다. 탁도가 심해 보이면 백혈구수와 배양검사를 하도록 한다. 통풍, 위통풍이 의심되는 증례에서는 현미경 검사로 결정을 찾는다. 만성 부종인 경우에도 일측성인 경우는 결핵 등에 의한 비교적 염증이 약한 감염증을 염두에 두어 한 번은 천자액을 확인하도록 한다. 양측성 부종일 경우에도 진단을 확정할 수 없을 때에는 천자를 실시한다.

일상 진료에서 가장 많이 접하게 되는 것은 변행성 슬관절증이다. 그 경우 관절액은 점성을 띠며 투명하다.

3) 단순 X선 사진

정면상에서 충분한 정보를 얻을 수 있다(그림 5-49). 관절열극(강)은 연골의 두께를 나타낸다. 관절

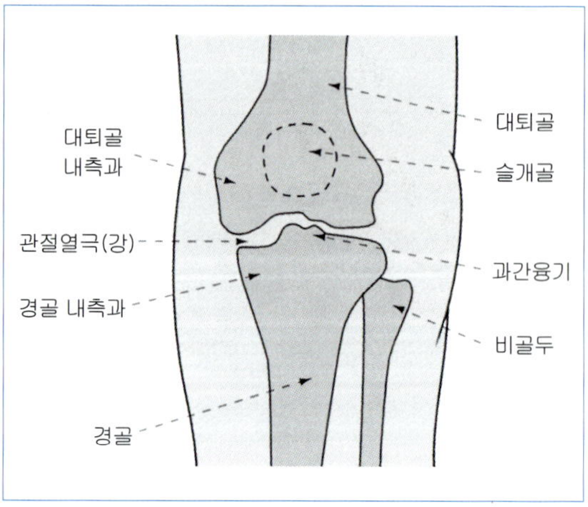

그림 5-49. 슬관절의 전후방향 X선 사진

열극의 협소화는 연골의 마모, 감소를 의미한다. 서 있는 자세나 하중이 가해진 상태에서 X선 촬영을 하면 관절열극의 협소화를 보다 선명하게 얻을 수 있다. 측면상은 슬개골 후면을 볼 때 한다.

4) 혈액검사

염증성 류마티스 질환이나 감염증일 경우에는 적침, CRP에 상승을 보인다. 변행성 관절증의 경우는 정상이다.

3. 관절 질환

1) 변행성 슬관절증

고령의 여성에게 많으며, 주로 보행시의 통증을 호소한다. 노인들의 경우 "무릎에 물이 찼다"고 말하는 경우 대부분 이 질환을 가리킨다.

양 무릎의 내반슬(소위 '안짱다리')을 보이는 예가 많다. 관절강을 따라 압통을 보이며, 앙상한 뼈 주위의 융기, 비후가 만져진다.

X선 사진에서는 관절 열극에 협소화, 골극 형성, 연골하골의 경화상이 보인다(그림 5-50).

2) 류마티스 관절염(RA)

초기 증상이 무릎에 나타나는 경우는 오히려 적은데 경과중 대부분은 무릎 염증이 꼭 발생한다고 봐도 좋다. 물렁물렁한 활막의 비후가 만져지며 간혹 다량의 관절액이 저류되어 있다.

관절액 중의 백혈구 수는 수천에서 2~3만/㎣ 전후에 이르는 경우도 있다. 백혈구 수가 많고 관절액이 혼탁한 경우는 배양검사를 해보는 것이 좋다.

X선 사진에서는 관절열극의 미만성 협소화가 주를 이룬다(그림 5-51).

3) 슬연골 석회화증

무릎 X선 사진을 찍으면 무릎의 초자연골 또는 반월판(메니스커스)을 따라 석회가 침착된 것을 볼 수 있다(그림 5-52). 피로인산칼슘이 침착된 것이다. 고령자에게서 자주 볼 수 있는 소견으로, 간혹

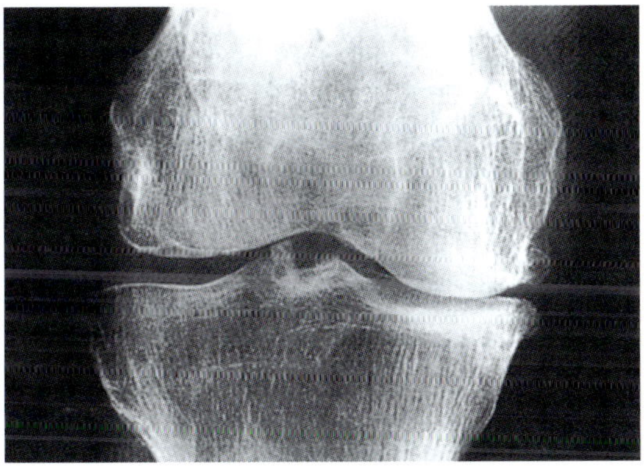

그림 5-50. 변행성 슬관절증
관절열극(강)의 비대칭성 협소화, 골극 형성, 연골하골의 경화상이 특징이다.

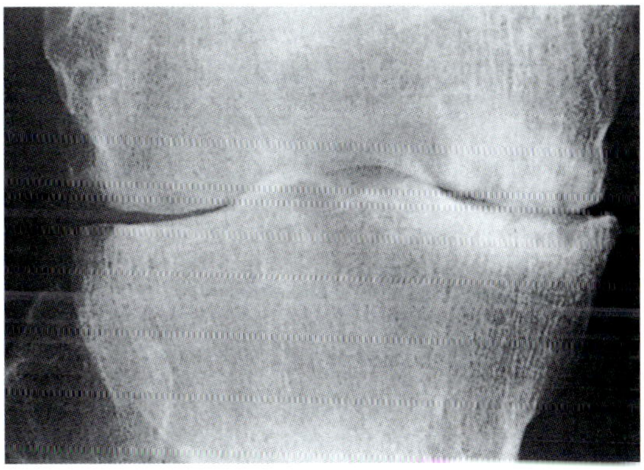

그림 5-51. 류마티스 관절염(RA)
미만성 관절 열극의 협소화가 특징이다. 사진에서는 2차성 반응성 골경화도 일어났다.

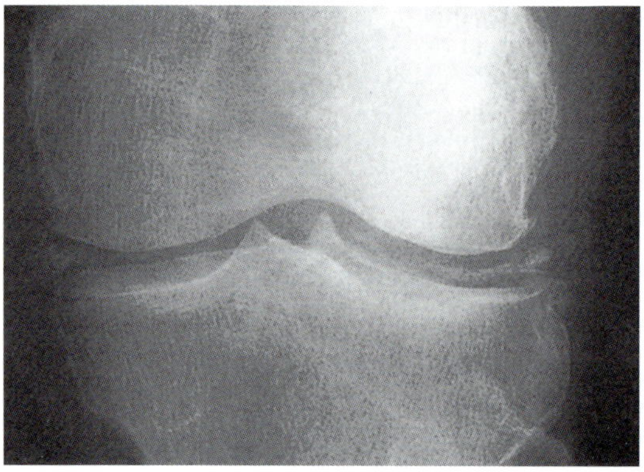

그림 5-52. 연골 석회화증

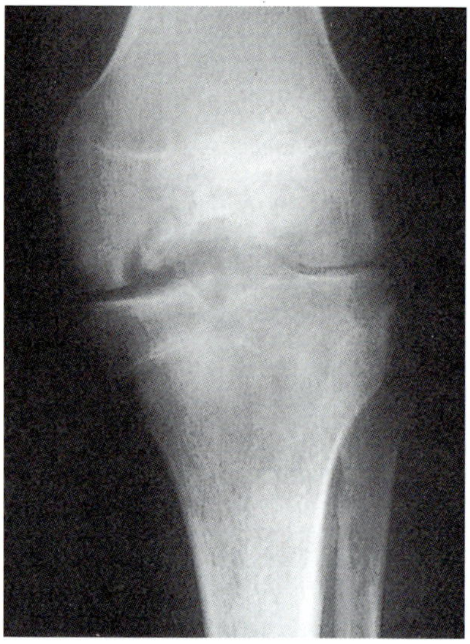

그림 5-53. 스포로트리쿰에 의한 진균감염증
관절 파괴가 심하게 일어난 상태이다.

피로인산칼슘의 결정이 유리되어 급성 염증의 원인이 되는 경우가 있다. 이것이 위통풍의 발작이다. 관절액 중의 호중구가 피로인산칼슘 결정을 탐식하고 있는 영상을 현미경 검사로 확인할 수 있다. X선 사진상의 연골 석회화는 위통풍 발작 증상이 있는 예에서만 의미를 가진다.

4) 통풍성 관절염

통풍성 관절증은 하지 관절에 일어나기 쉬우며, 슬관절도 자주 발생하는 부위 중 하나이다. 단관절성인 경우가 많고, 간혹 급발증을 수반하기도 한다. 확정 진단은 관절 천자를 실시하여 요산 결정을 확인한 후에 할 수 있다. 하지만 대개의 경우 과거에 엄지발가락 부분에 전형적인 통풍 발작을 앓았던 기왕력이 있었을 것이므로 문진만으로도 진단이 가능하다.

5) 감염

주로 황색포도구균, 연쇄균에 의한 것이 많은데, 모든 감염증이 일어날 수 있다(그림 5-53). 류마티스 관절염(RA) 등 이미 만성 무릎 염증이 있는 경우에 감염의 빈도가 높다. 류마티스 관절염(RA)의 경우 다른 관절의 염증 정도에 비해 한 관절만 다른 모양으로 부어 있는 경우는 반드시 감염을 의심해봐야 한다.

세균성 관절염은 천자액이 심하게 혼탁하여 고름과 같다. 백혈구 수도 10만/mm^3 가까이에 이른다. 세균감염의 경우는 항생물질을 점적 정맥주사하는 것이 효과가 있다. 배액해서 관절액 중의 백혈구 수가 순조롭게 저하되었는지 확인한다. 세균감염의 경우 관절 파괴가 급속히 진행되기 때문에 조기에 확실한 진단을 하는 것이 중요하다.

6) 기타 염증 류마티스

교원병 · 혈관염 또는 바이러스 감염에 수반되는 관절증은 일과성이다. 만성으로 지속되는 관절염은 앞서 들었던 류마티스 관절염(RA), 세균과 결핵, 진균 감염에 의한 것 외에도 건선성 관절염, 강직성 척추염, 궤양성 대장염 내지 크론병에 수반되는 관

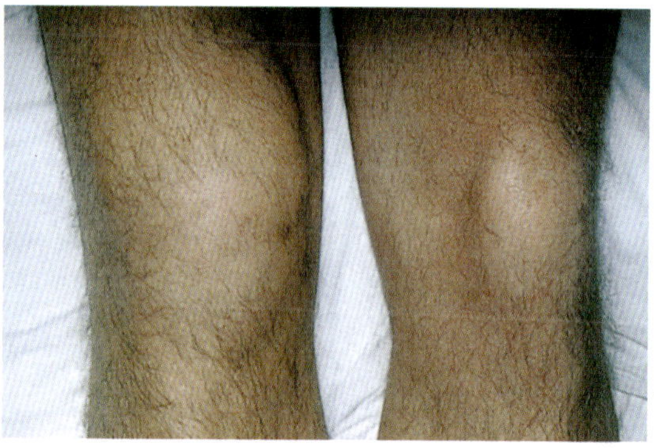

그림 5-54. 라이터 증후군의 슬관절염
오른쪽 무릎의 부종

절증, 라이터 증후군 등이 있다(그림 5-54).

7) 외상성 관절염

운동중에 무릎을 삔 적이 있는 등의 기왕력이 확실히 있다. 천자액은 혈성이며 시간이 경과되면서 황색으로 된다.

통증이나 관절액 저류가 지속되는 것 같으면 정형외과의에게 의뢰하도록 한다.

8) 골괴사

대퇴골 내측과에서 일어나는 경우가 많다. 대퇴골두 괴사와 마찬가지로 전신성 루푸스나 스테로이드 치료 등과 관련하여 나타난다. 고령의 여성에게서 특발성으로 나타나는 경우도 있다.

주로 하중시의 통증을 호소한다.

단순 X선 사진에서는 초기일 경우 별다른 이상을 보이지 않다가 점차 괴사 부분에 초승달 모양의 저음영, 관절 표면의 평탄화, 경화상이 나타난다(그림 5-55). 초기 진단에는 MRI가 유용하다.

무거운 것을 들지 않도록 지도하는데, 2차성 변행성 병변을 초래하기 쉽다.

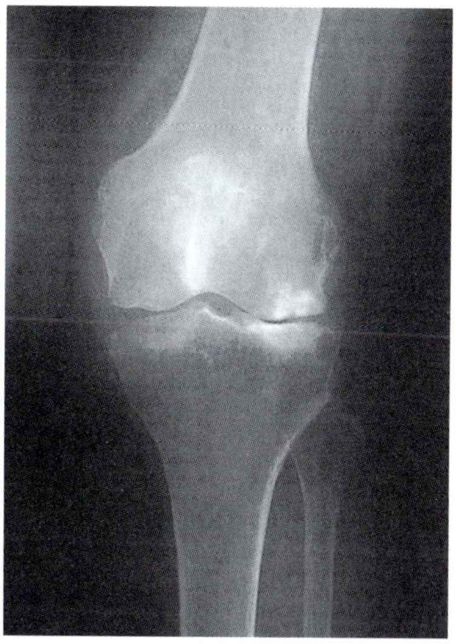

그림 5-55. 골괴사
스테로이드 치료중인 전신성 루푸스 환자. 대퇴골 외측과에 골괴사가 나타났고, 반대쪽 경골관절면에도 반응성 골경화상을 보인다.

4. 활낭염

1) 슬와낭(popliteal cyst)

무릎 뒤쪽에 위치한 반막양근 활낭는 슬관절과 교통하고 있기 때문에 관절에 활액이 저류되면 펌프작용에 의해 뒤쪽 활낭 내에 흘러들어가 무릎 뒤쪽이 부어오른다. 이를 베이커낭(Baker's cyst)이라고도 한다. 부푼 활낭는 간혹 하퇴까지 내려와 장딴지가 종대되기도 한다(그림 5-56).

변행성 관절증, 류마티스 관절염(RA)에 수반되어 나타나는 경우가 많다. 활낭가 파괴되어 염증성액이 하퇴근층 내에 침출하면 연부조직에 발적, 종창, 동통이 발생하여 급성 혈전성 정맥염과의 감별을 요하게 된다.

감별진단에는 초음파 검사, MRI 검사가 도움이

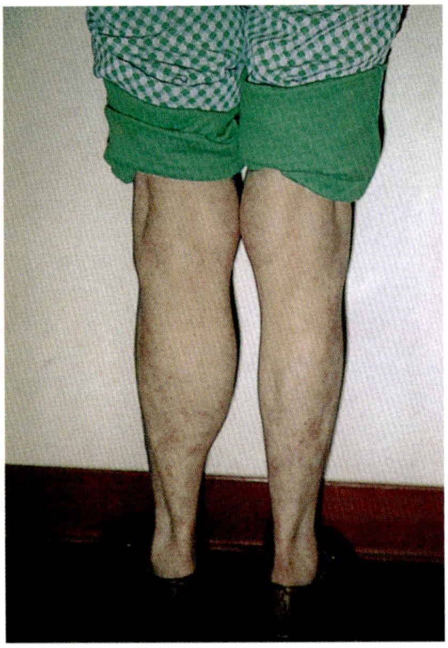

그림 5-56. 슬와낭(베이커낭)
왼쪽 하퇴의 부종

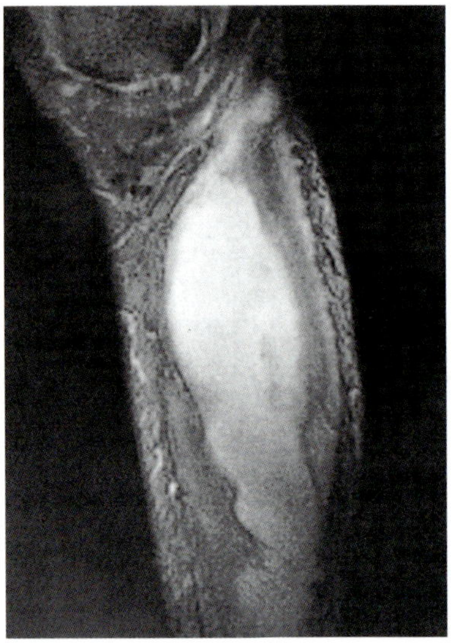

그림 5-57. 슬와낭(베이커낭)
MRI(T2 강조상)에서는 활낭가 하퇴로 내려온 것을 선명하게 볼 수 있다. 활낭과 슬관절이 슬와에서 교통하고 있다.

된다(그림 5-57).

2) 거위발활낭(anserine bursitis)

관절강에서 약 2~3cm 아래쪽, 경골내측과 부위에 위치한 활낭의 통증이다.

고령의 여성에게서 많이 나타나는 질환이다. 무릎 통증을 호소하는 환자의 경우 관절의 통증을 확신할 수 없을 때 반드시 이 부위를 눌러보도록 한다. 압통이 심하며, 통증이 주위로 퍼진다. 국소마취제와 스테로이드를 혼합주사하면 통증을 신속히 가라앉힐 수 있다.

5. 인대성 통증

전에 외상을 입은 적이 있으며 관절강을 따라 압통이 있을 경우 측부인대 또는 메니스커스 손상을 고려한다.

십자인대에 손상, 느슨함이 있을 경우에는 전위징후(drawer sign)가 양성으로 나타난다.

Chapter 7

발의 통증

발은 전신성 류마티스 질환이 의외로 많이 나타나는 부위이다. 또한 구두 착용에 의한 국소성 동통 질환도 적지 않다.

1. 해부

발에는 26개의 뼈가 있으며 수많은 관절을 구성한다(그림 5-58).

기능적으로는 전족부(지절골, 중족골), 중족부(설상골, 입방골, 주상골), 후족부(거골, 종골)로 나뉜다(그림 5-59). 가장 많이 통증을 호소하는 곳은 전족부와 후족부이다(표 5-10).

발의 활낭에는 해부학적으로 존재하는 것과 족지의 변형이나 마찰에 의해 2차적으로 생기는 것이 있다. 전자의 예로는 아킬레스건과 종골 사이에 존재하는 종골후부활낭이 있고, 후자의 예로는 외반

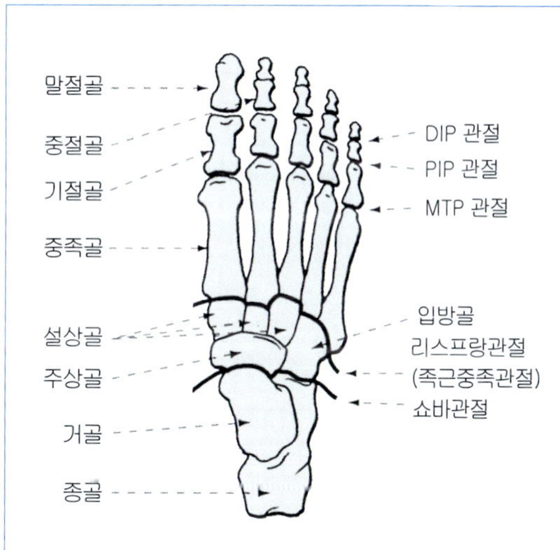

그림 5-58. 발의 골격과 관절

모지 부위의 구두의 마찰에 의해 아킬레스건 부위의 피하에 생기는 활낭이 있다.

중요한 건(힘줄), 인대로는 아킬레스건, 족저건

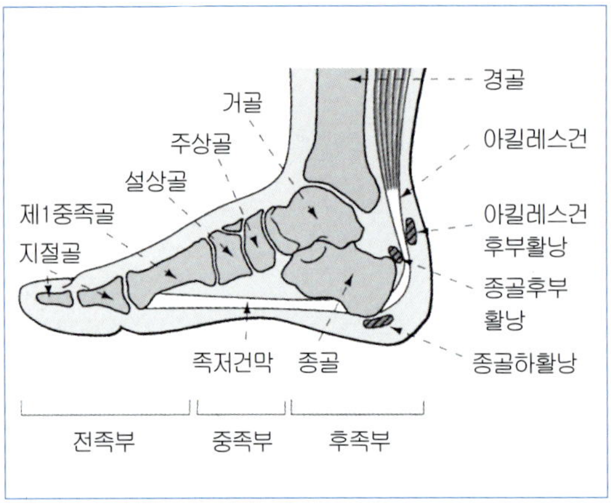

그림 5-59. 발의 시상면

막, 발목의 외측 인대와 삼각인대라 불리는 강대한 내측인대 등이 있다.

표 5-10. 발의 통증을 일으키는 질환

전족부	중족골통 메커니컬 통증 류마티스 관절염(RA) 스트레스 골절 모지(엄지발가락) 통풍 외반모지 변행성 관절증 소지(새끼발가락) 모튼씨 신경종 추지 혈청반응 음성 척추증
중족부	리스프랑골절 염증성 류마티스 당뇨병성 샤르코관절
후족부	족저건막염 아킬레스건초염 족근관증후군 염증성 류마티스 활낭염

2. 외반모지 (hallux valgus)

제1중족골의 내반, 엄지발가락의 외반으로 MTP 관절 부분에 앵글이 형성되어 통증이 생긴다. 구두와의 마찰로 활낭이 생기고 염증을 일으켜 발적된다(버니온, 그림 5-60).

여성에게 특히 많은 질환이다. 원인으로는 유전, 앞볼이 좁은 구두, 류마티스 관절염(RA), 엄지발가락 MTP관절의 변행성 관절증 등이 있다.

치료법은 볼이 넓은 신발을 착용하거나 버니온 패드 등을 사용한다. 증상이 심할 경우에는 외과적 수술을 실시한다.

3. 모튼씨 신경종 Morton's neuroma

본래의 신경종은 아니다. 중족골두부의 횡인대 압박에 의한 지간신경의 부종, 섬유화로, 일종의 교액신경 장해이다.

주로 제3, 제4 발가락의 통증을 호소한다. 간혹 저림감을 수반하는 경우도 있다. 20대부터 50대의 여성에게서 많이 나타나며, 통증 때문에 보행중에 신발을 벗기도 한다.

중족골두부에서 조금 앞쪽인 지간부를 압박 또는 선단부 전체를 측면에서 압배함으로써 같은 통증이 발생하기 때문에 진단이 용이하다. MRI와 초음파검사에 의한 진단방법도 도입되고 있다.

볼이 넓은 구두를 착용하게 하거나 족저판, 진통

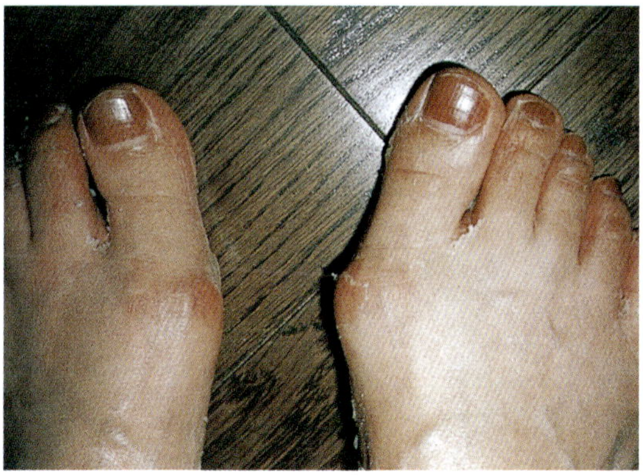

그림 5-60. 모지외반와 버니온

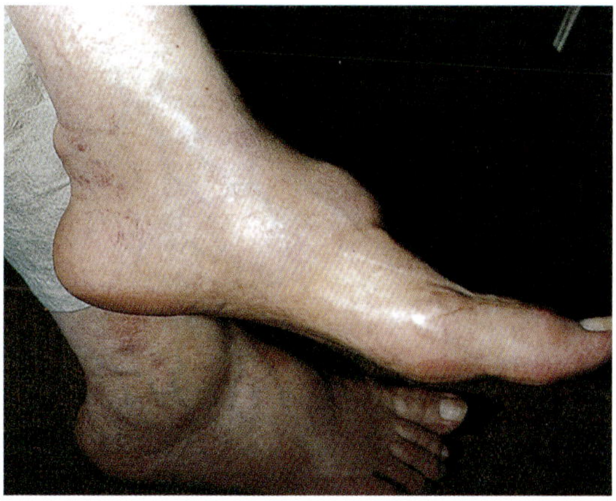

그림 5-61. 발등과 아킬레스건 부위의 통풍결절

약 사용 등의 보존적 치료를 주로 한다. 효과가 없을 때에는 동통 부위에 국소마취제와 스테로이드 약을 혼합주사한다.

4. 중족골통 (metatarsalgia)

중족골의 골두부 통증이다. 원인은 여러 가지인데, 사용통증, 굽이 높은 신발, 편평족, 외상, 모지외반, 관절염, 요족(凹足) 등에서 볼 수 있다. MTP관절의 횡아치가 없어지고 제2, 제3, 제4중족골두부가 직접 바닥에 닿아 부담이 가해지면 발바닥에 굳은살이 생긴다.

5. 통풍

엄지발가락 MTP관절은 통풍 발작이 자주 일어나는 부위이다. 갑자기 발적을 수반하며 심한 동통을 일으키는 것이 특징이다. 발적은 관절부위에서 주위의 피부로 미치며 봉와직염과 같은 상을 보인다. 그 외 어느 관절에서나 염증이 일어날 수 있다.

발은 통풍결절(tophus)이 자주 일어나는 부위이기도 하다(그림 5-61).

6. 관절류마티스(RA)

MTP관절은 손의 PIP, MCP처럼 때로는 그 이상으로 빠르게 RA의 염증상이 나타나기 쉬운 부위이다(그림 5-62).

부종, 압통을 수반한 염증은 족관절, 거골하관절 등 모든 관절에 나타나는데, 발가락의 DIP, PIP관절에 염증을 보이는 경우는 드물다.

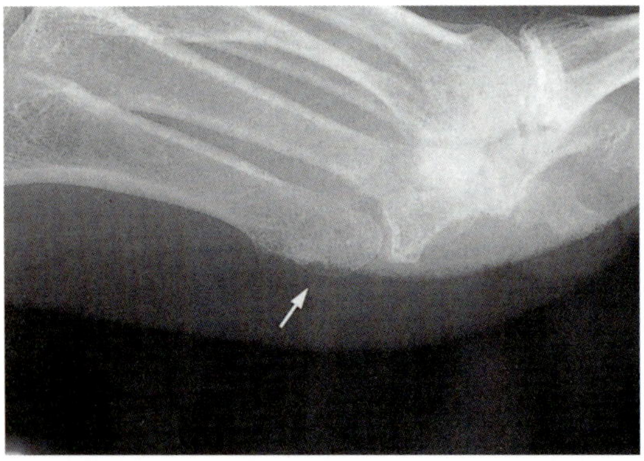

그림 5-62. **RA의 MTP관절염증**
연부조직의 부종과 초기골침식상

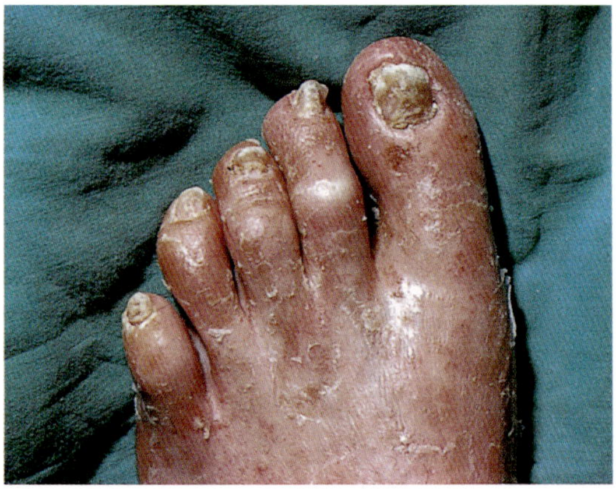

그림 5-64. **건선성 관절염**
발톱과 피부에 건선이 심하다.

7. 혈청반응 음성 척추증에 수반되는 관절염

발가락 전체가 소시지 모양으로 붓는 것이 특징이다(그림 5-63).

라이터증후군의 관절염은 하지관절에 일어나기 쉬우며, 농루성 각화증(keratoderma blennorrhagica)이라 불리는 반점이 발바닥에 나타나 진단에 도움이 된다.

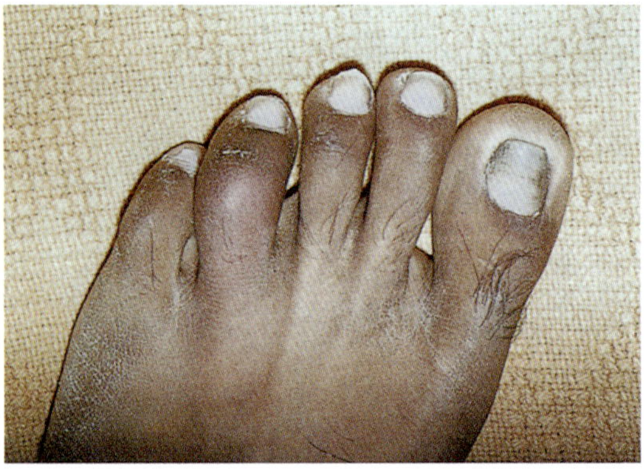

그림 5-63. **발가락의 소시지형 부종**
크론병(국한성 회장염)에 수반된 관절염의 예

건선성 관절염은 발가락에 염증이 있을 경우 발톱에 건선이 보이는 예가 많다(그림 5-64).

8. 망치발가락과 갈고리발가락

망치발가락(hammer toe)이란 PIP관절이 심하게 굴곡되어 MTP관절과 DIP관절이 과신전된 상태를 가리킨다. 주로 제2발가락에 일어난다. PIP관절 부분이 배측으로 돌출되어 신발에 닿기 때문에 못(굳은살)이 생기거나 활낭이 형성된다. 원인으로는 선천적인 경우도 있고, 모지외반가 심해 엄지발가락이 제2발가락 아래로 들어가면서 일어난다(그림 5-65).

갈고리발가락(claw toe, cock-up toe)이란 MTP관절이 아래쪽으로 아탈구되어 그 결과 MTP관절의 과신전, PIP와 DIP관절의 굴곡이 일어난 것을 가리킨다. 진행된 RA에서 볼 수 있는 발가락 변형이다.

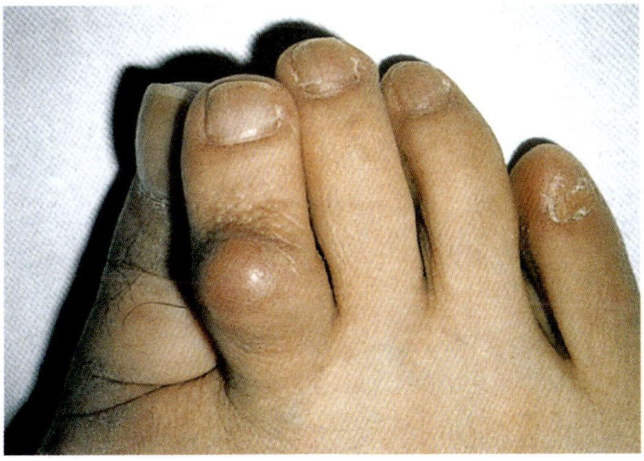

그림 5-65. **망치발가락**
굴곡된 제2발가락의 PIP관절 배측에 신발과의 마찰에 의한 활낭가 형성되어 있다. 심한 모지외반를 수반한 RA의 증례

9. 강직무지(hallux rigidus)

엄지발가락 MTP관절의 변행성 관절증에 의한 동통염증이다. 보행시 발가락 끝이 뒤로 밀릴 때 통증이 심하다. 때문에 환자는 엄지발가락이 닿지 않게 발의 외측면에 하중을 실으며 걷는다. 관절이 유합되면 통증이 사라진다.

10. 스트레스골절

장시간 보행 후 제2, 제3 중족골의 골간에 발생하는 경우가 많다. 행군골절(march fracture)이라고도 한다. 주로 중년층에게 많고, 조깅 등을 한 후에도 나타나며 골다공증이 있는 사람에게서 특히 발생하기 쉽다.

초기에는 X선 사진에 별다른 이상이 보이지 않다가, 3~4주 정도 지나 골절 후에 확인되는 경우가 적지 않다. 초기 진단에서 골신티그램이 사용되는 경우도 있다. 예후는 좋은 편이며, 약 1개월 정도 국소 안정을 지시한다.

11. Freiberg 골괴사

드문 질환이다. 중족골두부의 허혈성 골괴사로, 제2, 제3발가락에 발생한다.

격한 스포츠 활동을 하는 청소년에게서 많이 발생한다.

12. 신경장해성 관절증(샤르코관절)

관절 파괴가 심한 데 비해 통증은 가벼운 것이 특징이다(그림 5-66).

현재는 당뇨병성 신경병증에 수반되는 것이 가장 많으며, 골괴사 병변은 주로 중족부 관절에 보인다.

13. 족근관증후군 (tarsal tunnel syndrome)

후경골신경이 발목 내과의 뒤 또는 아래를 지나는 곳에서 굴근지지대에 의해 압박되어 발생한다.

증상은 발꿈치부터 발바닥에 걸쳐 통증과 지각 이상으로 나타난다. 내과의 뒤를 가볍게 고타하면 통증이 뻗는다(Tinel's sign).

원인으로는 관절염, 건초염, 스키 부츠에 의한 압박 등이 있다.

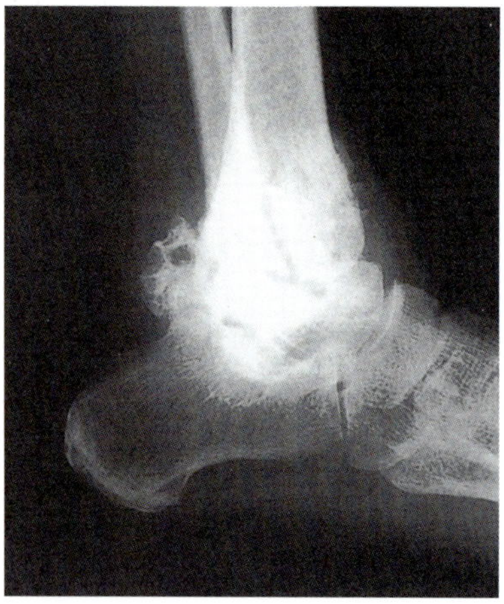

그림 5-66. 샤르코관절
척수공동증에 의한 신경병증. 족관절 파괴와 연부조직에 신생골이 형성되어 있다.

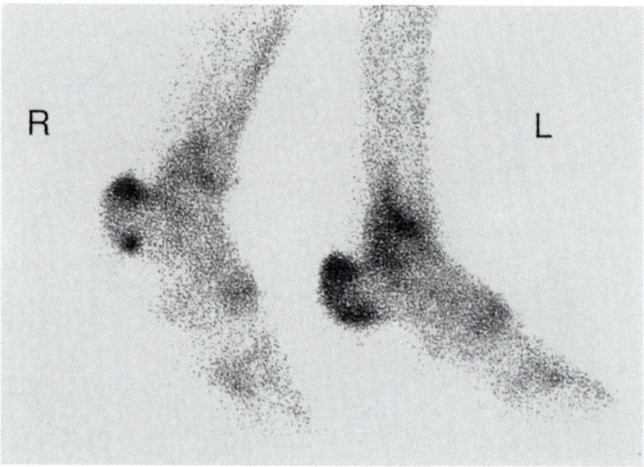

그림 5-67. 골신티그램
족저건막의 종골부착부와 아킬레스건부착부에 열소가 있다. 왼쪽 발의 족관절염도 보인다.
(天理병원 八田和大씨 제공)

14. 족저건막염

증상은 발꿈치가 닿았을 때 발바닥의 통증이다. 건막부착부에 압통이 있다. 과도한 부하, 비만, 딱딱한 구두 또는 편평족에서 발생한다.

전신성 질환으로는 라이터증후군 등 혈청반응음성 척추증에 수반되어 나타난다(그림 5-67).

15. 아킬레스건초염

스포츠 활동이나 딱딱한 신발을 신고 걷는 등 아킬레스건에 부하가 가해져 일어나는 경우와 강직성 척추염, 라이터증후군, 통풍, 관절류마티스 등에 수반되어 발생하는 경우가 있다.

증상은 아킬레스건의 기시부가 부어오르며 압통을 호소한다. 아킬레스건과 종골 사이에 있는 활낭염을 합병하는 경우도 있다.

16. 아킬레스건파열

뒤에서 오는 공을 맞아 충격을 받는 예를 들 수 있다. 통증은 별로 느끼지 않으며, 발끝으로 서지 못하면 완전파열로 진단한다.

종골과의 부착부에서 5cm 이내 지점에 발생하는 경우가 많으며 완전파열인 경우에는 손가락으로 함몰이 만져진다.

17. 족관절 염좌

외측인대의 과신전 손상이 압도적으로 많다. 치료는 안정, 냉각, 압박, 거상 등으로 한다.

Chapter 8

고관절통

미국 공항에 내렸을 때 느낀 점 중 하나가 걸어가는 사람들 중에 지팡이를 사용하는 사람이 많다는 것이다. 미국은 고관절 통증 환자가 많고, 그에 비해 한국인은 주로 무릎 통증을 많이 호소한다. 생활습관의 차이인지 유전성인지는 몰라도 꽤 차이가 있음을 느꼈다.

그렇기 때문에 일본의 내과진료에서는 고관절 통증을 호소하며 병원을 찾는 환자는 적은 편이다. 여기서 기억해 두어야 할 질환은 고령자의 대퇴골경부골절, 변행성 고관절증, 대전자활낭염 및 무균성 괴사이다. 거기에 감염, 류마티스 관절염(RA)에 의한 고관절염증이 더해진다.

1. 골절

대퇴골경부골절은 고령자의 경우 사소한 넘어짐 등으로 인해 일어나기 쉽다. 높이차가 있는 복도, 밤중에 화장실에 가려고 일어나다가 이불에 걸려 넘어지는 등을 예로 들 수 있다. 하지의 작은 움직임으로 강한 통증을 호소하기 때문에 골절을 의심하는 일이 어렵지 않다. X선 촬영을 지시할 경우에는 천골, 좌골골절이 없는지도 함께 살핀다.

2. 대전자활낭염

몇몇 활낭이 고관절 주위에 있는데, 가장 중요한 것은 대전자활낭염이다(그림 5-68). 동통은 한쪽 대퇴외측에 나타나고 간혹 둔부로 방산된다.

대전자부를 누르면 예리한 통증이 뻗는다. 국소마취제와 부신피질스테로이드 혼합주사에 의해 증상이 대폭 개선된다.

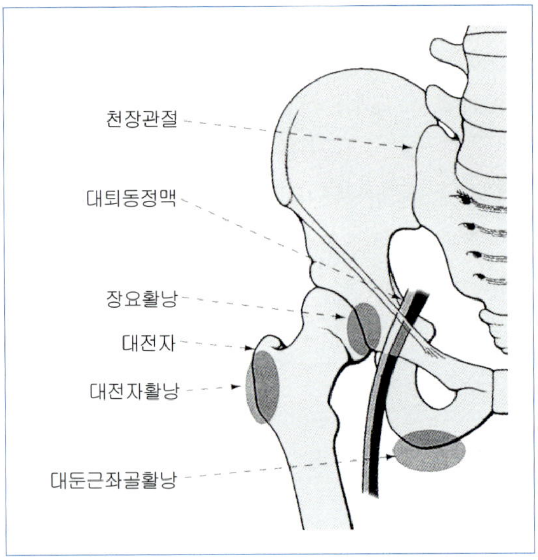

그림 5-68. 고관절의 해부

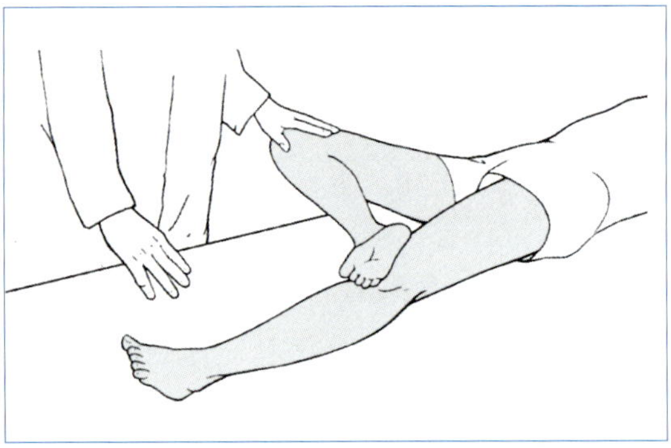

그림 5-69. Patrick-Faber test
무릎을 구부리게 하여 발목 부분을 반대쪽 무릎 위에 놓고 환측 무릎을 위에서 누른다. 고관절염증이 있으면 고관절 앞면에 통증이 생긴다. 같은 쪽 천장관절염에서도 통증이 나타난다.

3. 관절염

내선, 외선, 굴곡, 신전테스트 외에 Patrick-Faber test(그림 5-69)가 고관절병변 검사에 도움이 된다.

1) 변행성 고관절증

60세 이상에서 가장 많은 고관절 질환이다. 원인이 명확치 않은 경우도 있는데, 유소아기나 청소년기에 받은 감염증 또는 구개형성부전, 아탈구, 페르테스병, 대퇴골두활증에 기인하는 경우도 적지 않다. 관절류마티스 등 고관절에 염증이 있는 예나, 내분비질환인 말단비대증에서는 변행성 병변이 빠르게 나타난다(그림 5-70).

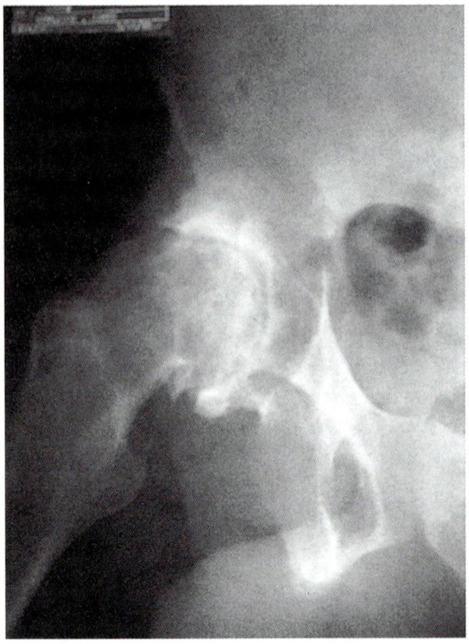

그림 5-70. 말단비대증의 변행성 고관절증

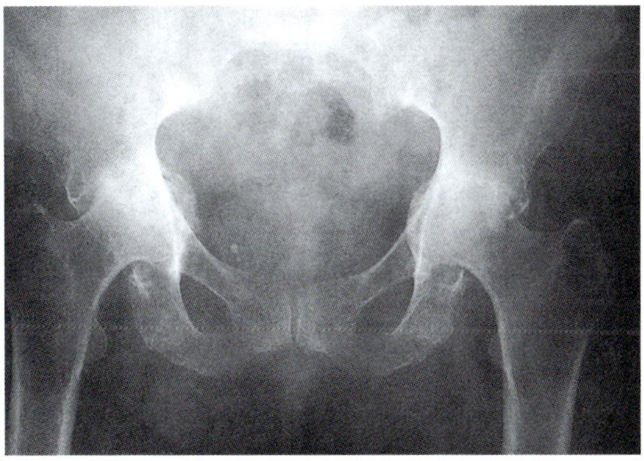

그림 5-71. **류마티스 관절염(RA)**
관골이 소골반 내에 염증성으로 돌출되어 있다(protrusio acetabuli).

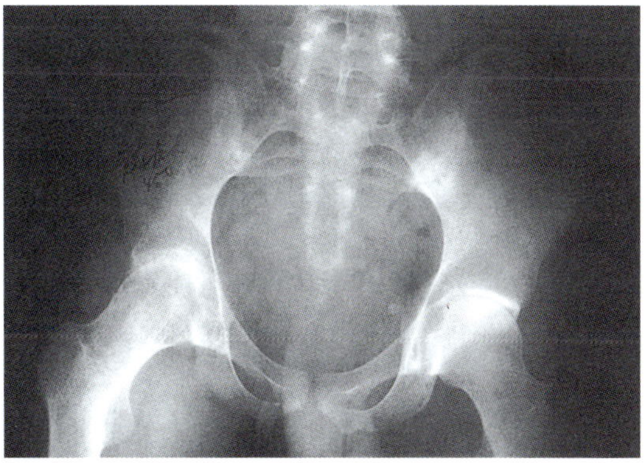

그림 5-72b. **동일 증례의 단순 X선 사진**
오른쪽 고관절에 강직이 보인다. 양측 천장관절은 염증성으로 경화되어 있다.

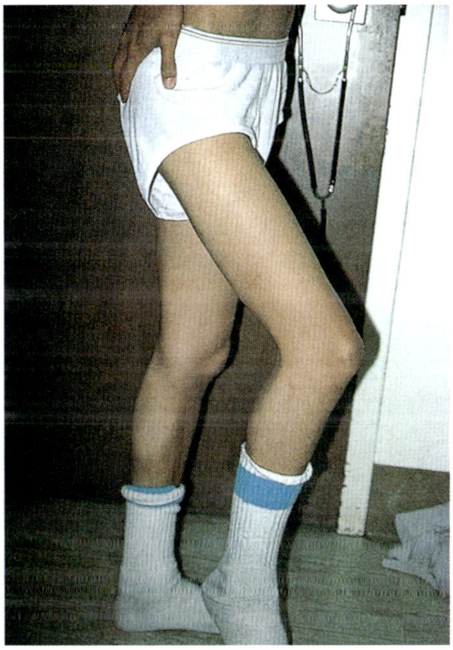

그림 5-72a. **강직성 척추염**
고관절의 굴곡

2) 염증성 류마티즘

류마티스 관절염(RA), 강직성 척추염에서 간혹 진행된 병변이 확인된다(그림 5-71, 그림 5-72-a, b)

4. 대퇴골두괴사

무균성 괴사가 자주 일어나는 부위이다(그림 5-73). 대퇴골두의 혈류는 대퇴경부에서의 혈관에 의존하고 있다. 그 부위에 혈류 저해가 일어나면 골두괴사가 쉽게 나타난다. 원인으로는 다양한 질환을 들 수 있다(표 5-11).

증상은 하중시의 고관절통이다. 단순 X선 사진은 초기에는 별다른 이상이 나타나지 않는다. MRI, CT, 골신티그램이 초기진단에 유용하다.

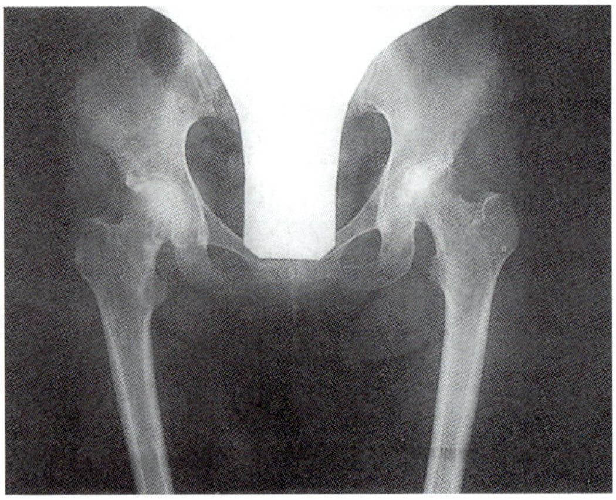

그림 5-73. **무균성 괴사**
양측 대퇴골두가 위축, 평탄화되어 경화상이 보인다. 전신성 루푸스로 코르티코스테로이드 투여를 받았다.

표 5-11. **무균성 괴사를 일으키는 질환**

외상
전신성 루푸스
류마티스 관절염(RA)
고세병
잠함병
겸상적혈구증
통풍
부신피질스테로이드
알콜
췌장염
본태성

5. 종양

양성 종양에서는 유골골종이 강한 통증을 초래하는 경우가 있다.

참고문헌

1) 服部 奨，繁富頼雄：頚椎・頚髄，整形外科領域の部位別診断と治療，天児民和，他（編），p43-108，日本メルク万有，1982
2) Bland JH : Disorders of the cervical spine, Diagnosis and management, 2nd ed, WB Saunders, 1994
3) 広畑和志，寺山和雄（編）：標準整形外科学，第4版，医学書院，1990
4) Steinfeld R, Valente RM, Stuart MJ : A commonsense approach to shoulder problems. Mayo Clin Proc 74 : 785-794, 1999
5) Biundo JJ : Regional rheumatic pain syndromes, Primer on the rheumatic diseases, 11th ed, Klippel JH (ed), p136-148, Arthritis Foundation, 1997
6) Hoppenfeld S : Physical examination of the spine and extremities, Appleton-Century-Crofts, 1976
7) Polley HF, Hunder GG : Rheumatologic interviewing and physical examination of the joints, WB Saunders, 1978
8) Doherty M, Hazleman BL, Hutton CW, et al (eds) : Rheumatology examination and injection techniques, WB Saunders, 1995
9) Sheon RP, Moskowitz RW, Goldberg VM : Soft tissue rheumatic pain : recognition, management, prevention, Lea & Febiger, 1981
10) Shipley M : Pain in the hand and wrist, BMJ 310 : 239-243, 1995
11) Fauci AF (ed) : Low back pain, Harrison's Principles of Internal Medicine, Companion handbook, 14th ed, p22-31, McGraw-Hill, 1998
12) Borenstein DG : Low back pain, Practical rheumatology, Klippel JH, Dieppe PA (eds), p53-73, Mosby, 1995
13) Borenstein DG : A clinician's approach to acute low back pain. Am J Med 102 (suppl) : 1A16s-22s, 1997
14) Pyasta RT, Panush RS : Common painful foot syndromes. Bull Rheum Dis 48 : 1-4, 1999
15) Woodburn SGW : Pain in the foot. BMJ 310 : 860-864, 1995
16) Mazières B, Carette S : The hip, Rheumatology, 2nd ed, Klippel JH, Dieppe PA (eds), p4. 10. 1-4. 10. 8, Mosby, 1998

VI

질환 각론_ 임상의가 자주 접하는 류마티스성 질환

Chapter 1

류마티스 관절염(RA)

1. 질환의 포인트

류마티스 관절염(RA : rheumatoid arthritis)은 만성 대칭성 대소관절염(chronic, symmetrical, large and small joint arthritis)이다.

확정 진단은 관절 X선 사진에서 "erosion"이라 불리는 특유의 골침식상을 확인하는 것이다.

염증이 계속되면 장해를 남겨 사회경제적으로도 중요한 질환이다.

좁은 의미의 류마티스는 이 질환을 가리킨다.

1) 역학

미국의 피마 인디언 등 일부 부족의 경우 예외적으로 빈도가 높지만 전세계적으로 볼 때 대체로 0.5~2%의 유병률을 보인다. 아시아 국가는 약간 낮은 편이며 일본의 경우 약 0.4%이다.

남녀비는 1:3 비율로 여성에게 많다. 발병 연령은 30대에서 50대에 피크이다. 단, 유병율은 나이가 들수록 증가한다. 정의에 따르면 16세 이하의 발병을 소아성 류마티스라고 한다.

2) 병인

명확하지 않다. 다양한 요소, 인자를 들 수 있다(표 6-1).

표 6-1. 류마티스 관절염(RA)의 원인설

성호르몬
체질
감염
이물에 대한 반응
정신적 스트레스 · 외상
면역반응

a. 성호르몬

여성에게 많은 질환이라는 점에서 여성 호르몬과 관련이 있는 것으로 여기고 있다. 출산 후 발병하는 예를 많이 볼 수 있으며, 임신중에는 RA 병세가 약해진다.

황달성 간염 이환으로 RA의 염증이 개선되어 처음에는 에스트로겐의 작용과 관계가 있는 것으로 여겼으나, 코티졸양의 증가가 그 이유였다.

b. 감염

수많은 감염이 그 원인으로 들어지고 있다. 마이코플라스마나 결핵, 바이러스의 경우 EB바이러스, 풍진바이러스, 최근에는 파보바이러스 B19와 C형 간염바이러스, 레트로바이러스도 거론되고 있는데, 어느 하나도 결정적인 것은 없다. 바이러스는 아직 미지의 바이러스일 수도 있으며, 또는 여러 종류일 가능성도 있다.

c. 스트레스, 외상

정신적 스트레스나 넘어짐 등에 의한 외상 후 또는 충수염 등의 수술을 받은 후 RA가 발병했다고 여기는 환자가 적지 않다. 그러나 이러한 신체적 또는 정신적 외상과의 관련성이 통계적으로 증명되지는 않았다.

d. 이물에 대한 반응

유방확대술이나 코성형술에 파라핀이나 실리콘이 사용되어 그 후 강피증 등의 류마티스성 질환이 발병하는 것으로 지적되었다. RA도 그 중에 포함되는데 이물을 제거해도 염증이 반드시 없어지지는 않는다.

e. 체질

가족성으로 RA가 발병하는 예를 경험한다(그림 6-1). 쌍생아를 대상으로 한 연구에서 일치율, 즉 쌍방 모두 RA가 발병하는 확률은 일란성 쌍생아의 경우 약 15%, 이란성 쌍생아의 경우 약 3%이다.

가족 중 RA 환자가 있을 경우 다른 가족에게 RA가 일어날 가능성은 약 2배이다. RA가 100명에 1명꼴로 일어나는 질환이라면, 2배는 100명에 2명꼴이라는 의미이다.

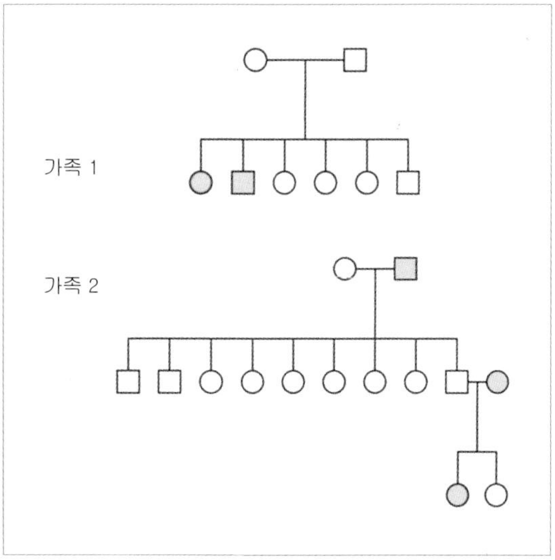

그림 6-1. RA의 가족발생

따라서 유전의 영향이 반드시 깊다고는 할 수 없는 질환이라 말할 수 있다.

백혈구형인 HLA-DR을 조사한 결과, HLA-DR4의 빈도가 RA환자에게서 높은 것으로 확인되었다. 그 후 인도, 이스라엘에서 HLA-DR1과의 상관관계가 보고되었다. RA는 HLA-DR4, DR1의 일부 서브타입에서만 상관한다. 학설에서는 이들과 관련된 서브타입에 공통된 또는 매우 유사한 개수의 아미노산 배열이 질환 발병에 어떤 역할을 하고 있는 것으로 보고 있다.

f. 면역

면역학적 기전이 RA 발병에 관여한다는 것은 의심의 여지가 없다. 류마티스 반응 양성은 단순히 폴리클로널한 B세포의 활성화를 의미하는 것에 지나지 않는 것일 수도 있지만 최근 특히 강조되고 있는 것은 T세포, 매크로파지계 세포의 역할이다. 다수의 소혈관 신생도 중요한 키로 여기고 있다. 관절연골이나 뼈의 파괴 기전에는 다양한 사이토카인, 케미컬 메디에이터, 효소군이 모자이크상으로 상호 관여한다.

g. 가설

이상의 내용을 종합하면 RA의 병인은 감염 등의 외부적 요인이 특정 체질, 유전적 소인을 가진 사람에게 가해졌을 경우 복잡한 면역적 변용이 일어나 만성 염증이 야기된다는 설이 유력하다(그림 6-2).

2. 임상증상

1) 전신성 관절염

그림 6-3은 RA의 염증발현부위를 나타낸 것이다. 처음에는 한두 곳의 관절염증으로 시작하다가 점차 전신으로 미치는 것이 특징이다.

척추관절은 예외적인데, 경추의 상・중부 외에서 염증이 일어나는 경우는 없다. 따라서 요통을 호소하며 병원을 찾는 환자는 그 자리에서 RA가 아니라는 것을 말해줄 수 있다. 손가락의 경우 선단부의 DIP관절은 RA염증이 일어나기 어려운 곳이다.

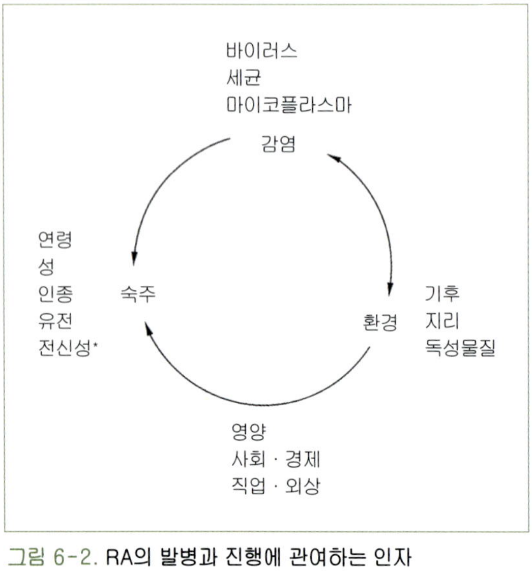

그림 6-2. RA의 발병과 진행에 관여하는 인자
* 순환, 내분비, 면역, 대사, 신경, 스트레스
(Medsger TA & Masi AT)

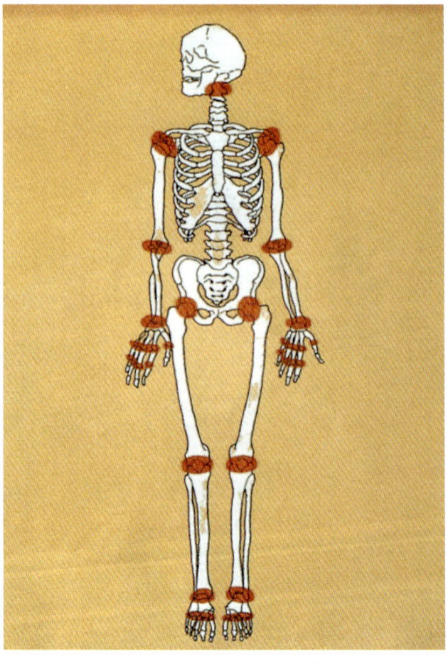

그림 6-3. RA의 관절염 출현부위
(UCLA병원 Dr Rodney Bluestone 제공)

2) 아침에 뻣뻣함

RA는 수지관절에서 시작되는 경우가 많은데, 아침에 일어나서 손가락이 뻣뻣하여 잘 잡히지 않는 증상이 나타난다. 이를 "아침의 뻣뻣함"이라 한다. 염증이 심하면 손가락뿐만 아니라 전신의 관절이 뻣뻣해지며 심할 경우에는 오후까지도 계속된다. RA에서만 볼 수 있는 특징적인 증상이다. 다른 질환에서도 아침의 뻣뻣함을 일으키는 경우가 있지만 시간이 짧다. 만일 이 같은 증상이 2시간 이상 계속되면 거의 RA로 단언해도 좋다.

3) 신체 소견

특히 손, 발, 무릎, 팔꿈치 진찰에 중점을 둔다. RA 염증이 자주 일어나는 부위는 손의 PIP, MCP, 손목관절이다(그림 6-4). 발에서는 MTP관절을 본다. 환자가 통증을 호소하지 않을 수도 있지만 MTP관절은 RA염증이 반드시 일어나는 부위로, 종종 손보다 발에서 관절염증이 확실하다. 무릎의 경우는 관절액이 저류되어 있지 않은지를 살핀다(그림 6-5).

팔꿈치에서는 관절염증의 유무 외에 류마티스결절이 없는지도 주의깊게 살핀다.

주두활액포 부위 또는 주두 부근의 척골을 따라 피하결절이 만져진다(그림 6-6). 때로는 거대한 결

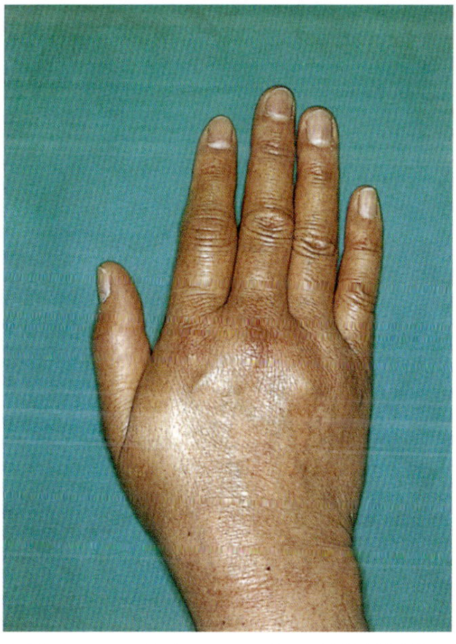

그림 6-4. RA의 손. PIP, MCP, 수관절의 부종

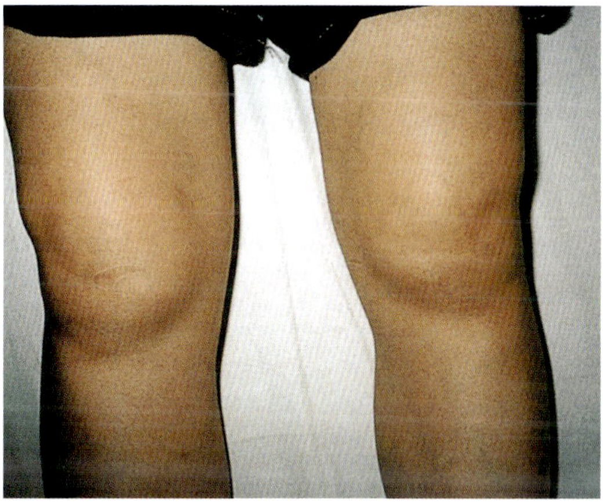

그림 6-5. 관절액 저류에 의한 무릎의 부종

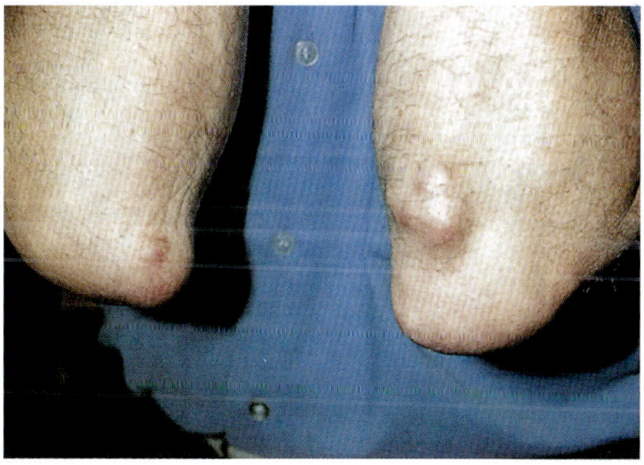

그림 6-6. 팔꿈치 류마티스결절

절이 생기는 경우도 있다(그림 6-7). 류마티스결절은 마찰이 있는 부위에서 생기기 쉽다. 팔꿈치에 생기는 이유는 손목 염증 때문에 팔꿈치를 대고 일어나기 때문으로 설명되고 있다. 베개가 닿는 후두부, 선골부, 또는 신발에 의해 압박되는 부분에도 드물긴 하지만 류마티스 결절이 생긴다(그림 6-8). 류마티스 결절의 정체는 혈관의 염증으로 여기고 있다.

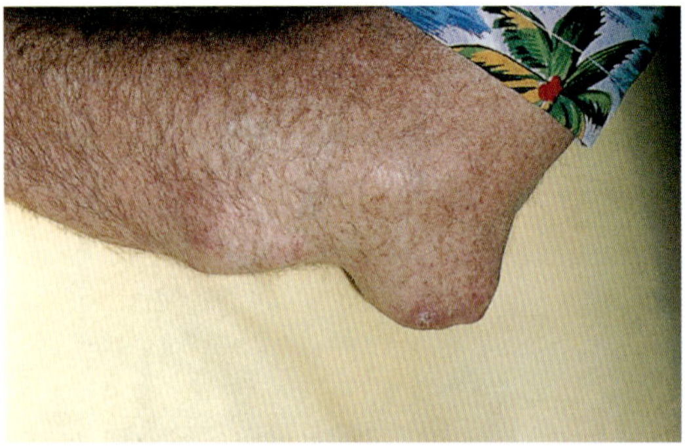

그림 6-7. 거대한 류마티스결절

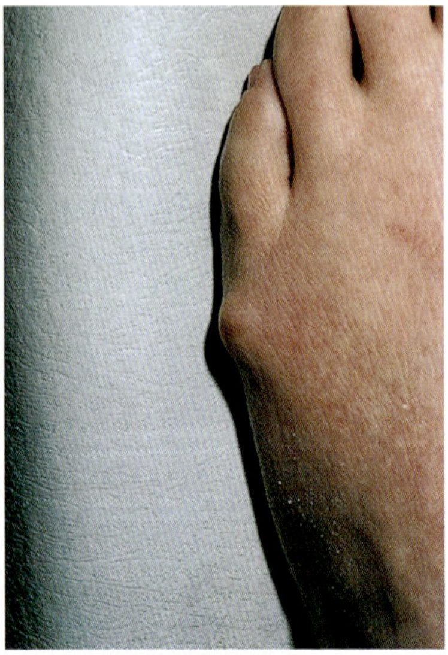

그림 6-8. 신발과의 마찰로 생긴 류마티스 결절

4) X선 검사

초기 진단에서는 양손과 양발의 X선 사진이 특히 유용하다.

RA에 특징적으로 나타나는 "erosion"이라 불리는 골침식상은 손의 제2, 제3MCP 관절의 특히 손바닥쪽, 발의 제4, 제5MTP관절의 특히 바닥쪽에 가장 빨리 나타난다(그림 6-9, 6-10). 따라서 손은 정면과 사위 X선 사진, 발은 정면상에 측면상을 더하면 꼼

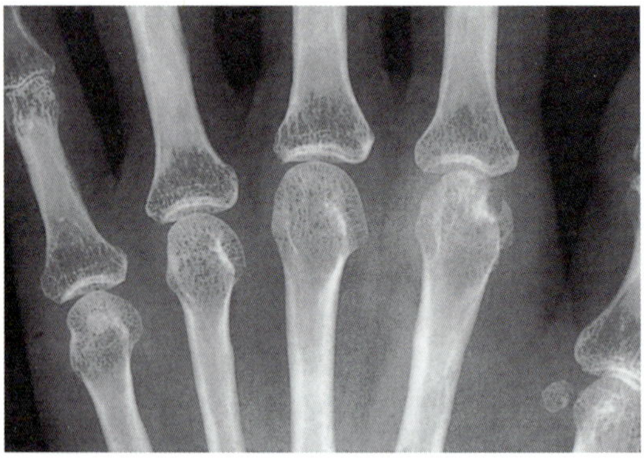

그림 6-9. 제2MCP관절, 중수골의 골두에 erosion

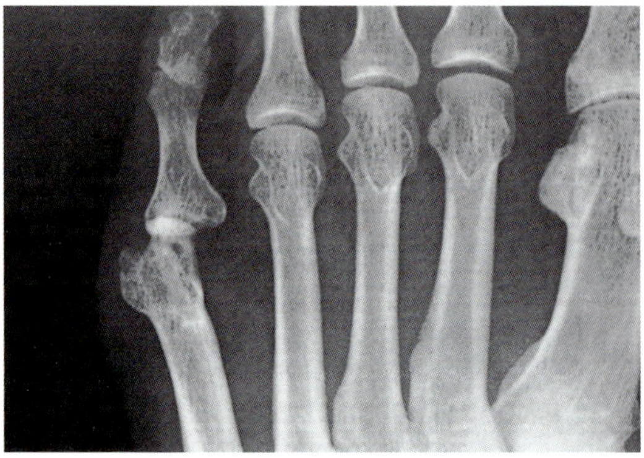

그림 6-10. 제5MTP관절, 중족골의 골두에 erosion

꼼하게 진단할 수 있다.

5) 혈액검사 · 검뇨

스크리닝적으로 말초혈, 일반생화학검사, RA 테스트, 적침, CRP, 검뇨를 실시한다(표 6-2).

표 6-2. **혈액 · 뇨검사**

말초혈
생화학검사
RA테스트
적침, CRP
검뇨

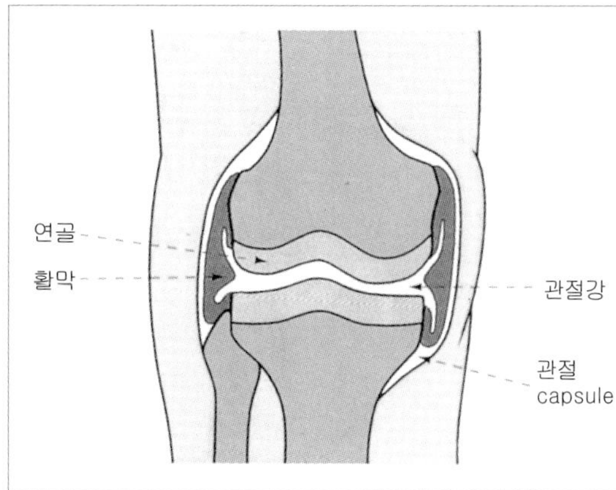

그림 6-11. **관절의 구조**

RA테스트는 비특이적인 검사이다. 전형적인 RA 증례도 양성을 나타내는 비율이 약 80%에 지나지 않는다. 더욱이 초기에는 약 50%이다. 따라서 이 단계에서는 적침, CRP로 하는 것이 오히려 도움이 된다. 단, 초기에는 적침, CRP도 음성인 RA가 존재한다.

RA가 만성화되면 경도부터 중등도의 빈혈이 나타난다. 헤모글로빈 수치가 8g/dl 정도까지 내려가는 예도 있다. Fe, TIBC가 함께 저하되고 골수에서의 철 이용이 나빠지기 때문인 것으로 설명되고 있다. 헤모글로빈이 급격히 저하한 예에서는 경잠혈반응을 테스트하여 위장관으로부터의 출혈을 제외해두지 않으면 안된다.

RA의 경우 검뇨는 정상이다. 단백뇨가 있을 경우 항류마티스약의 부작용 또는 장기 RA에 의한 아밀로이도시스의 합병을 염두에 둔다. 적혈구 원주가 보일 경우 RA보다는 전신성 루푸스를 의심한다.

6) RA의 관절

그림 6-11에 정상적인 관절의 구조를 나타낸다. 반대되는 관절면은 초자연골로 덮여 있어 쿠션 역할을 한다(무릎에서는 아직 그 사이에 반월 또는 메니스커스라 불리는 섬유연골이 존재한다). 관절은 활막(synovium)이라 불리는 얇고 부드러운 막으로 전체가 싸여 있다. 그 안에 소량의 활액이 있어 윤활유와 영양분의 역할을 한다. 활막 외측은 관절capsule로 보호, 강화된다.

RA는 이러한 관절구조 중에서 병변이 주로 활막에 존재하는 질환이다.

병리학적으로는 활막의 표층세포가 중층화되고 활막하 연부조직내에는 혈관 신생과 다수의 림프구(주로 T세포와 일부 B세포), 매크로파지, 형질세포 등이 침윤되며 일부에서는 림프절과 같은 집족을 만든다. 다양한 사이토카인, 케미컬 메디에이터가 작용하여 효소적으로 연골파괴가 시작된다. 또한 염증성으로 비후된 활막(판누스)이 조금씩 뼈를 침식하기 시작한다. 이는 "erosion"이라 부르는 골침식상으로, RA에서 매우 특징적인 소견이다(그림 6-12).

무릎 등과 같은 큰 관절에서는 erosion이 눈에 띄지 않는다. 연골의 용해에 의한 관절연구(강)의 협소화가 주로 보이며, 그 후 골파괴로 진행된다(그림 6-13, 6-14).

RA에서는 관절뿐만 아니라 인대나 건초, 근육에도 영향을 미치며 다양한 변형이 나타난다(그림 6-15~6-17).

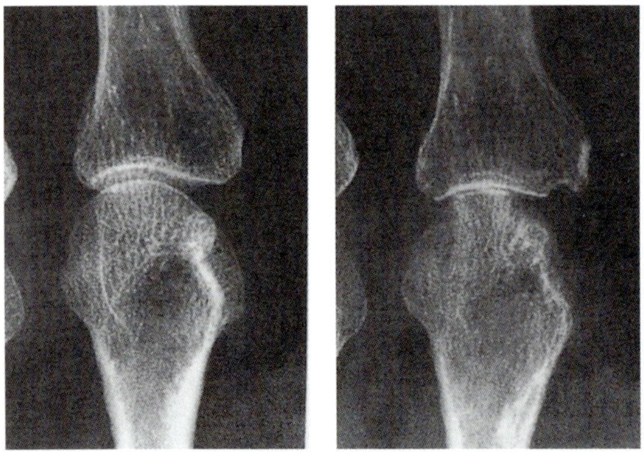

그림 6-12. 손의 MCP관절, erosion 발생

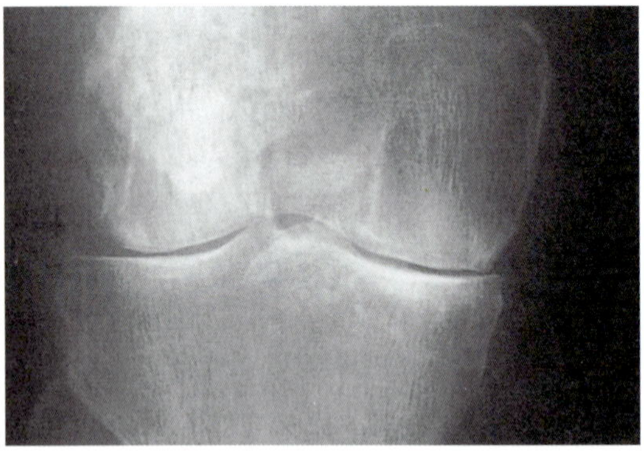

그림 6-13. 무릎 X선 사진. 관절열극의 미만성 협소화

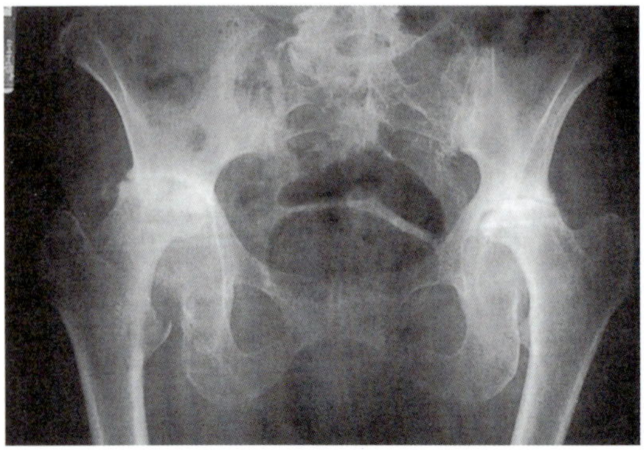

그림 6-14. 고관절 X선 사진. 진행된 파괴성 병변

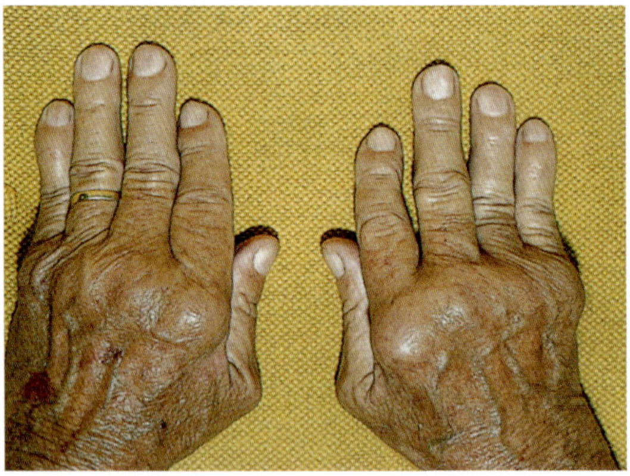

그림 6-15. MCP관절의 굴곡

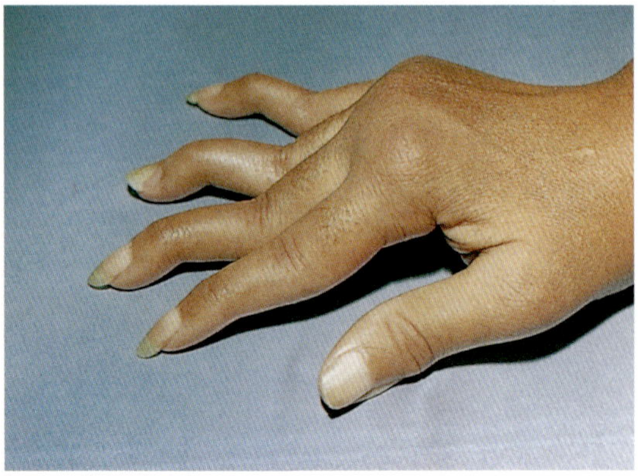

그림 6-16. 백조 목(swan neck) 변형
MCP, DIP의 굴곡과 PIP관절의 과신전 MCP관절의 굴곡

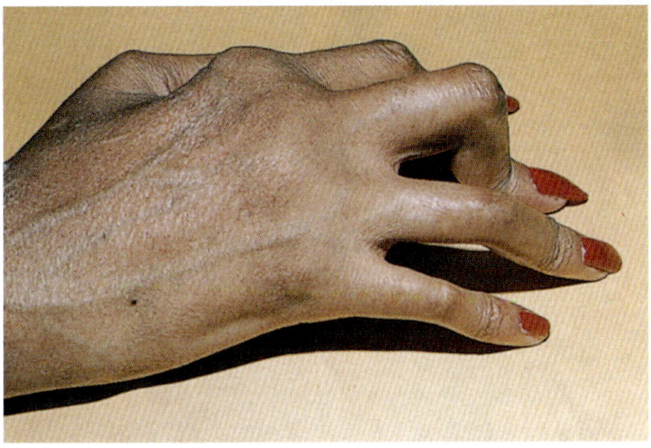
그림 6-17. 단추 모양 변형
PIP의 굴곡과 DIP관절의 과신전

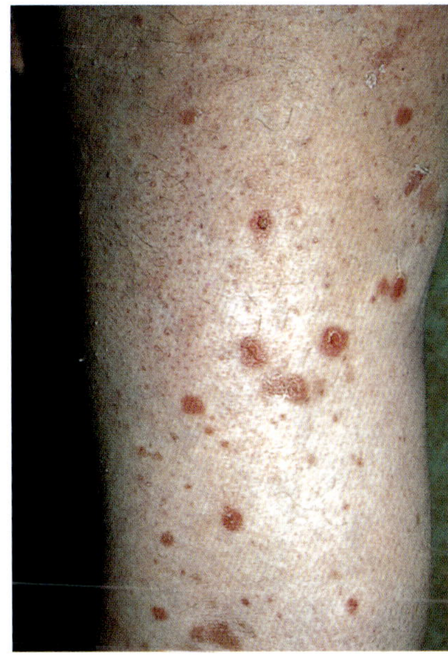
그림 6-18. 하지, 혈관염성 자반

7) RA의 관절외 증상

RA는 관절의 염증이 전면에 나타나는 질환인데, 한편으로는 전신의 장기계통에도 다채로운 병변이 나타난다. 이를 'RA의 관절외 병변' 이라 한다.

a. 피부

류마티스 결절에 대해서는 앞에서도 설명했지만 피부에 소혈관병변이 나타난다. 손톱 주위나 하지에 일어나기 쉬우며 망상반점이나 간혹 홍반양 병변도 볼 수 있다(그림 6-18).

손가락이나 발가락 선단의 건조괴사는 소혈관의 폐색성 병변이다(그림 6-19).

b. 눈

건조성 각결막염은 10~35%의 환자에게서 볼 수 있다.

외결막염은 무증상이며, 환자가 잘 느끼지 못하는 경우가 많다(그림 6-20). 혈관염증으로 여겨지는데, 전신성 혈관염증을 반영하는 것은 아니다. 외결막염이 좀더 진행된 것이 결막염이며, 드물게 천공되는 경우도 있다.

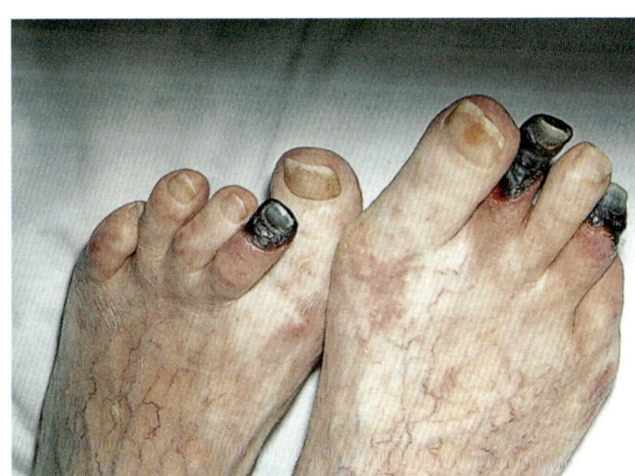
그림 6-19. 발가락의 건조괴사

c. 폐

간실성 폐렴증(폐섬유증)이 많다. 약 1/4 가까운 빈도로 보고되고 있는데 조사방법에 따라 빈도가 다르다. 단순 X선 사진보다는 CT 촬영이 좀더 잘

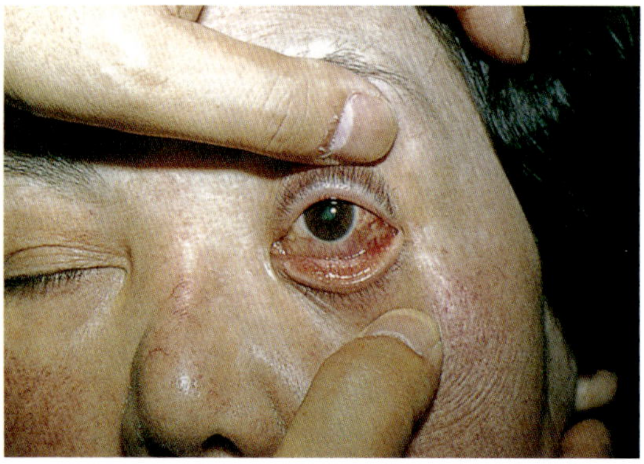

그림 6-20. 외결막염

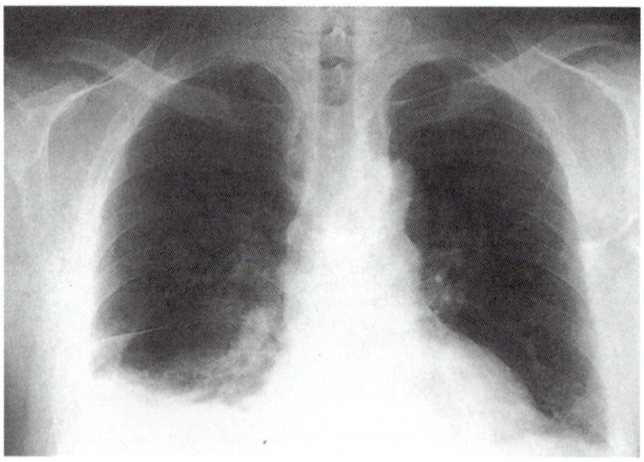

그림 6-21. 오른쪽의 늑막액 저류
하폐의 간질성 병변도 볼 수 있다.

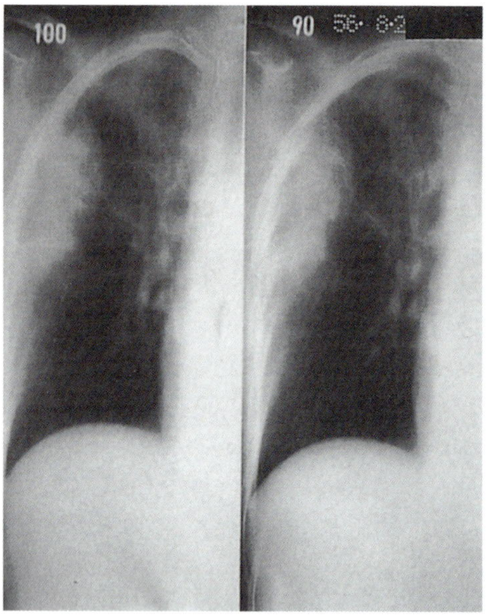

그림 6-22. RA의 BOOP
간혹 음영은 이동성이다. 단층 사진은 오른쪽 상폐의 짙은 침윤영을 나타낸다.

나타난다. 폐확산능을 사용한 검사에서는 과반수 이상에서 이상이 확인된다. 단, 숨이 차는 등의 증상을 호소하는 환자는 적다. 간질성 폐렴은 하폐 부위에 뚜렷하다.

늑막액 저류도 종종 볼 수 있는 소견이다(그림 6-21). 일측성 내지 양측성으로 대량 저류되면 호흡곤란이 생긴다. 대부분 무증상이다. 때로는 늑막염 등의 폐병변이 관절염증보다 먼저 나타나기도 한다. 늑막액은 통상 누출성이다. 이 질환에서 특징적인 사항은 늑막액 중의 글루코스가 낮다는 것이다. 10mg/dl 이하이면 거의 RA로 봐도 좋다. 보체치의 저하도 확인된다.

Bronchiolitis obliterans organizing pneumonia (BOOP)는 폐색성 세기관지염과 기질화폐렴이라는 병리학적 특징을 지닌다(그림 6-22, 6-23). 코르티코스테로이드에 반응한다. 한편 세기관지가 육아조직에 의해 파괴된다. obliterative bronchiolitis(BO)는 예후가 좋지 못하다.

류마티스 결절이 폐실질 말초부에 나타나는 경우가 있다. 고립성인 경우 폐종양과의 감별을 위해 생검을 요한다.

카플란증후군(Caplans' syndrome)이란 RA에 진폐증이 합병된 예로, 다수의 폐류마티스결절이 확인되는 것을 가리킨다.

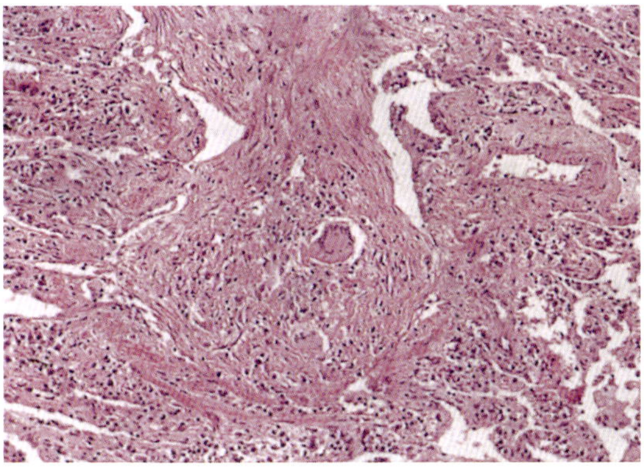

그림 6-23. BOOP조직상
세기관지 내에 폴립상의 기질화된 침출물, 거대세포 형성도 보인다.

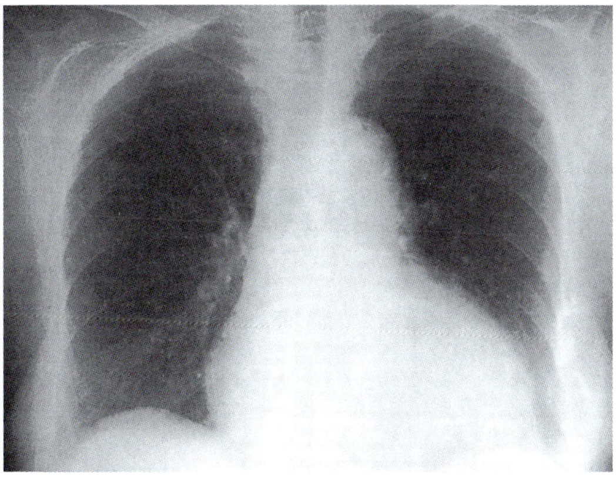

그림 6-24. 심외막염

d. 심장

심외막염에 의한 침출액 저류가 일어난다. 무증상인 경우가 많다. 간혹 심음영의 확대가 발견된다(그림 6-24). 심에코검사에서는 약 50%에서 심외막액 저류가 있다.

침출액의 성상은 늑막액과 마찬가지이다. 대개 저절로 없어지지만 비스테로이드계 항염증약, 간혹 코르티코스테로이드를 치료에 사용하기도 한다.

그 외 심근의 염증, 섬유화, 판막염증, 동맥염증에 의한 대동맥판 폐쇄부전이 보고되어 있다.

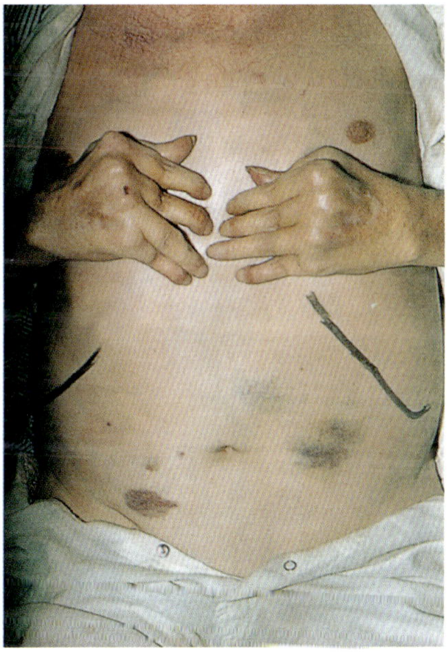

그림 6-25. 펠티증후군

e. 펠티증후군(Felty's syndrome)

비종대에 호중구 감소를 수반한 것이다(그림 6-25). 호중구 감소란 2,000/㎣ 이하인 것을 가리킨다. 하퇴의 궤양도 특징적인 소견 중 하나이다(그림 2-93 참조). 이 증후군에서 문제가 되는 것은 감염성이다.

f. 간

혈청알칼리포스파타제의 상승이 약 1/4의 증례에서 발견된다. RA의 활동성이 높은 증례에서 많다. 펠티증후군에서 재생결절성과형성(nodular regenerative hyperplasia)이라 불리는 특이한 조직병변을 볼 수 있다.

g. 신장

극히 드물게 신염, 혈관염이 보고된 바 있는데 신장 병변은 RA에서는 발생하지 않는 것으로 봐도 좋다.

단백뇨가 나타날 경우 금제나 부시라민에 의한 약제의 부작용과 아밀로이도시스의 합병을 고려한다.

h. 위장

RA에서는 병변이 발생하지 않는다. 비스테로이드계 항염증약에 의한 위장장해가 많다. 드물게 류마티스성 혈관염에 의한 허혈성 장질환이 있다. 이러한 내장병변을 나타내는 혈관염은 "악성 류마티스"라고 부른다.

RA의 이병기간이 긴 증례에서는 장관계에 2차성 아밀로이도시스가 일어나 설사증상이 나타나기도 한다.

i. 신경

혈관염증에 의한 말초성 다발신경염, 상부경추 병변에 의한 척추증, 수근관 증후군으로 대표되는 신경병증의 세 가지가 있다.

3. 진단

만성 다발 대소관절염으로, 관절 변연에서 erosion(침식상)이 보이는 것이다. 단, X선 사진상의 erosion 발생은 발병 후 적어도 반년 이상이 걸리므로 그때까지는 임상적으로 진단한다.

감별진단

만성 다발관절염증을 일으키는 질환이 감별진단이 된다(제II장 1. 관절통과 관절염 참조). 특히 강직성 척추염, 라이터증후군, 염증성 장질환 관련 관절증, 건선성 관절염과의 감별이 중요하다. 강직성 척추염은 젊은 남자에게 많으며 요통을 호소한다. 라이터증후군은 구내염 등 특유의 피부, 점막증상이 있으며, 관절염증이 주로 하지 대관절에 발생한다. 궤양성 대장염 등 장염증에 수반하는 관절증은 설사, 혈변이 확실하게 나타난다. 건선성 관절염은 피부나 손톱에 건선을 보인다.

그 외, 교원병 질환과의 감별에서는 젊은 여성의 경우 전신성 루푸스, 중년 이후에서는 쇼그렌증후군, 강피증 초기와의 감별이 중요하다.

4. 치료

1) 환자교육

RA라는 진단이 내려지면 환자는 매우 불안해한다. 만성으로 계속되는 질환의 경우 치료는 환자와의 공동작업이다. 환자의 전체상을 설명하고 이해시키는 것이 중요하다.

표 6-3에 환자에게 설명할 기본적 사항을 들었다.

2) 약제치료

a. 3단계 치료

RA의 약제치료는 3단계로 진행한다. first-line drug으로 먼저 비스테로이드계 항염증약(NSAIDs : non-steroidal anti-inflammatory drugs)을 투여하고, 이것으로 별 효과가 없으면 second-line drug으로 항류마티스약을 사용한다. 그래도 심할 경우에는 third-line drug으로 면역억제약을 시도한다(표 6-4).

코르티코스테로이드는 필요에 따라 적절히 사용

표 6-3. **환자에게 설명해야 할 사항**

- 치료를 요하지 않을 정도의 가벼운 것부터 2~3년만에 꽤 진행되는 심한 것까지 다양하다.
- 약 10%는 1년 이내에 없어지는 경우도 있지만, 대부분 관절의 염증이 심해지거나 약해지거나 하는 주기를 반복한다.
- 그 주기는 주 단위인 경우도 있지만, 월/년 단위인 경우도 있다.
- 앞으로 어떤 경과를 거칠지는 진단 시점에서 단정지어 말하기 어렵다.
- 약제 치료가 진보되어 앞으로 발전이 있다.
- 만일 염증이 심해지는 시기가 있다 해도 약제 치료로 대부분 억제할 수 있다.
- 염증이 심할 때에는 약제의 양, 수가 모두 많아지지만, 개선을 보이면 그보다 줄일 수 있다.
- 일상 활동은 평소에 주의를 기울인다.
- 식사의 영향에 대해서는 현재로서는 명확치 않다. 등푸른 생선이 좋을 수 있다. 예를 들어 고기나 계란 등을 섭취했을 때 염증이 심해지는 것으로 자각되는 식품이 있다면 그걸 피하는 것도 하나의 방법이다.
- 소위 "자리보전"하고 누워있는 경우는 약제 치료의 발전으로 극히 줄고 있다.

표 6-4. **류마티스 치료에 사용되는 약**

1st-line drug
 비스테로이드계 항염증약
2nd-line drug
 금제, D-페니실라민, 부시라민, 설파살라진, 항말라리아제, 미조리빈, 레플루노마이드
3rd-line drug
 아자티오프린, 시클로포스파미드, 메토트렉세이트, 사이클로스포린

코르티코스테로이드

표 6-5. **항류마티스약의 별칭**

지효성 항류마티스약
(SSARDs;slow-acting antirheumatic drugs)
질환경괴변경 항류마티스약
(DMARDs;disease-modifying antirheumatic drugs)

된다.

최근 면역억제약인 메토트렉세이트가 항류마티스약으로 조기에 사용되면서 second- line drug와 third-line drug와의 경계가 애매해지고 있다.

b. 비스테로이드계 항염증약 NSAIDs

어떤 NSAIDs를 사용해도 괜찮다. 효과는 대개 2주 정도로 판정할 수 있다. 효과를 얻지 못하면 다른 약제로 바꾼다. 경우에 따라 다른 약제와 함께 사용한다.

NSAIDs 자체에는 erosion 방지효과가 없다. 하지만 증상이 가벼운 RA라면 NSAIDs만으로도 충분하다.

c. 항류마티스약

효과 발현이 늦어서 지효성 항류마티스약(slow-acting antirheumatic drugs : SAARDs)이라고도 한다(표 6-5). 대표적인 금제, D-페니실라민을 예로 들면 효과를 판정하는데 적어도 6개월~1년이 걸린다. 그 중에서 비교적 효과가 빠른 것은 설파살라진이며 2개월 이내에 효과가 나타난다. 유럽에서 즐겨 사용되는 약제이다. 메토트렉세이트도 효과가 빨라 약 6주면 판정이 가능하다.

메토트렉세이트는 미국에서는 항류마티스약의 거의 첫 번째 약으로 선택되고 있다. 하지만 신장기능 저하가 있는 환자에게는 백혈구, 혈소판 감소를 일으켜 갑자기 심각해지는 부작용이 있다.

그런 점에서 설파살라진은 심각한 부작용이 적

은 항류마티스약으로 들 수 있다. 오라노핀은 설사 외에 특별히 눈에 띄는 부작용을 일으키지 않는다. 안전한 반면 효과는 약하다.

d. 면역억제약

면역억제약인 아자티오프린, 시클로포스파미드, 사이클로스포린 등은 사용시 숙련을 요한다.

e. 관절파괴방지효과

항류마티스약으로 사용되는 메토트렉세이트 등은 경과변경 항류마티스약(desease-modifying antirheumatic drugs : DMARDs)이라고도 한다(표 6-5). 골미란의 진행을 다른 방향으로 흐르게 한다는 기대가 포함되어 있다.

하지만 이들 약제에 정말로 골파괴의 진행을 억제하는 효과가 있는지에 대해서는 아직 데이터가 적다.

소위 "자리보전"을 하게 되는 예가 이전에 비해 훨씬 감소되었다는 것을 유효성을 나타내는 간접적인 증거로 보는 의견이 있다.

f. 코르티코스테로이드(표 6-6)

i) 내복약

반감기가 짧은 프레드니조론이 기본이다.

RA의 스테로이드 내복약 투여에 대해서는 아직까지도 논의가 계속되고 있다. 최근 연구에서도 소량의 스테로이드는 관절파괴를 예방 또는 지연시킨다는 의견과 그렇지 않다는 의견으로 나뉘어 있다.

투여시에는 생리적 용량인 프레드니조론 환산량으로 1일 7.5mg이 하루 기준량이다.

염증은 심하지만 하루빨리 일에 복귀하지 않으면 안되는 상황이라면 망설이지 말고 투여를 시작한다.

일반적으로 고령자에 대한 투여는 젊은 환자보다 용이하다.

ii) 관절내 주사

트리암시노론 또는 메틸프레드니솔론 현탁액을 사용한다. 염증 억제에 매우 유효하다. 자주 투여하면 오히려 샤르코관절과 같은 고도의 파괴가 일어나기도 한다. 가급적이면 월 1회 투여로 억제한다.

g. 근육내 주사, 정맥주사

전신성으로 관절염증이 심할 때 일시적으로 억제하는 데 유효하다.

스테로이드 펄스 요법은 심각한 혈관병변이 있는 경우 외에는 별로 사용하지 않는다.

h. 생물학적 제제

IL(인터로이킨)-1리셉터길항제, TNF(tumor necrosis factor)-α에 대한 항체, TNF-α의 리셉터 경합단백, 등이 시도되어 효과를 거두고 있다.

부작용으로는 감염, 종양 발생, 자기면역질환 발현이 있는 것으로 보고되었다.

i. 대체의료

질환의 원인이 명확하지 않고 만성으로 계속되는 한 다양한 대체의료가 시도되고 있음을 이해할 수 있다. 한방치료, 보조식품, 각종 엑기스 등 놀라울 정도로 많은 사람들이 관심을 가지고 있다. 실제로 이들에 의해 일시적으로 진통효과를 얻는 경우도 있다. 대체 치료에 대한 대조 데이터는 부족하지만 일부 안전성이 확인된 경우에는 부정하지 않는 자세를 취한다.

Chapter 2 변행성 관절증

1. 질환의 포인트

변행성 관절증(OA : osteoarthritis)은 가장 많은 관절질환이다. 고령자의 슬관절통, 요통은 대부분이 질환에 속한다고 할 수 있다. 연골의 노화, 퇴행 현상으로 볼 수 있다.

한편 폐경기 전후의 연령층을 중심으로 한 여성에게서 주로 손가락에 나타나는 OA가 있다. 류마티스 관절염(RA)와의 감별이 필요하다.

이미 관절에 만성 염증이나 장해가 있을 경우 변행성 변화는 빨리 나타난다. 이를 2차성 OA라고 한다.

2. 질환의 명칭

"변행성 관절증"이라는 명칭은 "arthrosis deformans"를 해석한 것이다. 구미에서는 현재 "osteoarthritis"로 거의 통일되고 있는 듯하다. 이를 우리말로 해석하면 "골관절염"이 된다.

한편, 이 질환은 염증성 요소가 적다는 점에서 "osteoarthrosis"라고 부르기도 한다. 일본어로 해석하면 "골관절증"이다. 일본의 정형외과학 텍스트북에는 "변행성 관절증"과 "골관절증"이 병기되어 있는 경우도 있다.

지금은 잘 쓰이지 않지만 미국에서는 degenerative joint desease(DJD)라고 부르기도 했다. "변행성 관절증"이라는 의미인데, 이 질환의 성질을 잘 나타내고 있다. 환자에게 설명할 때에는 wear and tear kind of disease(wear : 닳다, tear : 손상되다, 갈라지다)라는 표현이 자주 사용된다. 좀더 알기 쉽나(표 6-7).

표 6-7. 질환의 명칭

osteoarthritis(OA)	골관절염
osteoarthrosis	골관절증
arthrosis deformans	변행성 관절증
degenerative joint disease(DJD)	변행성 관절증
wear and tear	마모와 균열

3. 정의

OA는 연골이 마모되어 반응성으로 뼈의 신생과 관절 주위의 연부조직 증식이 일어나는 질환이다. 질환의 정의는 단순 X선 사진에 의해 보다 용이하게 파악되며, ① 관절열극(강)의 비대칭성 협소화, ② 연골하골(subchondral bone)의 경화상, ③ 골극 형성의 세 가지를 특징으로 한다(표 6-8).

표 6-8. OA의 X선 소견

1. 관절열극(강)의 협소화
2. 연골하골의 경화상
3. 골극 형성

4. 분류

1차성 OA와 2차성 OA로 나뉜다(표 6-9).

1차성이란 원인이 명확하지 않은 것이고, 2차성이란 류마티스 관절염(RA) 등의 기초질환이 있어 그에 수반되어 OA 변화가 일어나는 것을 가리킨다.

표 6-9. 변행성 관절증의 분류

1차성
국소성
전신성-3개 이상의 관절 부위

2차성
- 외상 후
- 반복성 스트레스(업무, 스포츠)
- 염증성(류마티스 관절염(RA), 강직성 척추염, 감염증 등)
- 신경 · 혈관성(샤르코관절, 무균성 괴사)
- 내분비성(말단비대증)
- 대사성(피로인산칼슘 침착증, 오크로노시스, 헤모크로마토시스)
- 발육성, 선천성(대퇴골두분리증, Perthes' 병, 선천고탈)

5. 병태

1) 연골 조성

OA는 관절연골에 병변이 시작되는 질환이다. 성인의 관절연골은 연골세포와 세포외기질(매트릭스)로 구성된다. 대부분은 세포외기질이며, 70~80%의 수분과 주로 type II 콜라겐 및 프로테오글리칸으로 성립된다(그림 6-26). 콜라겐과 프로테오글리칸은 모두 연골세포에 의해 국소적으로 합성된다.

콜라겐섬유는 망 구조를 이루며 연골조직의 대들보 역할을 하고 형태와 연골의 탄력성을 유지한다.

연골의 프로테오글리칸(아글리칸)은 심이 되는 코어단백에 뮤코다당류(glycosaminoglycan)가 빗살처럼 결합된 형태를 취하며, 연골은 대부분 콘드로이틴황산으로 그 외 케라탄황산으로 이루어진다(그림 6-27). 미성숙연골은 콘드로이틴황산이 많고 케라탄황산은 적은데, 나이가 들면서 케라탄황산은

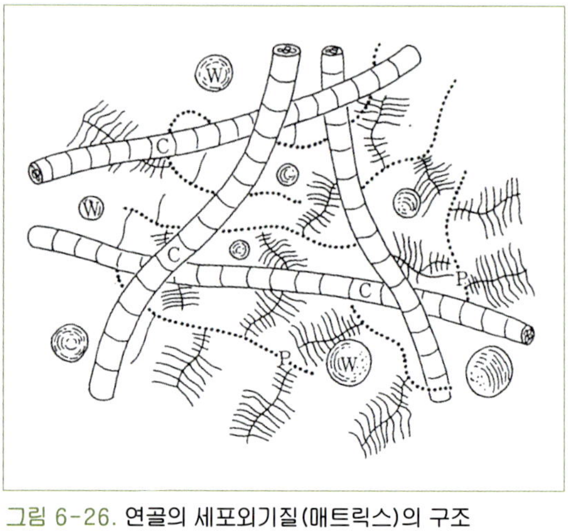

그림 6-26. 연골의 세포외기질(매트릭스)의 구조
C : 콜라겐섬유, P : 프로테오글리칸 aggregate, W : 수분
(寺山和雄, 辻 陽雄 감수 : 표준정형외과학, 제7판, 의학서원, 1999)

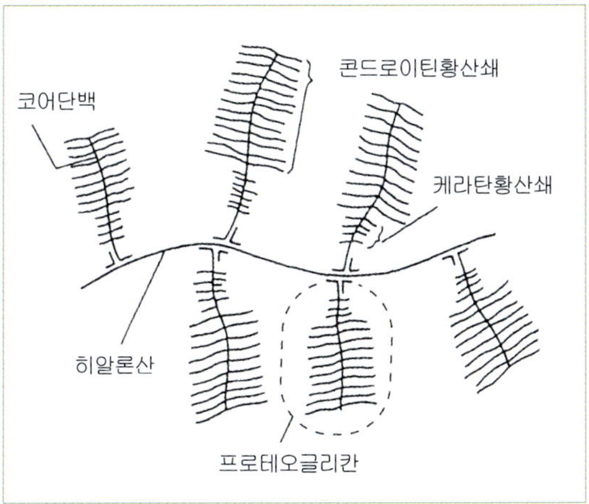

그림 6-27. 프로테오글리칸 aggregate의 구조
(寺山和雄, 辻 陽雄 감수 : 표준정형외과학, 제7판, 의학서원, 1999)

증가하고 콘드로이틴황산은 감소한다.

프로테오글리칸은 점조성을 띠며 친수성이 강하다. 탄력성과 하중면의 윤활성을 유지한다.

프로테오글리칸은 또 하나의 뮤코다당류 히알론산과 결합하여 회합체 aggregate를 형성하고, 대량의 수분과 양이온을 유인하는 팽화여력을 얻는다(그림 6-26, 6-27).

2) 발생기전

발생기전에 관해서는 몇몇 가지의 이론이 있다. 처음에는 메커니컬한 스트레스라고 여기는 설이 많았다. 그것이 연골세포를 자극하여 콜라게나제와 스트로멜라이신 등 메탈로프로테아제효소를 생산한다.

연골세포는 또한 인터루킨(IL-1)과 tumor necrosis factor(TNF-α) 등의 사이토카인을 생산하며 이들 사이토카인이 다시 효소분비를 자극한다.

한편으로 적극적인 수복기능이 나타나는데 메탈로프로테아제를 억제하는 인자가 상대적으로 저하되어 연골파괴에 이른다는 설이다.

3) 병리

연골의 소균열, 미란, 골극 형성, 연골하골의 경화, 골낭종이 나타난다.

6. 관절병변의 출현 부위

그림 6-28은 OA의 관절병변이 어느 부위에 나타나는지를 표시한 것이다.

척추에서는 경추의 하부 C_5, C_6, C_7이 중심이며, 요추에서는 마찬가지로 하부의 L_3, L_4, L_5에 나타난다. 이들 모두 가동 지점이 되어 움직이는 부위로 부담을 받기 쉽다.

손에서는 선단의 DIP관절과 PIP관절 및 엄지손

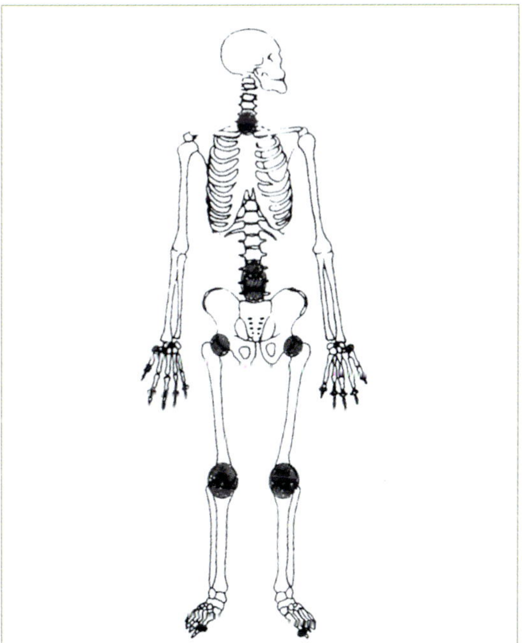

그림 6-28. 1차성 OA의 출현 부위
(UCLA병원 Dr Rodney Bluestone 제공)

가락 CMC관절에 나타나는 것이 특징이다(그림 6-29).

고관절의 OA는 구미인에게서 많이 볼 수 있고, 일본인의 경우는 슬관절통을 압도적으로 많이 호소한다. 고령자의 슬관절통은 대부분 변행성 슬관절증으로 봐도 좋다.

족관절은 고관절, 슬관절 이상으로 하중이 가해지는 관절이라 볼 수 있는데, 특이하게도 1차성 OA는 잘 일어나지 않는다.

발에서는 엄지발가락 MTP관절의 OA가 있다.

종사하는 직업에 따라 예를 들면 곡괭이질 등을 하는 선로공사에 오랫동안 종사한 사람이나 가래를 사용하여 밭일을 계속해온 노인들의 경우 팔꿈치에 OA를 보인다.

농촌에서는 몸을 구부린 자세로 하는 일이 많아서인지 일반적으로 요추의 변행성 관절증도 그 정도가 심하다.

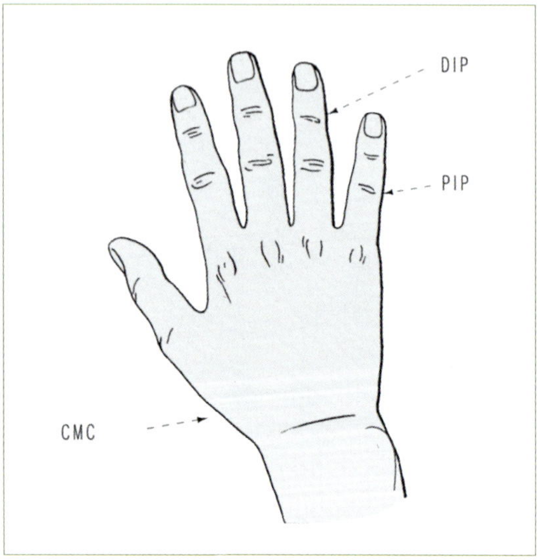

그림 6-29. 손에서 OA의 출현 부위
(DIP : 원위지절간관절, PIP : 근위지절간관절, CMC : 수근중수관절)

7. 임상증상

45세 이하에서 발병하는 일은 드물며 나이가 들면서 발병빈도가 증가한다. 65세 이상에서는 대부분 X선 사진상에서 OA의 변화가 나타난다. 단, X선 사진상의 변화와 증상의 발현이 일치하지는 않는다. 가벼운 변화가 있어도 증상이 없는 사람이 많다.

주된 증상은 통증, 뻣뻣함이다. 무릎이나 고관절에서는 하중에 의해 통증이 심해지고, 안정을 취하면 완화된다. OA의 증상은 국소성이다.

1) 손의 OA

- 고령의 여성에게서 많이 나타나는데 특히 40대 후반~50대 초반이 피크를 이룬다.
- 유전적 요인이 관여하여 어머니나 할머니에게서 같은 증상이 있던 경우가 많다.
- 문진을 통해 수지관절 동통에 전후하여 목, 허리, 무릎에 통증이 있었음을 알 수 있다. 그런 경우 전신성 OA(generalized OA)로 봐도 좋다.
- 증상은 수지관절의 통증, 아침의 뻣뻣함이다.
- 동통은 DIP, PIP관절의 1~2곳에 나타난다. 이후 다른 DIP, PIP관절로 통증이 퍼진다.
- 주로 사용하는 손의 손가락에서 시작하는 경우가 많다.
- 아침의 뻣뻣함은 류마티스 관절염(RA)과 달리 짧은 편이다. 대개 손을 몇 번 구부렸다 폈다 하면 사라진다. 길어봐야 30분 이상 지속되지 않는다.
- 진찰시에는 환자가 호소하는 DIP 또는 PIP관절에서 압통을 확인한다.
- DIP관절에서는 헤베르덴결절(Heberden's nodes)이 확인되는 경우가 있다(그림 6-30).

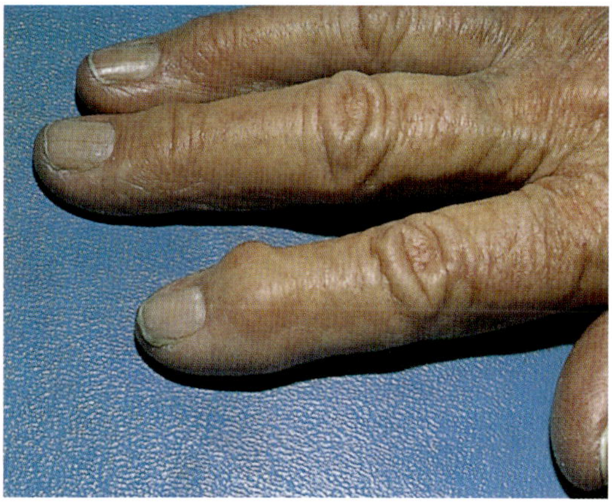

그림 6-30. 검지손가락의 헤베르덴결절

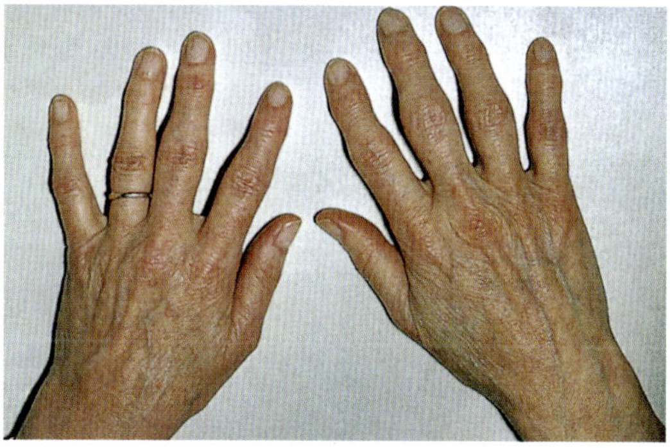

그림 6-31. OA의 PIP관절염
RA의 활막성 부드러운 부종과 달리 골성으로 단단하다.

골극 형성과 주위조직의 증식에 의해 생긴 약간 단단한 결절이다. PIP관절의 부종은 부샤드결절(Bouchard's nodes)이라 한다.

- 통증을 호소하는 관절 외의 DIP관절에 이미 OA성 굴곡이 있거나 손가락 선단이 편위되어 있는 등의 변형을 보이는 경우가 있다.
- PIP관절에서만 통증이나 부종이 있는 경우 초기 류마티스 관절염(RA)과 감별할 필요가 있다. 일반적으로 OA의 PIP관절염은 뼈가 앙상해지며 부종이 있다(그림 6-31).
- RA의 수지관절염과 감별할 때에는 적침, CRP 검사를 하기도 한다. OA인 경우는 정상이다.
- DIP, PIP관절 외에 CMC관절의 OA도 적지 않다(그림 6-29). 물건을 잡으려고 하는 동작에서 통증을 심하게 느낀다.
- 관절 X선 사진은 OA의 특징인 관절강의 협소화, 골경화, 골극 형성을 보인다(그림 6-32).
- 전신성 질환이 아닌 가벼운 손가락 변형이 남기도 하는데, 기능적으로 장해가 되는 경우는 없으며 통증도 잘 관리하면 2년 정도면 없어진다는 것을 설명한다.
- 동통에는 진통약을 처방하기도 하는데 기대만큼 효과는 많지 않다.

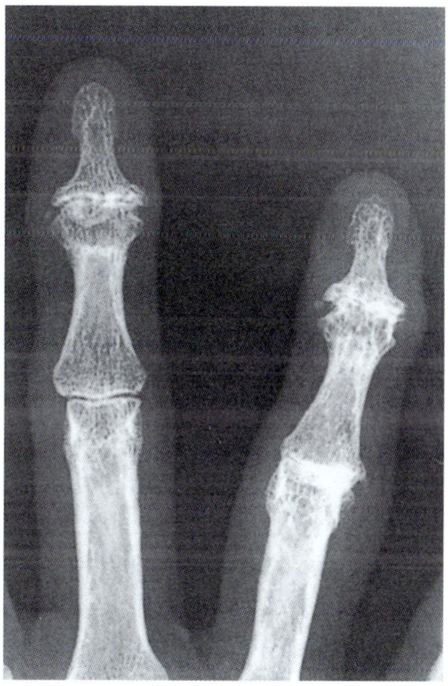

그림 6-32. 전형적인 DIP, PIP관절의 OA
관절열극(강)의 협소화, 연골하골의 흰 경화상 및 골극 형성을 볼 수 있다.

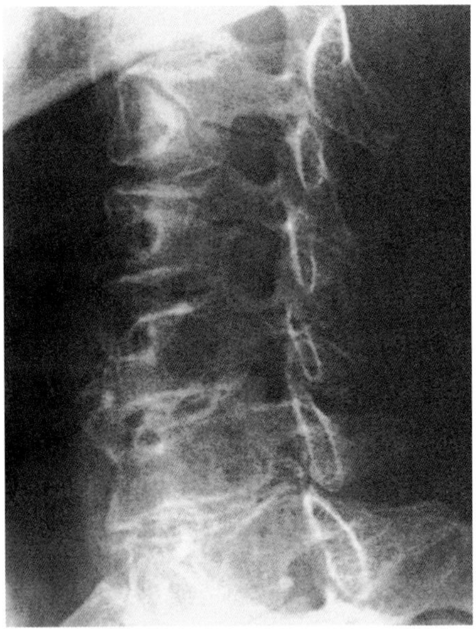

그림 6-33. **경추 X선 사진**
사위상에서 하부 경추의 추간공 협소화를 볼 수 있다.

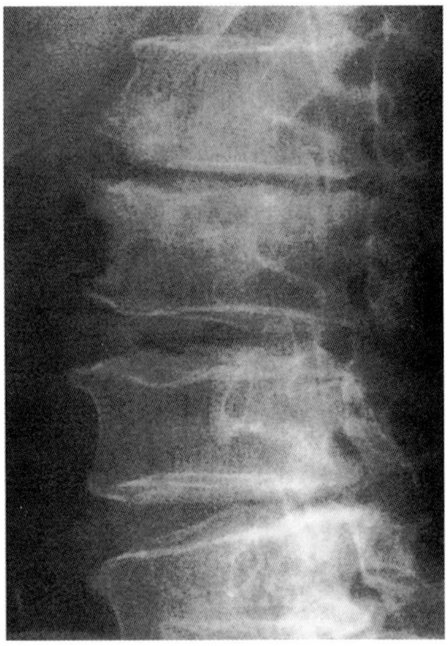

그림 6-34. **요추 측면**
전방 골극형성과 추간강의 협소화

2) 목의 OA

- 아른한 경부의 통증, 어깨 통증, 후두부가 무겁게 느껴지는 등의 증상이 나타난다.
- 경부에 가동 제한을 보이며 압통점이 확인되기도 한다.
- 경추 X선 사진에서는 C_5, C_6, C_7 경추부의 골극형성, 추간강의 협소화, 추체면의 경화상이 보인다.
- 어깨로 퍼지는 방사통 등의 증상을 가진 환자의 경우는 추간공에서 협소화를 볼 수 있다(그림 6-33).
- 치료로는 첩포약, 진통약, 근육이완약 등이 사용된다.

3) 허리의 OA

- 추간판의 변성과 뒤쪽의 추간관절(facet or apophyseal joint) OA의 2종류가 있다.
- 증상은 허리의 둔통이다. 밤에는 통증이 사라진다.
- 요추의 정상 전만이 소실되며 가동제한을 보인다.
- 추간관절의 OA인 경우는 몸을 뒤로 젖히면 통증이 심해진다.
- 요추 X선 사진은 관절강의 부정 협소화, 추체변연으로부터 앞쪽 또는 옆쪽으로 골극 형성, 추체면의 골경화를 보인다(그림 6-34).
- 치료는 보존적으로 하며 습포약, 온열, 진통약 등을 사용한다. 고령의 여성 환자인 경우는 비스테로이드계 항염증약에 의한 위장출혈 등의 부작용이 적지 않게 나타난다. 안전한 아세트아미노펜 제제를 먼저 시도하여 효과를 보는 것이 좋다. 트리거포인트가 확인되는 증례에서는 국소마취제 주사가 효과적이다.

4) 무릎의 OA

- 고령의 여성에게서 많은 편이다.
- 내반슬(O자형 다리)이 심하다(그림 6-35).
- 증상은 보행시의 통증이며, 특히 계단을 내려올 때 힘들어한다.
- 서 있을 때 통증, 뻣뻣함을 느끼고(gel phenomenon) 좀 지나면 증상이 사라진다.
- 비가 오는 날 등 대기압의 변화에 의해 무릎 증상이 심해지는 경우가 있다.
- 압통은 슬관절강을 따라 확인되며, 종종 융기된 골극이 만져지기도 한다.
- 관절액 저류를 수반하는 경우가 적지 않다. 액은 점조를 띠며 백혈구 수는 통상 수천 이하이다.
- 슬개·대퇴관절도 잊지 말고 체크한다. 마찰음이 있는지도 살펴본다.
- 슬관절 자체보다 주위의 활액포에서 통증이 발생하는 경우가 있다.
- 무릎 X선 사진에서는 관절열극(강)의 협소화, 골극, 관절면의 골경화를 볼 수 있다. 관절열극의 협소화는 내측에서 더욱 심하다. 간혹 연골 석회화를 수반하기도 한다.
- 치료는 습포약, 소염제 연고, 온열, 무릎 서포터, 아세트아미노펜, 비스테로이드계 항염증약 등을 사용한다. 국소마취제와 스테로이드약의 혼합주사도 효과가 있다.

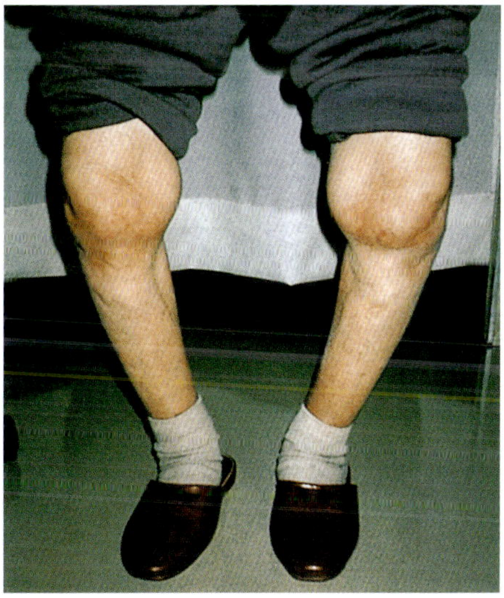

그림 6-35. 변행성 슬관절증
내반슬(O자형 다리)이 심하다.

5) 강직성 척추골증식증
(ankylosing hyperostosis, DISH : diffuse idiopathic skeletal hyperostosis)

특수한 예로, 골극이 일반 가로방향이 아닌 수직방향으로 뻗어 위아래가 이어진 것처럼 나타나는 경우가 있다(그림 6-36). 경추부에서도 나타난다. 의외로 통증은 없으며 X선 촬영시 우연히 발견되는 경우가 많다. Forestier병이라고도 한다.

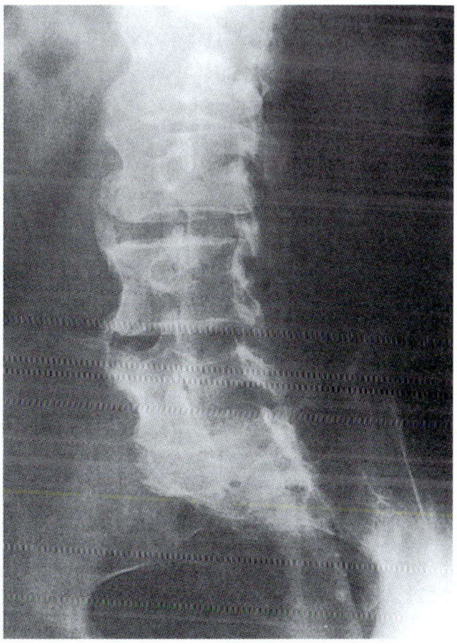

그림 6-36. Forestier병, 요추 측면
큰 골극이 상하 방향으로 뻗어 브리지를 형성하고 있다. 추간강은 정상이다.

Chapter 3

결정유발성 관절증

A. 통풍

1. 질환의 포인트

- 가장 통증이 심한 관절염이다.
- 대개 급성 단관절염이며 하지관절에 일어나기 쉽다.
- 중년 이후의 남성에게 압도적으로 많은 질환이다.
- 약 20%가 가족력을 보인다.
- 경과는 양호하며 보통 2주 이내에 자연히 없어진다.
- 원인은 관절 내에 요산결정이 침착되어 일어난다.
- 무증후성고요산혈증은 치료하지 않는 것이 원칙이다.

2. 병태

통풍(gout)은 요산나트륨염 결정체가 조직에 침착한 것이 원인이 되어 일어나는 병이다.

요산의 용해도는 체온과 pH에 의해 좌우되는데, 혈청치 7mg/dl 이상이면 과포화가 되어 결정을 만들기 쉬워진다.

통풍의 임상증상에는 ① 급성 관절염, ② 만성 통풍결절성 관절염, ③ 요산결정성 간질성 신증(통풍신), ④ 요로결석이 있다(표 6-10).

표 6-10. **통풍의 임상증상**

무증후성 고요산혈증
급성 관절염
만성 통풍결절성 관절염
통풍신
요로결석

3. 요산의 생산

요산은 퓨린체의 최종대사산물이다. 퓨린체란 퓨린환을 가지는 화학물질로, 요산의 기본이 되는 것은 핵산의 구성성분인 아데닌, 구아닌, 또는 생체의 고에너지원 ATP가 그 주된 것이다.

요산으로 대사되기까지는 다양한 효소가 관여한다. 고요산혈증을 일으키는 것으로 알려진 것에는 포스포리보실피로인산(PRPP) 합성효소의 활성항진증, 히포산틴-구아닌포스포리보실트랜스퍼라제(HGPRT)의 결손증(완전결손에서는 Lesch-Nyhan 증후군)이 있다. 아직 분명치 않은 점이 많지만 그 외 효소기능의 부분적 결손이 고요산혈증의 원인을 만드는 것으로 볼 수 있다.

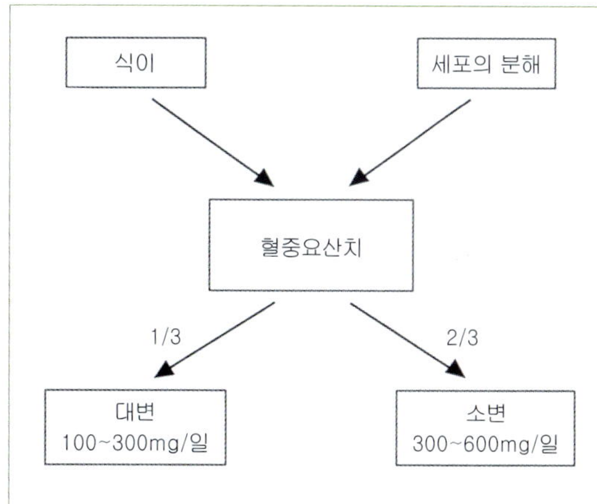

그림 6-37. 요산의 배설

4. 요산의 배설

만들어진 요산은 약 1/3이 대변으로 나머지 약 2/3는 소변으로 배설되는데(그림 6-37), 혈청요산치에 영향을 주는 것은 소변으로의 배설이다.

요산은 신사구체에서 여과된 후 근위요세관에서 일단 거의 100% 흡수된다(그림 6-38).

그 후 다시 근위요세관에서 분비되는데 그 양은 여과된 양의 약 50%이다. 분비 후에 두 번째 재흡수가 일어나고, 결국 배설되는 양은 여과된 양의 약 10%이다

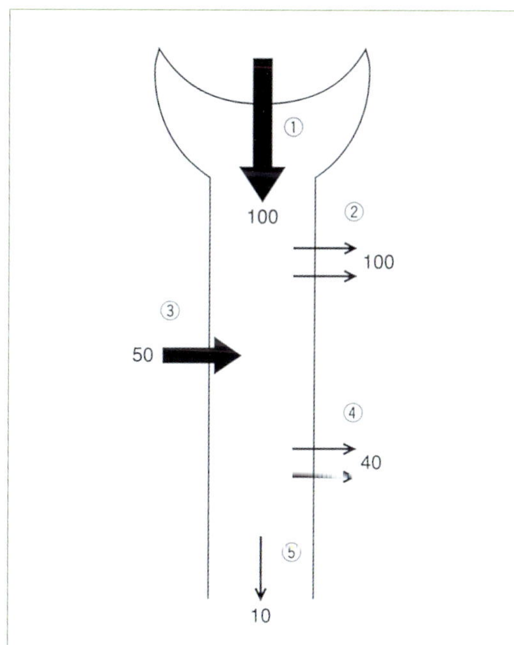

그림 6-38. 신장으로부터의 배설
① 사구체 여과, ② 요세관 흡수, ③ 분비, ④ 분비 후의 재흡수, ⑤ 배설

5. 신장과 고요산혈증

사구체의 기능이 저하되면 혈청중의 요산치는 상승한다. 또한 순환혈장량이 감소된 상태에서는 신장에서 Na 흡수가 늘어나는 것과 마찬가지로 요세관으로부터의 요산 흡수는 증가한다. 이뇨약 사용에 의해 요산치가 상승하는 주된 원인이 이것이다.

유산산혈증이나 케토산혈증의 경우는 유기산이 요산의 분비를 억제하기 때문에 혈청요산치가 상승한다. 알콜 섭취로 요산치가 상승하는 이유 중 하나는 유산산혈증를 초래하기 때문이다.

항결핵약인 에탐부톨, 피라진아마이드, 그리고 소량의 아스피린 복용은 혈청요산치를 상승시키는데, 그 작용기전은 충분히 밝혀지지 않았다. 예전에 관절 류마티스 치료에 자주 사용되었던 대량의 아스피린 투여는 오히려 혈청요산치를 2mg/dl 정도까지 저하시킨다.

항고요산혈증 치료약제 프로베네시드는 요세관에서의 재흡수를 억제하는 약제이다(표 6-11).

표 6-11. 혈청요산치에 영향을 주는 약제

- 혈청요산치 상승
  - 이뇨약(사이아자이드, 프로세마이드)
  - 소량 아스피린(2g/일 이하)
  - 피라진아마이드
  - 에탐부톨
  - 사이클로스포린
- 혈청요산치 저하
  - 요중 배설 증가
    - 프로베네시드
    - 벤즈브로마론
    - 페닐부타존
    - 대량 아스피린
  - 생산 억제
    - 알로푸리놀

6. 고요산혈증의 분류

고요산혈증은 ① 요산의 생산 과잉, ② 신장으로부터의 배설 저하, ③ 그 혼합형 중 어느 하나가 원인이다(표 6-12). 1차성과 2차성으로 나눌 수 있다.

1차성 고요산혈증은 유전적 원인에 의한 것이 주를 이루며, 일부에서 관련하는 효소가 확실하다.

2차성 고요산혈증이란 신부전이나 요산 생산이 증가하는 기초질환이 존재하거나 또는 약제나 알콜, 순환혈장량 저하 등에 의해 일어나는 것을 가리킨다(표 6-13).

표 6-12. 고요산혈증의 기전

1. 생산 과잉
2. 배설 저하
3. 혼합형

7. 임상증상

95%가 남성에게서 발병하는 병이다. 대부분 40세 이후에 발병하는데, 최근에는 30대에 발병하는 경우도 증가하고 있다. 여성의 경우는 50세 이후의 발병이 많다. 여성의 혈청요산치는 남성보다 약 1mg/dl 낮은데, 폐경기 후에 요산치가 남성과 비슷하기 때문이다.

1) 급성 관절염

- 단관절염이 전형적이다.
- 때로는 두세 관절에서 동시에 일어난다.
- 몇 시간 정도면 가라앉는 "소발작"을 경험한

표 6-13. 고요산혈증의 분류

1차성(유전성)	심한 운동
1. 대사성	알콜
A. 본태성(1차성 통풍의 10%)	당원병(Ⅰ, Ⅲ, Ⅴ, Ⅶ형)
B. 효소장해(1차성 통풍의 1% 이하)	조직저산소
1. PRPP 합성효소의 활성항진	2. 신성
2. HGPRT 결손(부분결손, 완전결손	A. 신부전
Lesch-Nyhan 증후군)	B. 탈수
2. 신성(원인불명의 배설 저하 - 1차성 통풍의 90%)	C. 약제
	D. 케토시스, 유산산혈증
2차성(후천성)	E. 납중독
1. 대사성	3. 기타
A. 핵산 턴오버 항진(조혈기종양, 용혈성 빈혈, 건선)	고혈압
B. 식사 퓨린체 과잉섭취	부갑상선기능항진증
C. ATP 분해의 항진	갑상선기능저하증

PRPP : 포스포리보실피로인산
HGPRT : 히폭산틴-구아닌포스포리보실트랜스퍼라제

적이 있다.

- 초발병상의 90%는 발이나 무릎 등의 하지관절이다.
- 가장 자주 일어나는 부위는 엄지발가락의 뿌리부분과 MTP관절이다(그림 6-39).
- 상지에서는 손가락, 수관절, 팔꿈치에서 나타나며 팔꿈치에는 활액포염을 수반한다(그림 6-40).
- 통풍연증이 일어나는 방식은 대개 급성이며, 몇 시간~12시간이면 통증이 피크에 달한다.
- 염증 부위가 붓고 발적이 나타나며 발적은 관절 부위 이상으로 퍼져 봉와직염과 같은 모양을 띤다.
- 관절염증은 방치해 두더라도 약 2주 이내면 없어진다.
- 발적 피부는 박피되어 낫기도 한다.
- 발작의 재발은 1년 이내에 약 50%, 2년에 약 75% 정도이다.

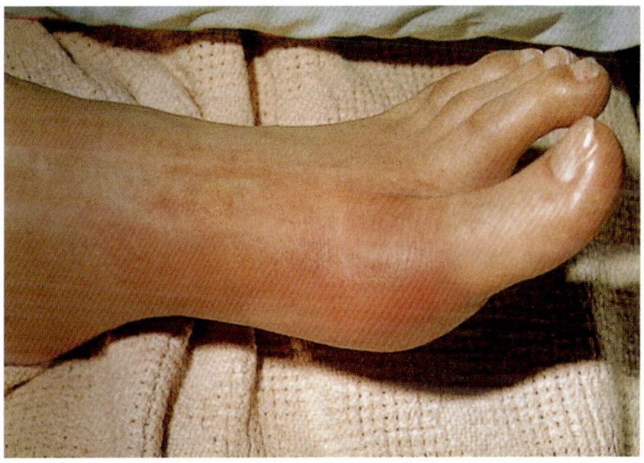

그림 6-39. 통풍 발작

2) 만성 통풍결절성 관절염

- 심하게 높은 요산치가 계속되면 점차 발작빈도가 증가하고 이후 만성화된다. 관절에 통풍결절(tophus)을 형성한다.
- 손가락에 다발성으로 통풍결절을 보이는 경우가 있다. 통증은 의외로 적다(그림 6-41, 6-42).
- 통풍결절은 피하의 연부조직, 이개, 아킬레스

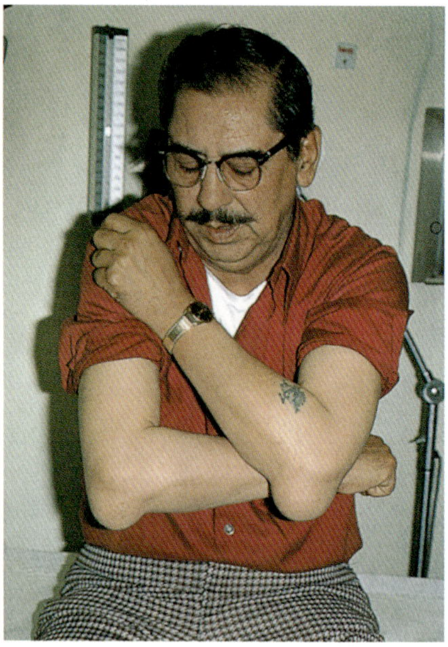

그림 6-40. 양 팔꿈치의 통풍성 활액포염

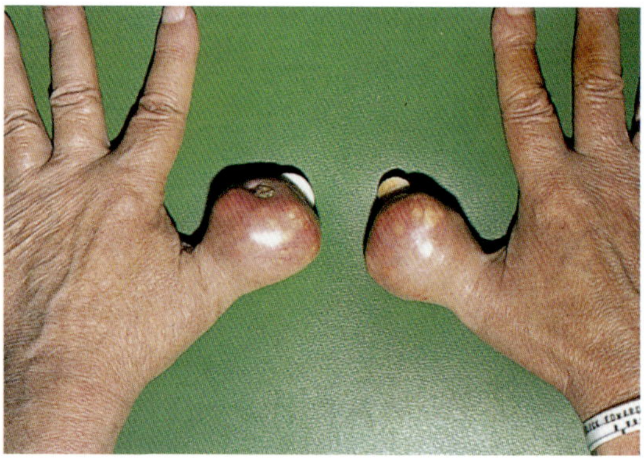

그림 6-41. 통풍결절(tophus)

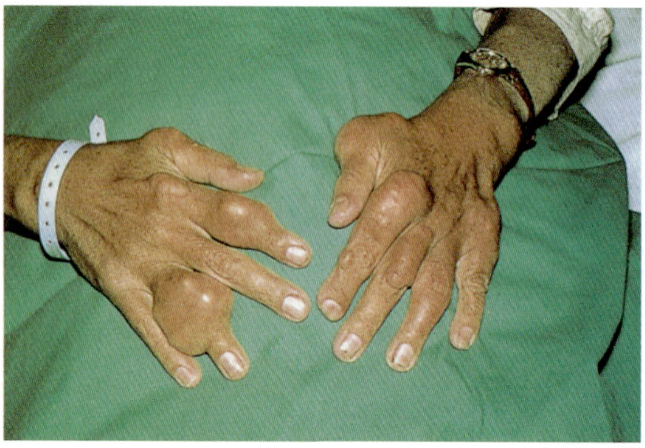

그림 6-42. 통풍결절(tophus)
(Harbor General Hospital Dr James Louie 제공)

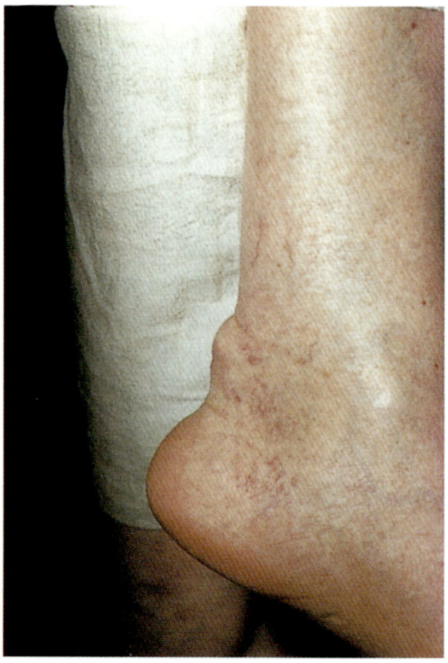

그림 6-43. 아킬레스건의 통풍결절

건 부위에도 발생한다(그림 6-43).

3) 간질성 신증(통풍신)

- 요산염 결정이 신수질, 유두, 추체에 침착하여 뇨중에 알부민이 나타나는 것이 통풍신의 정의이다. 그러나 요산염 침착이 직접적으로 신부전 발생에 관여하는지는 명확히 밝혀져 있지 않다.
- 화학요법에 의해 종양세포가 한번에 대량 파괴되면 요산염이 신장의 집합관 내에 고이게

되어 급성 신부전을 일으킨다. 미리 아로프리놀을 투여하여 요산 생산을 억제한다.

4) 요로결석

- 통풍 환자의 약 20%에게서 확인된다. 또한 40%는 신결석이 관절염보다 먼저 나타난다.
- 순수한 요산결정은 X선 투과성이지만 수산석도 많으며 요산이 그 중심이 된다.

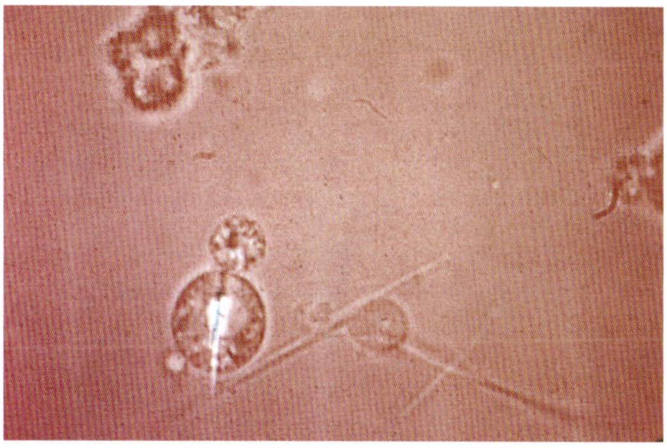

그림 6-44. 침상(바늘모양)의 통풍결절(편광현미경), 관절액
(Harbor General Hospital Dr James Louie 제공)

8. 진단

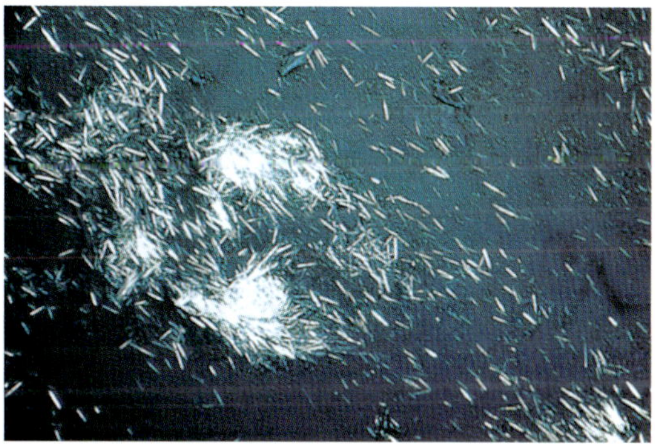

그림 6-45. 통풍결절의 결정(편광현미경)
(Harbor General Hospital Dr James Louie 제공)

- 대부분의 경우 임상증상으로 진단한다.
- 확정 진단은 관절액 중의 요산염 결정을 증명하는 것이 유일한 방법이다.
- 진단은 관절액 한 방울이면 충분하며 채취 후 바로 현미경검사를 한다. 무염색, 광학현미경이 좋다.
- 편광현미경에서는 침상(바늘모양)으로 빛나는 결정을 볼 수 있다. 예민색검판을 사용하면 음성의 복굴절성을 보이며, 현미경검사의 Z'축에 평행하게 하면 황색, 직각방향으로 하면 청색을 띤다(그림 6-44).
- 일상 진료시의 진단은 광학현미경검사만 해도 충분하다.
- 통풍결절은 표면의 분필모양 조직을 바늘 끝으로 잡고 소량 채취하여 현미경검사를 한다(그림 6-45).
- 통풍결절을 생검 채취했을 경우 조직표본은 순알콜로 고정하지 않으면 요산결정이 빠지므로 주의한다.
- 급성 발작시의 혈액검사는 말초혈중의 백혈구수가 약간 증가하거나 CRP에서 양성을 보인다.
- 혈청요산치는 정상인 경우가 있다(약 8%). 요산치가 4mg/dl 정도이어도 발작은 일어날 수 있다.
- 관절 X선 사진은 급성기일 경우에는 특별한 이상을 보이지 않는다. 만성으로 진행된 예에서는 특유의 X선 변화를 보인다(그림 6-46, 6-47).

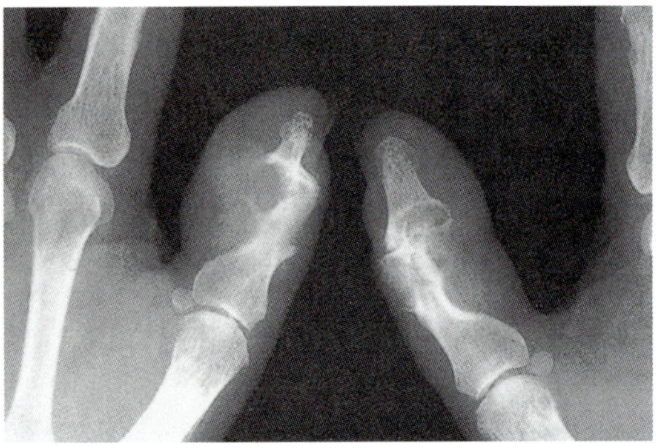

그림 6-46. 파괴성 관절
overhanging(큰 덮개)상이 보인다.

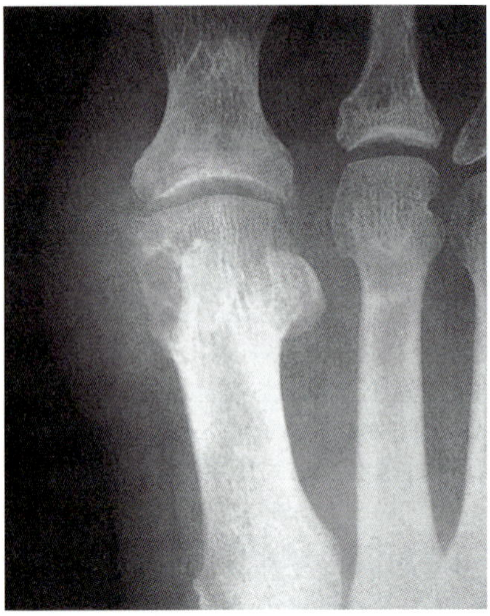

그림 6-47. 엄지발가락 MTP관절
연부조직에 통풍결절. 뼈에 낭포상 변화. 통풍에서는 골감소는 일어나지 않는다.

1) 감별진단

급성 단관절염을 보이는 질환으로 외상, 감염증, 위통풍, 회귀성 류마티스가 있다.

2) 합병되는 질환

고혈압, 비만, 고트리글리세라이드혈증이 있다 (표 6-14).

표 6-14. 합병되는 질환

비만
고혈압
고트리글리세라이드혈증

9. 약제치료(표 6-15)

표 6-15. 통풍의 치료약

염증억제약
• 비스테로이드계 진통소염약
• 콜히틴
• 부신피질스테로이드
요산배설촉진약
• 프로베네시드
• 벤즈부로마론
• 설핀피라존
요산 생산저해약
• 알로프리놀

1) 무증후성 고요산혈증

- 성인의 약 5%에서 고요산혈증이 나타난다. 그 중 통풍을 발병하는 것은 20명에 한 명꼴이다.
- 기본적으로 통증성 양성 질환이라는 점, 항고요산혈증치료약을 장기 복용한다는 점에서의 리스크 및 베네피트를 고려하면 무증후성 고요산혈증은 치료를 요하지 않는다.
- 예외적으로 화학요법시 강한 가족력이 있으며 요산치가 11mg/dl 이상이면 통풍발작이 일어날 확률이 높다고 할 수 있다.

2) 급성 통풍성 관절염

a) 비스테로이드계 항염증약(NSAIDs)

- 첫 번째로 선택되는 약제이다. 어떤 NSAIDs이든 좋다. 발작시에는 충분한 양을 투여한다.

b) 콜히틴(그림 6-48)

- 전에는 발작을 일으킬 때 첫 번째로 선택되던 약제였다. 발작시의 투여방법은 1정을 1~2시간 간격으로 발작이 가라앉을 때까지 최대 10정까지 또는 구토나 위통 등의 위장 부작용이 나타날 때까지 투여하는 것이 기본 매뉴얼이었다. 이 치료는 지금은 진단적인 이유로만 사용하게 되었다. 콜히틴은 오히려 발작 예방약으로서 1일 1~3정으로 처방된다. 단, 콜히틴은 발작의 아주 조기에 사용하면 지금도 매우 유효한 약제임에 틀림없다. 약리작용은 백혈구 유주의 억제로 보고 있다.

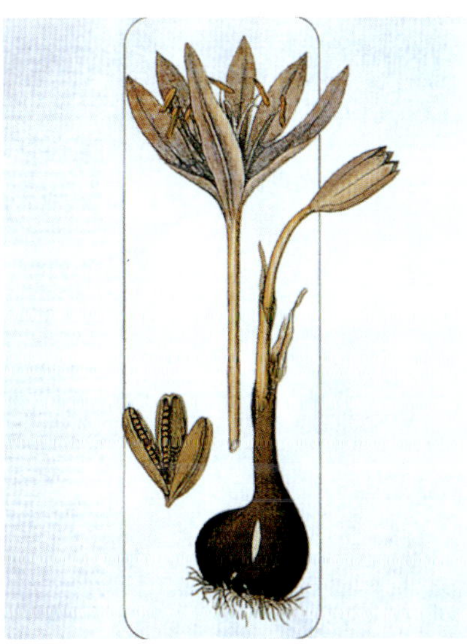

그림 6-48. **콜히틴**
백합과의 Colchicum autumnale에 포함되는 알카로이드

c) 코르티코스테로이드

- 관절 내에 10~40mg의 트리암시노론, 메틸프레드니솔론을 투여하는 방법이 유효하다.
- 단, 발적이 있는 관절에는 국소주사를 실시하는 데 용기가 필요하다. 패혈증성 관절염을 충분히 제외시켜야 한다.
- 내복약으로 프레드니솔론 20~40mg/일로 투여하고, 급속히 감량하여 약 2주 이내에 중지시키는 방법이 있다.
- 그보다 더 간편한 방법은 트리암시노론 40mg을 1회 근육주사하는 방법으로, 감량처방할 필요도 없고 효과도 충분하다.

3) 항고요산치료약

- 발작시에는 예를 들어 혈청요산치가 높더라도 고요산혈증 치료는 하지 않는다. 혈청요산치를 변경시키면 활막에 침착한 요산결정이 관절내에 유리되어 발작을 연장시킨다.
- 발작이 시작된 지 2~3개월 후 콜히틴을 발작 예방으로 1일 1~2정 병용하면서 항고요산치료약 투여를 시작한다.
- 치료의 적응은 통풍 발작이 자주 있고 만성 다발성 관절염, 통풍결절, 신장결석, 화학요법 전 등이다.

a) 요산생산저해약

- 알로프리놀이 있다. 잔틴옥시다제를 저해하고 히포산틴에서 잔틴, 요산으로의 대사과정을 저해한다.
- 1일 100mg 투여로 시작해서 1일 400mg이 기준이다. 신부전 환자의 경우는 감량투여한다.
- 부작용에는 반점, 위의 거북감 등이 있다. 간혹 과민성증후군이 나타나며 발열, 백혈구 증

다, 호산구 증다, 두드러기, 간효소 상승, 신장 장해, 중독성 표피괴사가 일어나며 사망하는 예가 있다. 면역학적 반응으로 여겨지는 심각한 부작용이다.

- 또한 알로프리놀은 암피시린과 병용하면 반점 발현율이 높다.

b) 요산배설촉진약

- 프로베네시드는 요세관에서의 요산 재흡수를 억제하며, 뇨중에 배설을 촉진하는 약제이다.
- 심각한 부작용은 없지만 다량의 요산을 배출하기 때문에 요로결석을 만드는 경우가 있다. 수분을 많이 섭취하도록 권한다.
- 요산은 pH 6 이하의 소변에서는 용해도가 저하한다. 화학요법시에는 중조 등 요알칼리화제를 병용한다.
- 프로베네시드는 크레아티닌 클리어런스 30ml/분 이하의 신부전에서는 효과가 없으며, 그 경우에는 알로프리놀을 사용한다.
- 요산배설약에는 프로베네시드 외에 설핀피라존이 있고 일본이나 유럽에서는 벤즈브로마론도 자주 사용된다.

10. 발작유발인자와 예방(표 6-16)

- 외상, 엄지발가락 뿌리 부분에 발작이 일어나기 쉬운 이유는 명확하지는 않지만 잘 느끼지 못하는 정도의 외상에 의해 활막에 침착한 요산 결정이 벗겨져 관절염을 유발한다는 설명이 있다.
- 알콜 섭취는 ATP 분해를 촉진하며, 또한 요세관에서 요산 분비를 억제한다. 알콜류라도 맥주는 요산으로 대사되는 구아노신 함유량이 높다.
- 퓨린체를 많이 포함하는 식품으로는 소나 돼지의 간 등과 같은 내장류, 붉은살 고기, 정어리, 오트밀, 콩류 등이 있다. 저퓨린식에 의해 내려가는 혈청요산치는 15%까지이다(그림 6-49).

표 6-16. 발작유발인자

퓨린체 식품 과식
알콜
탈수
스트레스(수술, 심근경색)
약제
외상

only three incurable diseases have fallen to my share, viz., the gout, the stone, and old age.

Benjamin Franklin

내게 닥친 불치병은 오직 세 가지, 즉 통풍과 결석과 노화이다.

벤자민 플랭클린(1706-1790)

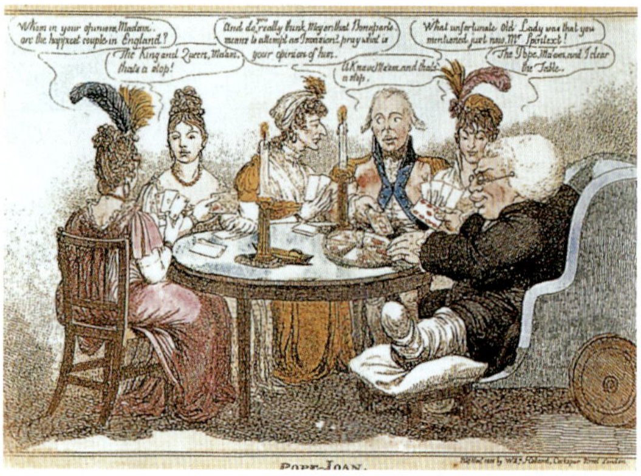

그림 6-49
통풍은 미식과 알콜을 즐기는 상류 계급의 병으로 여겼다(Gout : Burroughs Wellcome사)

B. 피로인산칼슘 결정 침착증과 위통풍

1. 질환의 포인트

- 피로인산칼슘(CPPD) 결정에 의한 관절증이다.
- 65세 이상의 고령 여성에게 많다.
- 통풍성 관절염과 유사한 단관절성 급성 관절염을 보여 "위통풍"이라 부른다.
- 그 외, 다발성 관절형, 류마티스와 유사한 관절염증을 보이는 것이 있다.
- 진단은 관절액 중에 CPPD 결정을 확인하거나 특정 관절부위에 연골석회화를 찾아내는 것이다.

2. 질환의 개념(병태)

결정유발성 관절염 중에서 통풍 다음으로 많은 질환이다. 피로인산칼슘(CPPD : calcium pyrophosphate dihydrate)이 연골(초자연골, 섬유연골)에 침착하고 그것이 관절 내에 파종되어 활막을 자극한다. 피로인산칼슘은 연골 외에 관절 부근의 힘줄, 인대, 활액포에도 침착한다. 때로는 하이드록시애퍼타이트와 혼재한다

침착된 피로인산칼슘은 X선 사진상에서 연골 석회화로 확인할 수 있다. "연골석회화증"이란 증상이 없어 우발적으로 연골에서 석회화상이 발견되는데, 연골석회화의 대부분은 피로인산칼슘 침착에 의한 것이다.

나이가 들면서 연골석회화의 빈도는 증가한다. 슬관절의 경우 65~75세에서 10~15%, 85세 이상에서 30~60%로 연골에 석회화를 일으킨다. 발작성 증상을 초래하는 것은 극히 일부이다.

남녀비는 1:2~3으로 여성이 더 많다. 잘 일어나는 연령은 65~75세이다. 젊은 연령에서 발병하는 경우는 유전성, 대사성으로 본다.

3. 임상증상

1) 위통풍

- 통풍과 유사한 급성 단관절염이다.
- 가장 많이 발생하는 부위는 슬관절이며 그 외 어깨, 족관절, 수관절, 고관절 등에서 나타난다.
- 발생 방식이 급성이지만 통풍만큼 급속이거나 격렬하지는 않고 1~2일 정도 경과를 보이다가 대개 10일에서 1개월 전후로 사라진다.
- 간혹 다발성인 경우도 있다.
- 발열을 수반하는 경우가 드물지 않으며, 고령자의 경우 의식이 혼미해지기도 한다.
- 드물게 경부의 CPPD 침착증으로 활막염과 같은 증상이 나타난다.
- 내과적, 외과적 질환이 발작 유발인자가 되는 경우가 있다(표 6-17).
- 폐혈증성 관절염과의 감별 진단이 중요하다.

표 6-17. 위통풍 발작의 유발인사

- 관절에 인은 이상
- 폐렴, 심근경색
- 외과적 수술

2) 류마티스 관절염(RA)형

- 드문 편이다.
- 고령의 여성에게 많다.
- 아침에 심한 뻣뻣함을 느끼며, 손의 MCP, 수관절 등에 RA와 같은 대칭성 활막염증이 나타난다.
- 다른 대소관절에도 증상이 나타나는데 RA와의 차이는 발의 MTP관절에는 염증이 나타나지 않는다는 것이다.
- 염증이 심해 간혹 스테로이드 치료를 요하며 개선되는 데 몇 개월 걸리는 경우도 있다.

3) 위변행성관절증(OA)형

- 연골에 CPPD의 침착과 진행된 OA변화를 나타낸다.
- 1차성 OA와의 감별은, CPPD 결정 침착증의 경우 수관절부, 치골결합부 등 전신성으로 연골석회화증이 존재한다는 점이다. 또한 손의 MCP관절, 어깨, 족관절에는 1차성 OA가 나타나지 않는다.

4) 무증상형

- 가장 많은 유형이다.
- X선 사진에서 종종 무릎 등에 연골 석회화가 발견된다(그림 6-50).

5) 위신경장해성관절형(샤르코형)

- 드문 편이다. 관절 파괴가 급속하거나 심하다.
- CPPD가 관절 파괴 진행에 관여할 가능성이 있다.

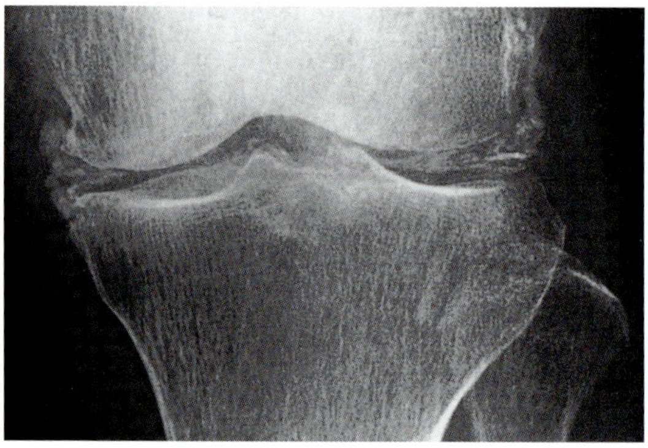

그림 6-50. 무릎 연골의 석회화
OA 변화와 함께 고령자에게서 자주 볼 수 있는 소견이다.

4. 분류

① 유전성, ② 본태성, ③ 대사성 질환에 수반되는 세 가지로 분류할 수 있다(표 6-18).

연골석회화증을 일으키는 대사성 질환을 표 6-19에 나타낸다.

표 6-18. 피로인산칼슘결정침착증의 분류

- 유전성
- 대사성 질환에 수반되는 것
- 본태성

표 6-19. 피로인산칼슘에 의해 연골석회화를 초래하는 질환

질환
부갑상선기능항진증
헤모크로마토시스
갑상선기능저하증
통풍
저포스파타제혈증
저마그네슘혈증
윌슨병

5. 진단

- 확정 진단은 관절액 중의 CPPD 결정을 증명하는 것이다.
- 조금 숙련을 요하지만 무염색, 광학현미경에 의한 검사로 단책형 결정을 찾아낸다(그림 6-51).
- 예민색검판을 이용한 편광현미경검사에서는 결정의 장축이 Z'축과 병행하게 청색, 축에 직각방향으로 황색을 띤다.
- 일상 진료에서는 일반 광학현미경으로 검사해도 충분하다.
- X선 검사 소견은 관절액을 채취할 수 없을 경우 진단에 유력한 방법이다.
- CPPD 결정침착증에서 연골석회화가 나타나기 쉬운 부위는 슬관절, 손목의 삼각연골(그림 6-52), 치골결합의 섬유연골이다. 반드시 이 부위의 X선 사진을 찍도록 한다.

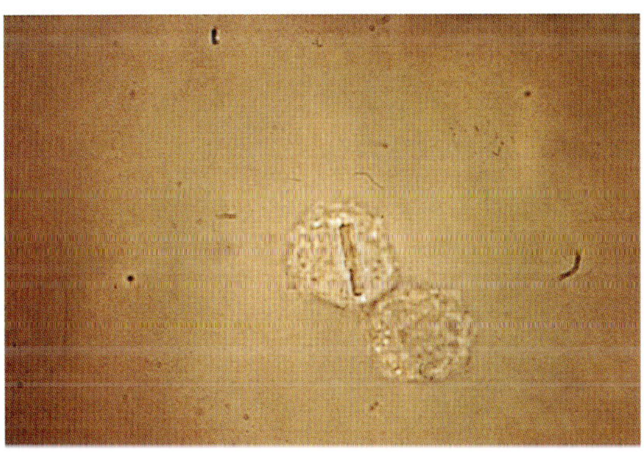

그림 6-51. **관절액**
피로인산칼슘(CPPD) 결정이 호중구에 탐식되고 있다.
(Harbor General Hospital Dr James Louie 제공)

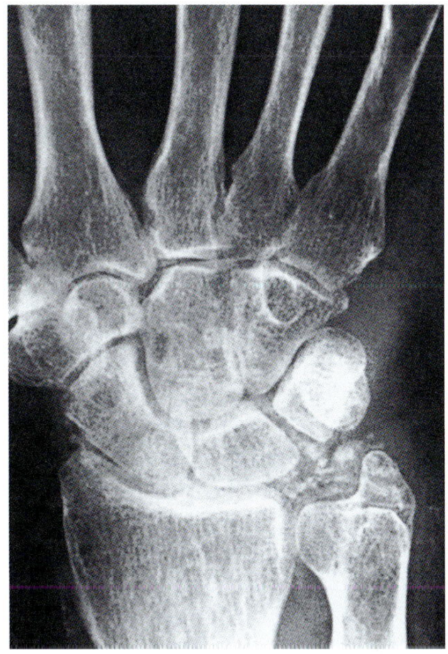

그림 6-52. **삼각연골, 인대의 석회화**

6. 혈액검사

- 급성기인 경우는 적침, CRP 수치가 상승한다.
- 대사성 질환을 제외해야하기 때문에 혈청칼슘, 인, 마그네슘, 철, 철결합능, T_4, TSH, 요산, 알칼리포스파타제를 검사한다.

7. 치료

- 콜히친에 의한 치료는 하지 않게 되었다.
- 기본적으로 비스테로이드계 항염증약(NSAIDs)을 사용한다.
- 염증관절 수가 제한되어 있는 경우 관절 내의

스테로이드 주사가 효과가 빨라 유용하다.

- 위류마티스 관절염(RA)형은 스테로이드약 내복이 필요한 경우도 있다.

C. 하이드록시애퍼타이트 침착증

1. 질환의 포인트

- 어깨의 석회침착성 건초염, 활액포염의 주체는 하이드록시애퍼타이트에 의한 것이다.
- 일반적으로 연부조직에 석회침착을 만들기 쉬우나 관절염증도 야기하고 변행성 관절증의 관절액 중에서도 많이 볼 수 있다.
- 하이드록시애퍼타이트의 증명은 일반 광학현미경으로는 어려우며, 그 결정이 맡고 있는 역할에 대해서는 아직 불확실한 점이 많다.

2. 병태

앞에서도 설명했듯이 피로인산칼슘은 연골에 침착하는 경향이 있지만 하이드록시애퍼타이트는 동맥, 피하, 뇌, 심장판막, 근육 등 연부조직에 침착하기 쉽다. 관절 부위에서는 관절 주위의 활액포, 건(힘줄)에 석회침착을 만들며 염증의 원인이 되는데 관절염 자체도 유발하고 급성 내지 아급성 관절염을 일으키기도 한다. 변행성 관절증은 30~60%가 관절액 중에서 하이드록시애퍼타이트를 발견할 수 있다.

밀워키 숄더란 하이드록시애퍼타이트에 의한 어깨 건판의 손상, 견관절의 고도 파괴가 일어난 것을 말한다.

하이드록시애퍼타이트에 의한 석회침착은 투석 환자에게서 자주 볼 수 있다. 또한 강피증이나 피부근염에서의 피하, 근육조직의 석회화는 하이드록시애퍼타이트에 의한 것이 주를 이룬다.

3. 임상증상과 진단

- 급성, 아급성 및 만성 관절염을 일으키는데, 관절액 중의 하이드록시애퍼타이트를 증명해야 한다.
- 결정을 증명하는 것이 쉽지 않으며 광학현미경, 편광현미경으로는 불가능하고 X선 분석과 전자현미경에 의해 확정된다.
- 하지만 숙련된 기술자라면 형상과 알리자린 S 또는 von Kossa 염색에 의해 동정이 가능하다(그림 6-53).

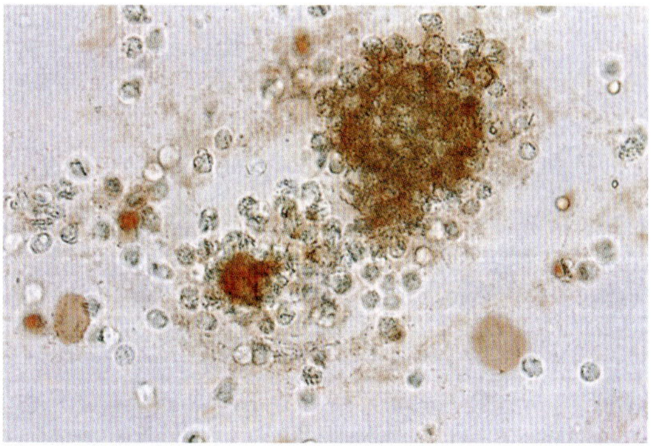

그림 6-53. 하이드록시애퍼타이트
알리자린 레드 S염색으로 붉게 물든다. 일부는 응괴를 형성하고 있다. (名張시민병원 米田 操씨 제공)

- 일상 진료에서 가장 많이 접하게 되는 것은 견관절 주위의 석회화증이다. 극상근건 및 삼각근하(견봉하) 활액포에 석회침착이 일어나기 쉽다. 외래 진료를 받으러 오는 환자 전체의 2~3%가 무증상으로 존재한다.
- 간혹 파괴로 인해 심한 통증을 일으킨다(calcific tendinitis, bursitis).
- 석회침착은 자연히 사라지는 경우도 많다.

4. 치료

- 비스테로이드계 항염증약을 사용한다.
- 스테로이드 국소주사가 염증 억제에 유효하다.

Chapter 4

섬유근통증

1. 질환의 포인트

- 목이나 어깨, 등 부위에 통증이나 뻣뻣함이 계속되고 피로, 불면, 저림감 등 다양한 증상이 수반되는 질환이다.
- 구미에서는 내과 외래환자의 5%를 차지한다는 데이터가 있다.
- 진단을 위한 객관적 소견은 신체 부위에서 수많은 압통점을 찾아내는 것에만 의존하고 있다.
- 치료로는 에어로빅 등과 같은 운동이 권해진다.

2. 질환의 개념

막연한 증상의 질환이다. 섬유근통증(fibromyalgia)은 전에는 결합직염(fibrositis)이라고 불렸었다. 1950년 Graham이 결합직염에 대한 정의로, 몸에 동통과 뻣뻣함, 압통이 보이고 통증의 성상은 둔하며 안정 후 심해지고 운동 후 경감되는데 피로에 의해 다시 재발한다. 증상이 나타나는 부위는 요부, 둔부, 경부, 어깨, 흉부 등이다. 원인으로는 심인반응을 포함한 여러 요소가 관여하는 증후군이다.

그 후 결합직염이라는 명칭은 당초 압통점의 경화병소에 나타난다는 염증소견을 병리학적으로 확인할 수 없어 섬유근통증이라고 부르는 것이 더욱 적절하다고 판단하여 오늘에까지 이르고 있다.

이 질환을 독립된 질환으로 인정해야 할 것인지 여부에 대해서는 많은 논의가 제기되고 있다. 하지만 현재 해리슨 내과서 등을 보면 충분할 만큼 지면을 차지하고 있다. 미국에서는 이 진단명에 의한 휴업보상 신청이 많다. 질환의 개념이나 진단방법에 대한 논쟁이 늘 끊이지 않는다.

3. 유병률

일본에서의 유병률은 명확하지 않다. 미국, 스웨덴, 노르웨이에서는 인구의 약 1~2%라고 한다. 자주 일어나는 연령은 30~60세이고, 남녀비는 1:10으로 여성에게서 압도적으로 많다(표 6-20).

구미에서는 이 질환에 의한 수진비율이 높고, 어느 통계에 따르면 일반 내과클리닉의 5%, 류마티스 클리닉의 15%를 차지한다는 보고도 있다.

일본이나 한국에서는 내과 외래진료에서 이 증후군을 접하게 되는 경우가 그리 많지는 않다. 그 이유로는 일본이나 한국의 경우 정형외과의도 일반의 역할을 하고 있기 때문에 그곳에서 어느 정도 흡수되고 있을 가능성이 있다. 또한 일본이나 한국에서는 접골, 침구, 카이로, 안마 등의 대체의료가 발달되어 있기 때문에 환자가 여러 시설로 분산되어 있는 등의 이유를 들 수 있다. 그리고 증상의 발현형태가 구미와 일본이 다르게 나타날 가능성도 지적된다. 예를 들어 일본에서는 어깨 결림 증상이 많은데 반해 미국에서는 편두통이라는 증상으로 병원을 찾는 경우가 많다.

표 6-20. 섬유근통증의 유병률(구미의 결과)

일반주민	0.6~2.0%(남녀비 1:10)
내과 외래	6%
가정의 외래	2%
류마티스 외래	14~20%

4. 임상증상(표 6-21)

주요 증상으로는 동통, 뻣뻣함, 피로감이 있다.

- 동통은 어깨, 허리 부위 등 체간을 중심으로 넓게 분포되며 사지 말초부에도 나타난다. 춥거나 피로에 의해 심해진다.
- 관절의 통증은 무릎, 어깨, 팔꿈치, 수지관절 등에 나타나며 간혹 손가락의 부종을 호소하기도 한다. 하지만 객관적으로 종창을 보이는 경우는 없다.
- 환자는 몸의 뻣뻣함을 호소하며 특히 아침에 심하고 저녁이 되면 몸 상태가 좀 나아진다.
- 이유 없이 나른해지는 피로감은 하루 종일 계속되고 잠을 자도 피로가 풀리지 않는다.
- 잠을 잘 못 들거나 아침 일찍 잠이 깨는 등 과반수 이상의 환자에게서 수면 장해가 보인다.
- 사지와 몸의 냉증, 손가락 끝의 저림감, 레이노 현상과 피부의 망상 홍반 등 혈관운동 장해와 건조증후군을 보이는 경우가 있다.
- 두통은 약 50%의 환자에게서 발견되며 근긴장성 두통인 경우가 많은데, 편두통이 일어나기도 한다.
- 밤중에 화장실에 자주 가는 등의 방광증상, 월경이상이 나타나기도 한다.
- 과민성대장증후군은 중요한 수반증상 중 하나이다. 약 1/3에서 과반수 가까이 나타난다.
- 환자의 기질은 대개 완벽주의자적이며 자신 및 타인에 대한 요구가 엄격하다. 불안과 억울감을 호소한다.

표 6-21. 주요 증상

몸의 통증, 뻣뻣함
피로
불면
두통
저림
과민성 대장증상
빈뇨
추위, 레이노현상
억울
불안

5. 신체소견(표 6-22)

• 가장 특징적인 신체소견은 신체에서 뚜렷한 압통점을 찾을 수 있다는 것이다(그림 6-54, 6-55). 건강한 사람이라면 별로 통증을 못 느낄 정도로 압박을 주어도 동통을 느낀다. 압박되면 통증 때문에 튀어 오르는 경우가 있다(jump sign).

• 압통은 정해진 부위에 위치하며 재현성이 있다. 근·근막성 동통과 달리 압통이 전신에 분포되며 건부착부, 인대 골연골접합부, 지방층 등에도 미친다. 압통은 신체에 대칭성으로 나타난다.

• 근육에서는 경직이 촉지되며 심하게 뭉쳐있음을 알 수 있다. 견갑상부의 피부를 잡고 롤(roll)시키면 예민한 통증을 느낀다(skin roll test, 그림 6-56). 손가락을 떼면 잡았던 부위에

표 6-22. 신체소견

- 심부압통점의 통증(대칭성, 전신성)
- 견갑상부피부를 잡으면 예민한 통증
- 잡고 난 후의 피부 충혈
- 간혹 망상 반점
- 관절염, 근력저하, 신경학적 이상은 보이지 않는다.

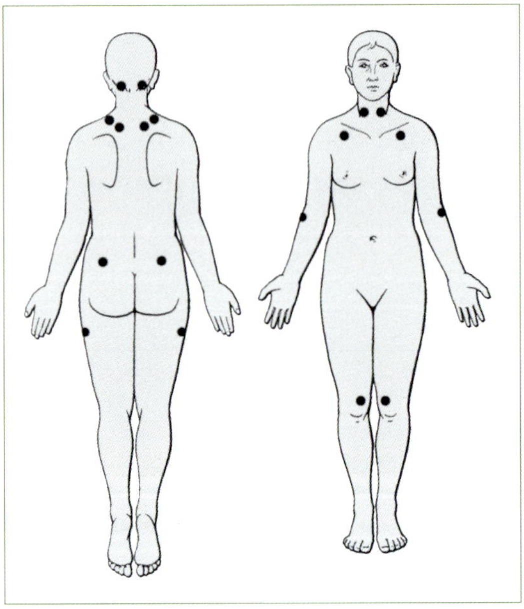

그림 6-54. 심부 압통점
후두부의 후두하근 부착부, 하위경추전면 C_5-C_6의 횡돌기간, 승모근의 중앙부, 극상근의 견갑극 내측상연 기시부, 제2늑연골 접합부, 팔꿈치의 외측상과, 둔근의 상외측사반부, 대전자부, 슬내측의 지방층

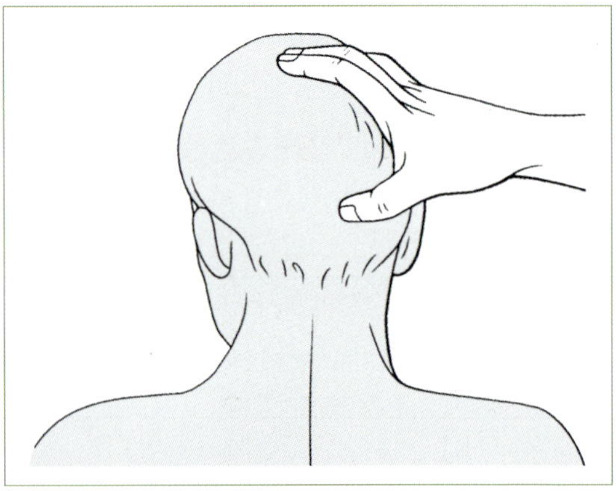

그림 6-55. 후두 아래의 압통

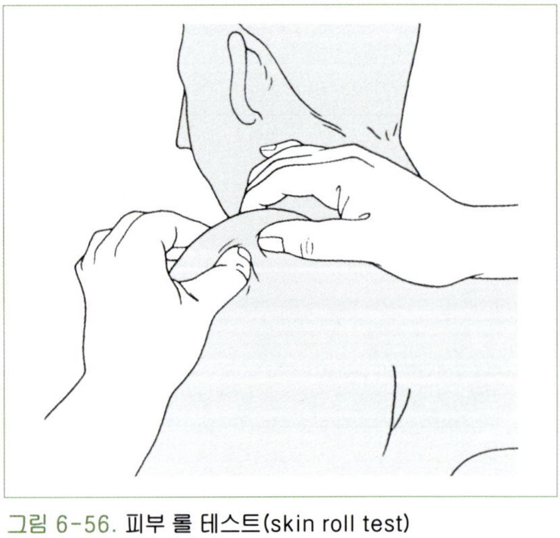

그림 6-56. 피부 롤 테스트(skin roll test)
어깨의 피부를 잡고 롤(roll)시키면 강한 통증을 호소한다.

서 피부의 반응성 충혈을 본다.

6. 검사결과

- 말초혈, 생화학, 적침, CRP, 류마티스 인자 테스트 등에서 별다른 이상을 보이지 않는다.
- 레이노 현상, 건조증후군이 수반된 경우에는 항핵항체가 약양성을 나타내는 예가 있다.

7. 감별진단(표 6-23)

- 류마티스성 다발근통증은 대부분 예외 없이 적침에서 심한 상승을 보인다.
- 내분비질환은 갑상선기능저하증을 제외해둘 필요가 있다.
- 만성피로증후군(chronic fatigue syndrome)에서도 권태, 근육통, 관절통과 억울감, 불면 등의 증상이 나타나 섬유근통증과의 구별이 어렵다. 이들을 서로 다른 질환으로 봐야 하는가에 대해서는 논의가 많다. 일반적으로 만성피로증후군은 증상의 출현이 언제라고 확실히 말할 수 있을 정도로 발병시기가 명확한 경우가 많다. 또한 열감, 체온상승, 인두통, 림프절 종창 등 바이러스 감염과 같은 증상을 볼 수 있다. 기억력이나 집중력 저하도 나타나는데, 억울감은 가벼운 편이다.
- 류마티스 관절염(RA)나 전신성 루푸스와의 감별은 어렵지 않은데, 종종 섬유근통증상이 이들 질환에 합병되어 나타나기도 한다.

표 6-23. 감별을 요하는 질환

류마티스성 다발근 통증	부갑상선기능항진증
류마티스 관절염(RA)	만성피로증후군
전신성 루푸스	심인성 류마티스
근염	우울증
강직성 척추염	과민성대장증후군
좌골신경통	메니에르병
갑상선기능저하증	사병(詐病)

8. 진단 기준(표 6-24)

- 타각 소견이 부족하여 진단기준 작성이 어렵다.
- 전에는 신체의 압통점 40곳을 검색하여 일정 수 이상으로 압통을 확인하고 불안, 두통, 과민성대장증상 등을 소항목으로 추가한 진단기준 등도 제안되었다.
- 현재 미국류마티스학회의 진단기준은 더욱 간소화되어 ① 동통이 광범위하게 나타나고, ② 18곳의 압통 검색지점 중 11곳 이상에서 압통을 보이는 것으로 정하고 있다(표 6-24).
- 이 진단기준에는 문제가 많다. 압통의 유무는 건강한 사람에게서도 확인되는 심부압통점을 찾는 것으로, 어느 정도 이상의 통증이 양성인지 명확히 규정되어 있지 않다. 또한 검사자에 따라 압박의 정도가 일정하지 않다.
- 좀더 객관성을 갖도록 하기 위해 통각계가 사용되기도 하지만 보급되지는 않았다. 또한 검사자간의 숙련도에도 차이가 있다.
- 현재는 손가락으로 압박하는 수기가 좋다고 되어 있는데, 대조적으로 예를 들어 환자의 전완원위배측부나 일반적으로는 통증을 느끼지 않을 가운데손가락의 DIP와 PIP관절의 중간이나 발목 중 복사뼈를 눌러 판단하고 있다.

표 6-24. 진단기준

① 신체에 광범위한 통증 – 상하반신, 양측성, 3개월 이상
② 심부 압통점 18곳(그림 6-54 참조) 중 11곳 이상에서 압통 확인

(미국류마티스학회, 1990)

9. 병인(표 6-25)

이 증후군은 선진국에서 증가할 가능성이 있다. 수면장해, 신경내분비기능의 이상, 정신적 스트레스, 외상, 자세 등의 기계적 스트레스가 증상 유발이나 증폭에 관여하는 인자로 들고 있다.

1) 수면장해

Moldofsky는 섬유근통증 환자의 경우 non-REM(rapid eye movement) 수면중에 α파의 간섭이 일어나는 것을 관찰하고, 수면중의 각성반응이 이 증후군의 발병과 관련이 있다고 보았다. 건강한 사람을 대상으로 한 실험에서도 청각자극에 의해 non-REM수면(stage 4)을 방해하면 피로와 동통의 증강 등 섬유근통 증상이 일어나며, stage 4 수면에 관여하는 세로토닌 작동성 뉴런의 이상을 들고 있다. 단, 이러한 α파의 간섭은 증상이 없는 건강한 사람에게서도 확인되는 소견이다.

2) 신경전달물질, 호르몬

세로토닌, 엔돌핀, 섭스턴스 P 등 신경전달물질의 관여와 근육의 호메오스타시스를 담당하는 성장호르몬(소마토메딘 C), 또는 시상하부-하수체계 반응의 저하 등도 지적되고 있다. 동통역치가 저하하는 질환이라고 생각하는 연구자도 있다.

표 6-25. 병인 또는 유발인자

non-REM 수면의 장해
신경전달물질
호르몬
정신적 스트레스(억울감, 불안)
기계적 스트레스(자세, 외상)
감염(HIV, 파르보바이러스, 라임병)
내과질환
수술

3) 심인반응

이 증후군에서는 억울, 불안, 패닉증후군 등 심인반응을 시사하는 증상이 나타나며, 또한 스트레스에 의해 동통이 심해진다. 심신증적 요소가 강한 과민성대장증후군도 높은 비율로 합병되고 있다. 둘 다 공통된 병인의 존재를 시사하는데, 섬유근통증에서의 각종 심리테스트 조사에서 이들 환자에게 특별한 심인경향은 확인되지 않는다.

4) 외상

타박외상 후 처음에는 경부에만 있던 국소적인 증상이 점차 전신성 섬유근통증상으로 진전되는 예를 보이는 경우가 적지 않다.

10. 치료(표 6-26)

1) 운동

가장 효과적이고 무해한 치료방법이라 할 수 있다. 에어로빅 교실이나 피트니스 클럽을 권한다. 처음에는 운동 후 증상이 악화되기도 하므로 천천히 스트레치 운동부터 시작하게 한다. 운동에 의해 수면에 도움이 된다.

2) 약제

3환계 항우울약이 약 1/3의 증례에서 유효한 경우가 있다. 우울증 치료에 사용되는 양보다 좀더 소량으로 해도 되고, 아미트리프틸린은 취침 1~2시간 전에 10mg 투여부터 시작해서 2주 간격으로 조금씩 양을 늘려 효과를 본다. 부작용으로는 구갈, 체중증가가 있다.

최신 항우울약인 선택적 세로토닌 재흡수저해약도 유효하다.

알프라조람을 자기 전에 투여하는 방법도 좋다. 비스테로이드계 진통약과 병용하면 효과가 올라간다. 항우울약과 같은 부작용 증상은 없다.

약제 치료는 4~6주 정도 시도해보고 효과가 없으면 더 이상 투여하지 않는다.

부신피질스테로이드 투여는 효과가 없다. 성장호르몬, 5-HT_3 수용체 길항약의 효과가 있는 것으로 보고되었다.

3) 기타 요법

온열요법과 국소마사지, 압통점에 국소마취제 주사도 일시적인 효과가 있다.

표 6-26. 치료방법

- 운동, 피트니스
- 요가
- 아미트리프틸린
- 알프라조람
- 선택적 세로토닌 재흡수저해약
- 5-HT_3 수용체 길항약
- 한방약
- 국소온열, 마사지, 주사
- 스트레스 요인에 대한 대응(환경, 이직 등)

11. 예후

2년 정도로 약 1/4은 증상이 개선되었다는 결과도 있는데, 일반적으로 증상은 어떤 형태로든 계속되는 경우가 많다. 영국의 한 보고에 따르면 5년 경과하여 증상이 완전히 없어진 예는 10명에 1명꼴로 적다.

환자에게 병의 본태가 기능적인 것이라는 점을 설명하고 증상이 있더라도 생명 예후와 관련되지 않으므로 증상과 공존해 가는 마음가짐을 갖도록 한다. 필요에 따라 정신과 진료를 받게 한다.

Chapter 5 골다공증

1. 질환의 포인트

- 골다공증(osteoporosis)이란 뼈의 양이 감소되어 골절을 일으키기 쉬운 상태를 가리킨다.
- 뼈의 양은 30세까지 형성되는 피크 골량(최대 골량)과 그 후의 감소 속도에 의해 정해진다.
- 치료는 대퇴경부 골절을 예방하는 데 주안을 둔다.
- 시판되는 비타민 D와 칼슘 제제가 안전하며 활용할 만하다.

2. 질환의 개념

적어도 30년 전에 졸업한 의대생이라면 '골다공증' 이라는 말을 모른 채 졸업했을 것이다. 그만큼 수업에서도 중시되지 않았던 것이다.

이 난해한 용어가 매스컴이나 건강 프로그램에 등장하여 각광을 받게 된 것은 근 10년 전부터 나타난 현상일 것이다.

고령자, 특히 여성에게서 나타나기 쉬운 골절로 공중위생학적으로도 중요하다.

골절은 척추에 높은 빈도로 나타나며 고령자의 등이 굽는 데 주된 원인이 된다. 무서운 것은 대퇴골경부 골절로 고령자의 경우 생명 예후에 중요하게 관련된다.

건강한 근골격계의 지원 없이는 일상생활을 온전히 하기가 어렵다. 일단 골다공증이 일어나면 원래대로 복구시킬 수 없으므로, 장기적이고 전략적인 예방이 가장 강조되는 질환이다.

3. 역학

인구가 일본의 2배인 미국에서는 골다공증 환자의 수가 약 2,000만 명에 이르는 것으로 알려졌으며, 매년 130만 명에게서 골절이 일어나고 그 중 대퇴골 근위부의 골절 25만 명이 포함된다. 인종별로 보면 백인종, 아시아계, 라틴아메리카계, 흑인의 순으로 골다공증이 일어나기 쉽다.

일본에서의 빈도는 확실하지는 않지만 골다공증 환자가 약 1,000만 명 정도 되는 것으로 보고 있으며, 중대한 대퇴골경부 골절 환자의 수는 연간 9만 명(여성 7만 명, 남성 2만 명)이라는 추계가 있다. 100 병상 규모의 노인보건시설에서는 매년 몇 명 정도가 가벼운 넘어짐 후 대퇴경부 골절을 일으킨 것으로 볼 수 있다.

일생동안 여성은 해면골의 약 50%, 피질골의 약 30%를 잃는다. 폐경 후 여성의 약 1/3이 어떤 이유로든 골절을 일으킨다. 초고령자의 경우는 여성의 3명 중 1명, 남성의 6명 중 1명이 대퇴부 골절을 일으킨다(그림 6-57).

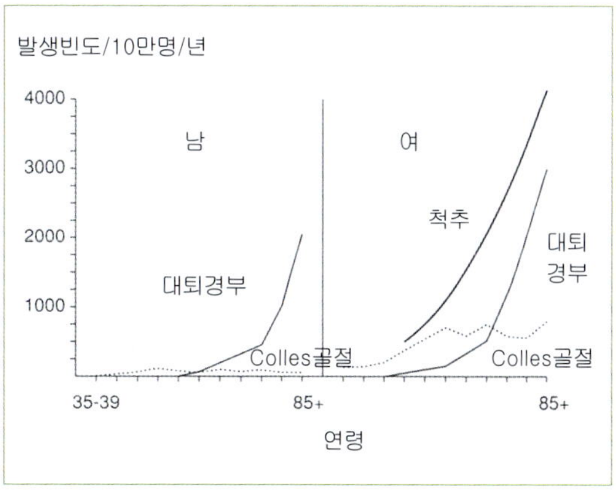

그림 6-57. 골절의 발생빈도
고령자의 경우 대퇴경부골절이 급격히 증가한다.
(Riggs BL & Melton LJ, N Engl J Med 314:1677, 1986에서)

4. 병태

뼈에는 해면골과 피질골이 있다. 해면골은 척추의 추체와 장관골의 골단, 골간단에 풍부하며 얇은 피질골로 둘러싸여 있다. 한편, 장관골의 골간은 두터운 피질골이 주를 이룬다. 해면골과 피질골은 명확하게 구분되는 것이 아니라 서서히 이행한다. 해면골의 골량 사이는 골수조직으로 채워진다. 인체를 이루는 뼈의 약 20%는 해면골이며 80%가 피질골이다. 골절은 대사가 더욱 활발한 해면골이 50% 이상을 차지하는 부분에 일어나기 쉽다(그림 6-58).

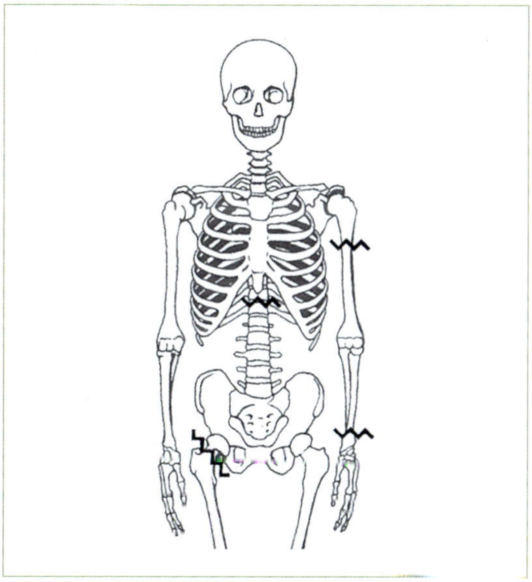

그림 6-58. 골절이 일어나기 쉬운 부위

- 뼈는 골아세포와 골세포, 파골세포의 3종류의 세포와 기질로 이루어져 있다. 기질에는 I형 콜라겐을 주로 한 섬유조직과 연골과 마찬가지로 뮤코다당류로 이루어지는 유기질 및 석회성으로 광질화한 무기질이 있다. 무기질의 조성은 주로 칼슘인회석(하이드록시애퍼타이트)이고, 골염이라고도 하며 뼈를 특징짓고 있다.
- 전체적으로 뼈는 ① 골격을 유지하고, ② 혈액을 만들며, ③ 칼슘 · 인 대사에 관여하는 세 가지의 중요한 기능을 가진다.
- 골아세포(osteoblast)는 골형성을 맡는 세포로, 기질을 만들며 또한 기질을 광물질화한다.
- 아직 광물질화(석회화)되지 않은 뼈는 유골(osteoid)이라 부른다.
- 골세포(osteocyte)는 원래 골아세포였기 때문에 기질을 만들어낸 후 스스로 그 안에 묻혀 골세포가 된다. 골세포는 뼈조직 유지에 작용한다.
- 파골세포(osteoclast)는 단구, 매크로파지계의 다핵세포로, 뼈의 용해에 관여한다. 파골세포는 뼈에 Howship와(窩)라고 불리는 구멍을 만들면서 뼈를 흡수(골무기질용출)해 간다(표 6-27, 그림 6-59).
- 뼈조직에서는 파골세포의 작용으로 뼈가 흡수되며 이를 보충하는 형태로 골아세포가 새로운 뼈를 만들어 보충해간다. 이를 뼈의 리모델링이라 한다. 1년에 몸의 대략 10%의 뼈가 교체된다.
- 골량은 젊을 때 뼈가 얼마나 형성되었는지의 정도와 그 후의 감소 속도에 따라 결정된다. 골다공증이란 골형성이 골흡수를 따르지 못하는 상태를 가리킨다.

표 6-27. **뼈의 세포**

골아세포(osteoblast)	-----	골형성과 뼈의 광질화
골세포(osteocyte)	-----	뼈를 유지
파골세포(osteoclast)	-----	골흡수(골무기질용출)

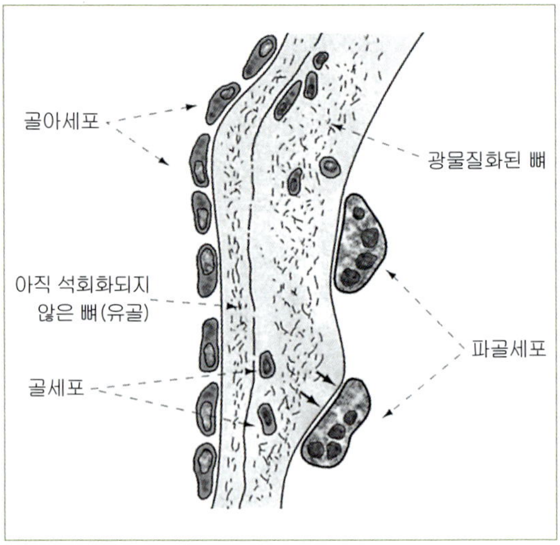

그림 6-59. **뼈의 세포와 기질**
화살표 부분은 Howship와(窩)

5. 최대골량(peak bone mass)

- 골밀도는 남녀 모두 사춘기에 성호르몬의 영향으로 급속히 증가하며 그 후 다시 상승하여 30대에 피크에 달한다(최대골량 또는 피크골량 : peak bone mass)(그림 6-60).
- 피크시의 골밀도에 관여하는 인자로는 성, 연령, 유전, 성호르몬, 사춘기가 시작된 시기, 칼슘섭취량, 운동량 등이 관계된다(표 6-28).
- 일반적으로 어머니에게 골다공증이 있으면 딸에게서도 골다공증이 일어나기 쉽다. 유전적 요인이 골다공증의 약 70%에 이르는 것으로

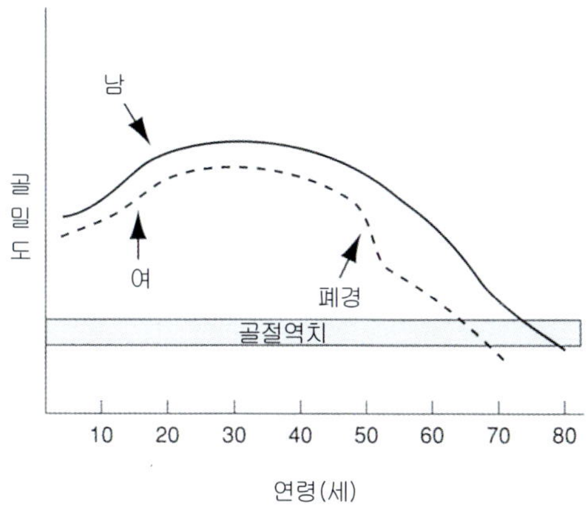

그림 6-60. **연령에 따른 피질골의 골밀도 저하**
(Finkelstein JS : Osteoporosis, Cecil Essentials of Medicine, 5th ed. Andreoli TE (ed). p.654-661, WB Saunders, 2001)

보고 있다.

- 마른 체형은 골다공증이 되기 쉬우며, 우주비행사나 자리보전을 하고 누워있는 와병인은 1개월에 1%의 비율로 골량을 잃는다. 알콜섭취량도 골조송에 관여한다.

표 6-28. **골다공증의 리스크 팩터**

여성
고령
유전적 요인(가족력)
마른 체형(55kg 이하)
저칼슘 섭취
일광욕 부족
운동 부족
성선기능 저하
조기 폐경(45세 이하)
지발월경
무월경 경력(신경성 식욕부진 등)
여자육상선수
우주비행사
와병인
알콜 섭취 과다
흡연

6. 폐경후 골다공증 (postmenopausal osteoporosis)

- 뼈의 양(골밀도)은 30대까지 피크에 달하고 점차 플라토가 계속되다가 마침내 매년 1%씩 감소한다.
- 여성의 경우는 폐경 후 5~10년 사이에 빠른 속도로 뼈를 잃는 시기가 있다(그림 6-60). 사람에 따라 차이가 있긴 하지만 여성은 피질골의 10~15%, 해면골의 25~30%를 이 시기에 잃는다.
- 이 시기의 두드러진 골 감소를 폐경후 골다공증(postmenopausal osteoporosis) 또는 I형 골다공증이라 부르기도 한다. 에스트로겐의 치료효과가 가장 기대되는 때이다.
- 골 감소는 해면골에서 먼저 일어나기 때문에 이 시기의 골절은 해면골이 많은 추체나 손목 주위의 요골원위단(Colles 골절)에 일어나기 쉽다.
- 에스트로겐이 부족해지면 왜 골다공증이 진행되는지 그 메커니즘은 분명하지 않다. 그에 대한 설명을 보면 ① 에스트로겐 감소에 의해 인터로이킨-1, 인터로이킨-6, 종양괴사인자의 국소생산이 증가하고 이들의 사이토카인이 골흡수성에 작용, ② 인슐린양 성장인자 등 조골성 성장인자의 국소생산 감소, ③ 부갑상선호르몬에 대한 뼈의 감소가 증가하여 골흡수가 진행되는 등을 들 수 있다.

7. 노인성 골다공증 (senile osteoporosis)

- 폐경후의 급격한 골 감소가 끝나고 나면 II형 또는 노인성 골다공증이라 불리는 단계에 들어간다. 여기서는 남녀 모두 같은 페이스로 천천히 골 감소가 계속된다.
- 이 시기에는 피질골과 해면골 모두가 감소하기 때문에 대퇴골경부나 골반, 상완골근위부, 경골근위 등에도 골절이 일어난다.
- II형 골다공증의 원인으로는 ① 신장에서의 활성형 비타민 1,25-$(OH)_2D$으로의 전환기능이 떨어짐, ② 장관에서 1,25-$(OH)_2D$으로의 반응저하, 칼슘흡수가 잘 이루어지지 않음, ③ 그에 따른 2차성 부갑상선기능항진, ④ 골아세포의 조골기능 저하 등을 들 수 있다.

표 6-29. 2차성으로 골다공증을 일으키는 질환

내분비질환
갑상선기능항진증
부갑상선기능항진증
쿠싱증후군
혈액질환
다발성골수종
림프종
백혈병
류마티스성 질환
류마티스 관절염(RA)
강직성척추염
소화기질환
위 절제
지방변증
크론병
간 질환
원발성 담즙성 간경변증
약제
당질코르티코이드
헤파린, 와파린
하이단토인

8. 2차성 골다공증

원인을 알 수 없는 본태성인 것 외에 각종 내분비질환과 혈액질환, 약제에 기인하는 골다공증이 있다(표 6-29). 이들은 골다공증 환자의 남성의 경우 40%, 여성의 경우 20%를 차지하는 것으로 알려져 있다.

9. 임상증상

- 골절이 일어나기까지는 무증상이다.
- 골절은 추체, 손목, 대퇴골경부, 늑골, 골반, 상완골 등에 사소한 외상으로 인해 일어난다(그림 6-61~6-63).
- 추체의 골절이 가장 많으며 흉추 중부부터 상위요추에서 일어나기 쉽다. T_4보다 위인 곳에서의 골절은 골다공증 외의 것을 고려한다.
- 앞으로 구부리거나, 좀 무거운 물건을 들거나, 또는 재채기를 하는 정도로도 골절이 일어난다.
- 동통은 등 부위에서 옆쪽 또는 앞쪽으로 방산된다. 척추에서는 압통이 확인된다.
- 단순 X선 사진에서는 이미 다른 곳에서도 진구성 골절상을 보이는 경우가 적지 않다. 척추골절의 약 과반수 정도는 무증상이다. 통증이 없고 뚜렷한 굽은 등 또는 2차성 변행성 관절증을 호소하는 경우가 적지 않다.

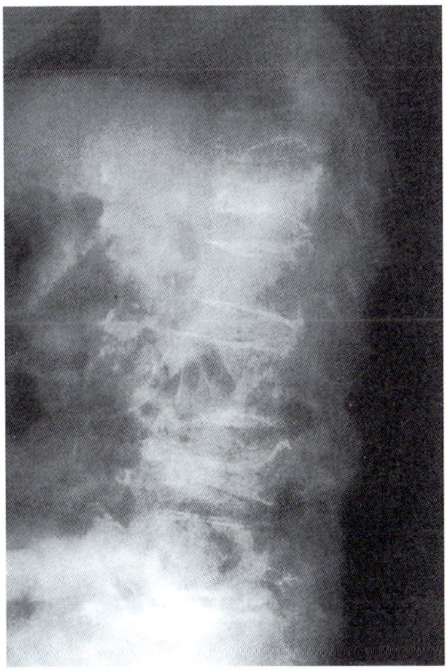

그림 6-61. 흉요추의 다발성 골절

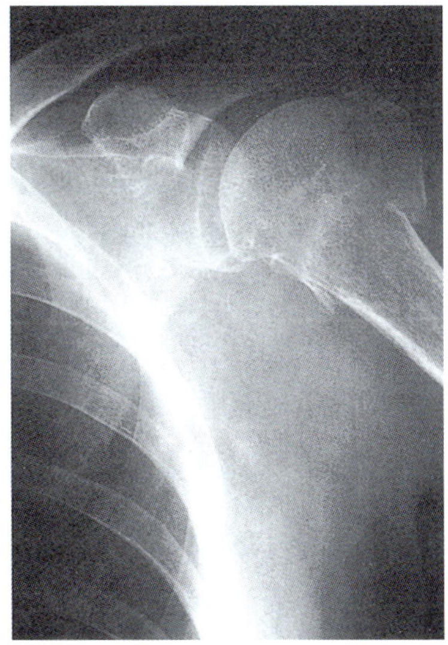

그림 6-63. 상완골 근위부 골절
(春日町클리닉 新出美惠子씨 제공)

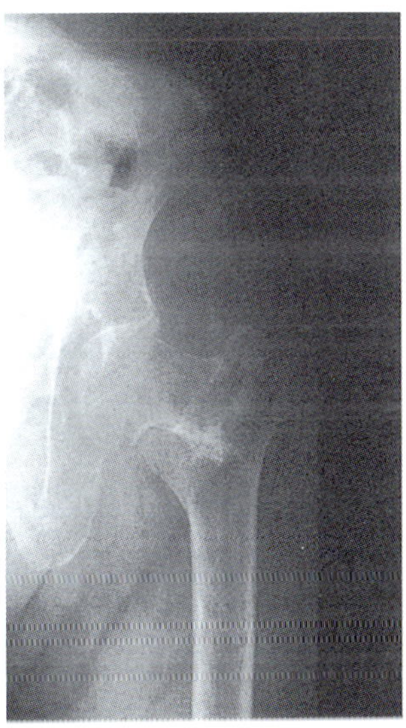

그림 6-62. 대퇴골경부 골절

- 대퇴골경부 골절은 가로로 또는 뒤로 넘어졌을 때 일어나기 쉽다. 앞으로 넘어지면 손을 짚기 때문에 요골원위단의 골절(Colles 골절)이 일어난다.
- 고령자의 대퇴골경부 골절은 합병증 발생 등으로 인해 사망률이 15~20%로 높다. 수술이 잘 되지 않고, 유합이 나쁘며, 근력이 저하되어 걷지 못하는 등 약 30%의 환자가 시설에 맡겨지게 된다.

10. 검사

1) 단순 X선 사진

- 골피질은 얇아지며, 골소주의 수와 폭이 감소된다.
  척추에서는 가로의 골소주가 먼저 손실되기 때문에 세로의 골소주가 떠오르게 된다.
- X선 사진에서 방사선 투과성이 항진되어 골다공증으로 진단되는 경우는 이미 30%의 뼈가

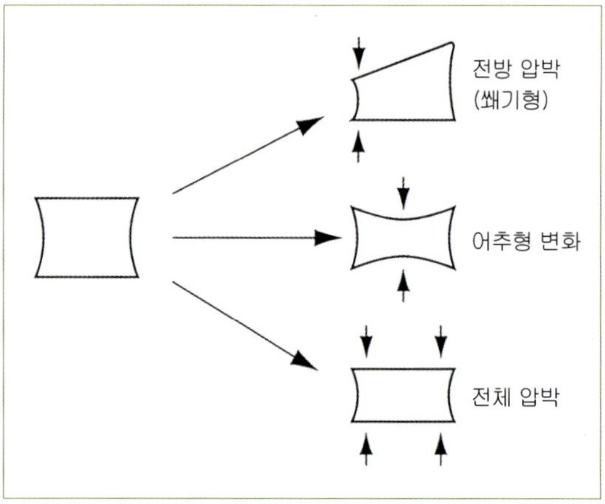

그림 6-64. **추체골절**

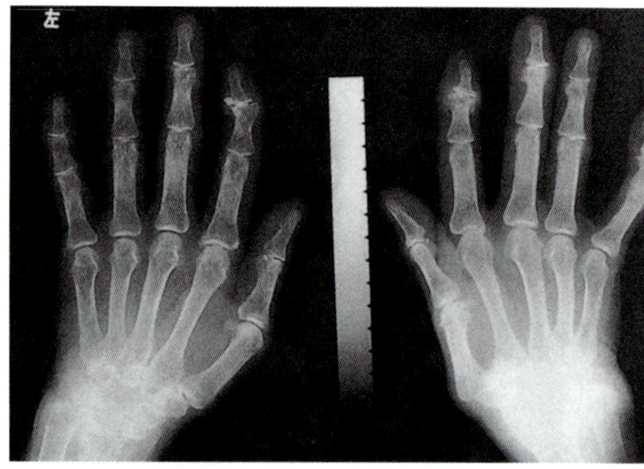

그림 6-65. **알루미늄 스텝을 이용한 골밀도 측정**

손실되어 있는 것이다.

- 척추의 골절은 ① 앞쪽이 쐐기형(楔狀)으로 부서지거나, ② 어추형으로 변형되며, ③ 앞쪽과 뒤쪽이 같이 부서져 추체 전체가 낮아지는 세 가지 형태가 있다(그림 6-64).
- 추간판이 약해진 추체 방향을 향해 탈출증를 일으키면 슈모르결절(Schmorl's node)이라 불리는 함몰을 만든다.

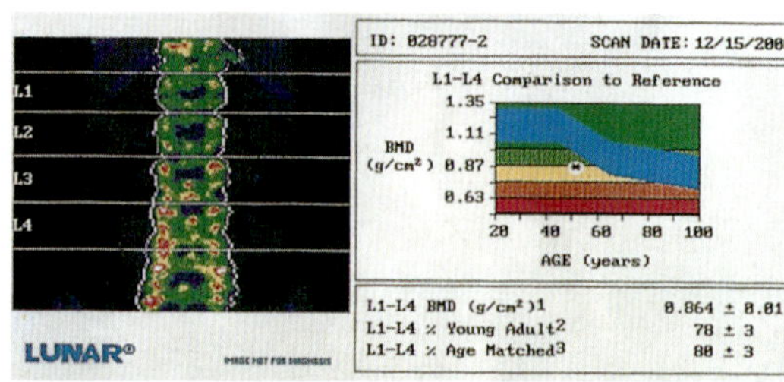

그림 6-66. **DXA법에 의한 골밀도 측정**
52세 여성, 심한 골밀도 감소를 볼 수 있다. (淺野川종합병원 上野敏男씨 제공)

2) 골밀도 측정

a. 단순 X선을 이용한 방법

- 특별한 장치가 필요하지 않으며 X선 촬영장치가 있는 방이면 어디서든 할 수 있다.
- 손의 제2중수골 골밀도를 보는 DIP법, MD법 등이 있다.
- X선 조사량에 의해 사진이 짙게 나오거나 옅게 나오거나 하여 골감소의 정도를 알기 어렵기 때문에 기준 삼아 옅은 알루미늄 단계를 양 손 사이에 두고 촬영한다(그림 6-65). 필름을 그대로 검사센터로 보내면 골밀도를 계산한 결과가 돌아온다.
- 장관골 측정은 피질골의 양이 충분하기 때문에 해면골에 일어나는 조기의 골감소를 파악하기 어렵다는 난점이 있다.

b. DXA(dual energy x-ray absorptiometry ; 이중에너지 X선흡수법)

- 가장 뛰어난 방법이다(그림 6-66).
- 방사선 조사량이 매우 적으며 정확하게 골밀도를 측정할 수 있다. 재생성도 높아 follow up에도 적합하다(표 6-30).
- 측정은 요추, 대퇴경부, 전완 등에서 가능한데 간편하고 피질골보다 앞쪽으로 골밀도가 감소

되기 시작하는 요추에서 측정되는 경우가 많다.

- 단, 전후면에서의 측정이므로 추체 뒤의 관절에 골경화나 변행성 관절증이 있는 경우나 복부 대동맥벽에 석회화가 있는 경우는 골밀도가 실제보다 높게 나오기 때문에 주의해야 한다. 측면에서 추체의 골밀도를 측정할 수 있는 DXA도 나오고 있다.

표 6-30. **골밀도 측정의 적응**

- 폐경 후 여성으로 치료가 고려된다.
- 척추압박골절, 변형
- 치료 모니터
- 골다공증의 스크리닝
- 스테로이드 치료환자
- 기타 2차성 골다공증

c. DXA법에 의한 WHO의 정의

WHO는 DXA법을 이용하여 골다공증을 정의하고 있다. 즉 젊은 성인의 피크 골량을 대조군으로 하여 골밀도를 비교하고(T 스코어), 대조군과 평균치의 차이가 -1.0SD(standard deviation ; 표준편차) 미만의 수치를 보이는 경우를 골감소(osteoponia), -2.5SD 이하인 경우를 골다공증으로 보는 것을 제창하고 있다(표 6-31).

표 6-31. **WHO의 기준**

분류	T스코어*
정상	-1.0SD 이상
골감소	-1.0SD~-2.5SD
골다공증	-2.5SD 이하
심한 골다공증	-2.5SD 이하와 취약골절

* T 스코어는 젊은 성인 평균과의 비교
SD : standard deviation (표준편차)

- 단, 이 기본 데이터는 50세 이후의 백인 폐경기 여성을 대상으로 조사한 것이다. 남성이나 백인 이외의 민족 또는 인종도 검토될 필요가 있다.
- 일반적으로 SD수치가 1 낮아질 때마다 추체 또는 대퇴경부 골절의 위험도는 1.5~2.5배 증가한다고 한다.
- DXA에서는 연령을 일치시킨 기준치(Z 스코어)와의 비교도 계산하여 나타내는데, 골다공증 진단에는 사용하지 않는다.
- 일본에서는 % 표시를 하도록 하여 골밀도가 젊은 성인평균(YAM : young adult mean)의 80% 이상을 정상, 70~80%를 골감소, 70% 미만을 골다공증으로 보는 기준을 사용하고 있다(표 6-32).

표 6-32. **일본의 기준**

분류	YAM수치*
정상	80% 이상
골감소	70~80%
골다공증	70% 이하

*YAM : young adult mean 젊은 성인의 평균치
주) 추체골절을 X선상으로 확인할 수 없는 경우의 기준

표 6-33. **골다공증의 혈액검사**

- 말초혈
- 적침
- 검뇨(벤스 존스 단백-필요시)
- 혈액검사
  칼슘, 인, 알칼리포스파타제, 크레아티닌, 알부민
  간기능
  단백전기영동-필요시
  T_4, TSH
  PTH
  25-(OH) 비타민 D-필요시
  테스토스테론(남성)

3) 혈액검사(표 6-33)

- 칼슘, 인, 알칼리포스파타제 수치는 정상이다. 골절 후에는 알칼리 포스파타제가 상승하는

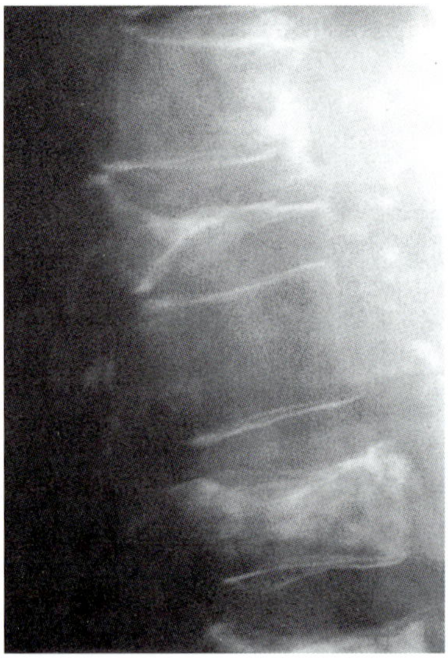

그림 6-67. **다발성 골수종에 의한 추체골절**
심한 빈혈을 볼 수 있다.
(西村병원 西村紘輔씨 제공)

경우가 있다.

- 심한 빈혈이 있는 경우는 다발성 골수종 등 혈액질환에 의한 골다공증을 제외해 둘 필요가 있다(그림 6-67).
- 부갑상선기능항진증이 의심되는 경우에는 혈청중의 부갑상선호르몬(PTH)을 측정한다. 비타민 D의 영양상태를 보기 위해서는 혈청중의 25-OH 비타민 D 수치를 측정하면 되는데, 현재 이 검사를 실시하는 센터는 적다.

4) 골대사 마커

- 아직까지는 임상응용에서 확립된 검사라고 할 수 없지만 골형성이나 골흡수의 마커로 검사할 수 있는 화학물질을 표 6-34에 나타낸다. 골감소의 정도와 치료 모니터에 앞으로 채용될 것이다.
- 이들 마커의 수치는 특히 치료 초기에 많이 변화한다. 또한 매일매일 변동이 심하기 때문에 여러 번 측정할 필요가 있다.

표 6-34. **골대사 마커**

골형성(골아세포)
혈청골형알칼리포스파타제
혈청오스테오칼신
혈청I형 콜라겐의 프로펩티드
골흡수(파골세포)
뇨중 하이드록시 프롤인
뇨중 디옥시 피리디놀린
뇨중 I형 콜라겐의 텔로펩티드

11. 감별진단

- 골다공증을 일으키는 기초질환에는 갑상선기능항진증, 부갑상선기능항진증, 쿠싱증후군, 골수종 등이 있다.
- 적침, 빈혈검사가 골수종와의 감별에 도움이 된다.
- 골다공증은 비타민 D 결핍에 의한 질환으로 골감소와 골절이 일어나기 쉽다. 골다공증과 달리 알칼리포스파타제 수치가 상승하며, 25-(OH) 비타민 D의 저하, 저칼슘혈증, 저인혈증, 2차성 부갑상선기능항진증 등이 나타난다.
- 고령자는 식사로부터 섭취하는 비타민 D가 감소되고 햇빛을 받는 시간이 적어 골연화증을 일으키기 쉬운 상태에 있다. 그래서 골다공증과 골연화증이 합병되는 경우도 적지 않다.
- 골다공증과 골연화증의 절대적인 감별은 골생검에 의존할 수밖에 없다. 골연화증은 유골층이 증가한다(그림 6-68).

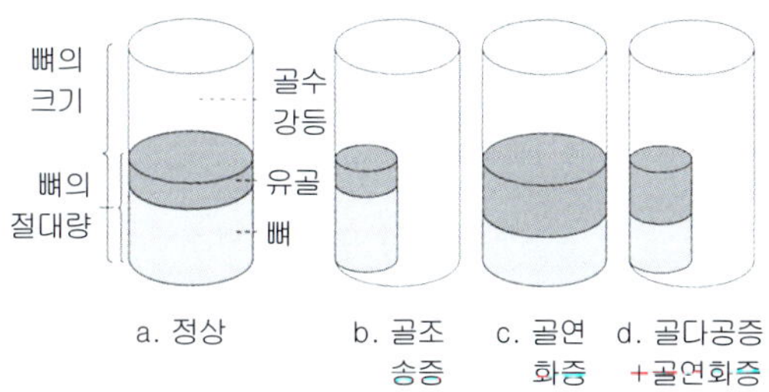

그림 6-68. 골다공증과 골연화증
(寺山和雄, 辻 陽雄 감수 : 표준정형외과학, 제7판, 의학서원, 1999)

12. 치료와 예방

내과의가 하는 치료에는 골절에 의해 생긴 통증 경감과 골다공증 자체에 대한 치료가 있다. 골다공증이 일어나면 다시 원래대로 되돌릴 수는 없지만 진행을 막거나 늦출 수는 있으며 골절의 위험을 50% 정도까지 낮출 수 있다.

2차성 골다공증은 기초질환 치료와 병행하여 해야 한다.

1) 골절

- 척추 골절에 의한 통증에 대해서는 진통약을 투여하거나 코르셋 또는 브레이스를 단기간 사용한다.
- 자리에만 누워있는 상태에서는 골감소가 급속히 진행되므로 일으킨 자세에서 하중을 적절히 확보하도록 한다.
- 골절에 의한 통증은 6개월 이내면 좋아지는데 2차성 변행성 관절증이 나타나면 더 길어진다.
- 칼시토닌 투여가 척추 골절의 동통 경감에 유효하다.

2) 골다공증의 치료(표 6-35)

a. 칼슘

- 일본인이나 한국인의 1일 칼슘 소요량은 600mg으로 알려져 있는데, 이 정도로는 부족하며 1,000mg이 권장되고 있다.
- 청소년기에 칼슘 섭취량을 많이 하는 것은 최대골량(peak bone mass)을 증가시키게 된다.
- 폐경기 전후부터 칼슘 섭취량을 늘리는 것이 효과가 있는지 없는지는 분명하지 않다. 오히려 좀더 늦은 고령층에서 효과가 있는 듯하다.
- 칼슘은 매우 안전한 약이다. 골다공증이 있는 사람에 대해서는 칼슘제만으로 효과가 확실하지 않더라도 1일 1,000mg은 확보하도록 한다. 3끼 식사에 500mg 정도가 포함된다고 볼 때 나머지 500mg은 칼슘제제로 보충한다(표 6-36).

표 6-35. 골다공증의 치료약

칼슘제제
비타민 D
활성형 비타민 D_3
비스포스포네이트
칼시토닌
비타민 K_2 제제
이프리프라본
여성호르몬
단백동화호르몬

표 6-36. 칼슘 1일 500mg을 보충할 경우의 투여량

유산칼슘	3.85g/일
침강탄산칼슘	1.25g/일
글루콘산칼슘	5.5g/일

b. 비타민 D와 칼슘

- 가장 안전하고 권장할만한 치료방법이다. 프랑스에서의 결과에 따르면 평균연령이 84세인

초고령여성에게 칼슘을 1일 1,200mg, 비타민 D를 800IU(international unit : 국제단위) 투여하고 18개월간 지켜본 결과 대퇴골경부 골절을 43%나 줄일 수 있었으며 골밀도는 2.7% 증가되었다.

- 비타민 D의 1일 섭취 필요량은 일정하지 않다. 일본의 경우 성인의 소요량은 100IU, 프랑스의 경우 400IU, 미국의 경우 50세까지는 200IU, 51세부터 70세까지는 400IU로 되어 있어 각 나라마다 다르다. 비타민 D는 음식물로부터의 섭취 외에 피부를 통해 일광자외선을 받아 합성되므로 필요량을 정하는 것이 매우 어렵지만 1일량 400IU가 하루 기준일 것이다.
- 비타민 D에는 D_2~D_7까지 있는데 생물 활성이 높고 약제나 보조식품으로 이용되는 것은 D_2와 D_3뿐이며, 그 중 비타민 D_3는 동물의 종류에 따라서도 효과가 변하지 않기 때문에 WHO에서는 D_3를 국제표준물질로 하고 있다. 시판되고 있는 것도 대부분 D_3 표시이다. 비타민 D_3 1㎍는 40IU에 상당한다.
- 비타민 D_3는 간에서 25위치가 수산화되어 25-(OH)-D_3가 되며, 이어서 신장에서 1α위치가 수산화되어 활성형 1,25-$(OH)_2D_3$가 된다(그림 6-69).
- 신장에서는 철저하게 대사조절되기 때문에 어느 정도의 대량 투여가 아닌 한 비타민 D 섭취에 의한 과잉증상은 나타나지 않는다.
- 활성형 비타민 D가 일반 비타민 D보다 뛰어난지 여부에 대해서는 분명하지 않다. 이 약제는 고칼슘혈증, 고뇨중칼슘, 신장이나 동맥벽에 칼슘이 침착되어 신기능 저하를 초래하는 경우가 있다. 사용시에는 혈청 칼슘과 뇨중 칼슘을 모니터한다. 뇨중 칼슘농도 mg/dl ÷뇨중 크레아티닌농도 mg/dl의 정상치는 0.08~0.26이며, 0.3 이상인 경우 비정상으로 본다.
- 활성형 비타민 D를 사용할 경우는 1α-OH-D_3로 0.5~1.0㎍/일을 1일 1회 내지 분할 투여하고, 1α, 25-$(OH)_2D_3$은 그 반에 해당하는 양인 0.25~0.5㎍/일을 분할해서 투여한다.

c. 에스트로겐

- 일본에서는 경구피임약 사용이 보급되어 있지 않기 때문에 이 요법에 의존하는 사람은 극히 적다. 갱년기증상이 있는 사람에게 사용하기 쉽다. 결합형 에스트로겐 0.625mg/일 등이 사용된다.

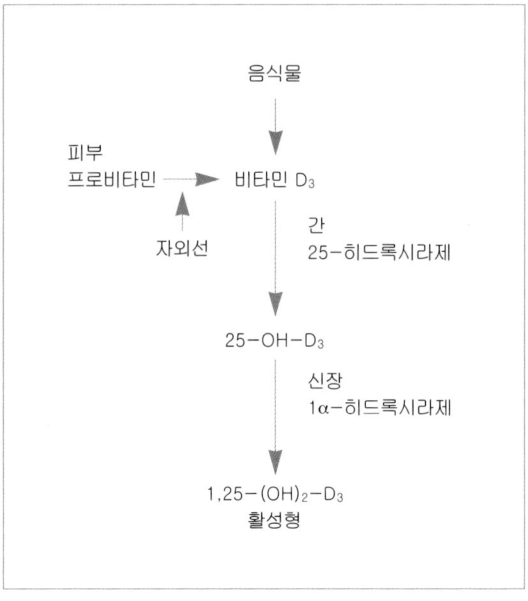

그림 6-69. 비타민 D의 활성대사

표 6-37. **폐경 후 여성에 대한 에스트로겐 요법의 리스크와 베네피트**

베네피트	리스크
갱년기증상의 경감	월경 재개
골감소와 골절 예방	자궁내막암
허혈성 심질환 예방	유방통
치매 예방	유방암
	편두통
	심부정맥혈전과 폐색전

(Eastell R : N Engl J Med 338:736-746, 1998)

- 골감소에 대한 효과를 얻기 위해 얼마나 복용해야 하는지는 명확하게 밝혀져 있지 않다. 적어도 5년 이상은 계속 복용해야 한다고 말하기도 한다.
- 에스트로겐의 장기 투여로 자궁내막암이 발생할 가능성이 있어 프로게스테론과 병용한다. 자궁 적출술을 받은 환자에게는 에스트로겐만 사용해도 좋다.
- 부작용 중 하나로 정맥혈전증이 있다(표 6-37).
- 장기 연용 환자에게서 유방암 발생률이 높은지 아닌지에 대해서도 명확하게 밝혀져 있지는 않다. 그렇다는 보고도 있고 그렇지 않다는 보고도 있다.

d. 비스포스포네이트

- 피로인산의 유사화합물이다. 뼈에 높은 친화성을 가지며 파골세포의 골흡수를 저해한다. 이 약제는 악성 종양에 의한 고칼슘혈증, 골파제트병 치료에 사용되는 약제이다.
- 제1세대의 에티드론산, 제2세대의 파미드론산, 아렌드론산, 제3세대의 인카드론산 리제드론산 등이 한국에서 골다공증 치료에 대부분이 보험이 적용되고 있다.
- 비스포스포네이트는 폐경후 골다공증, 스테로이드유발 골다공증의 예방 및 치료에 유효하다고 보고 있다(그림 6-70).
- 비스포스포네이트는 음식물 중의 칼슘, 마그네슘 등과도 결합한다. 또한 약제의 흡수를 좋게 하기 위해 공복시 복용하게 하는데, 소화기증상 관련 부작용이 있다.
- 약제의 반감기가 길고 장기간에 걸친 부작용은 분명하지 않다. 따라서 환자에게는 투여하지 않는다.

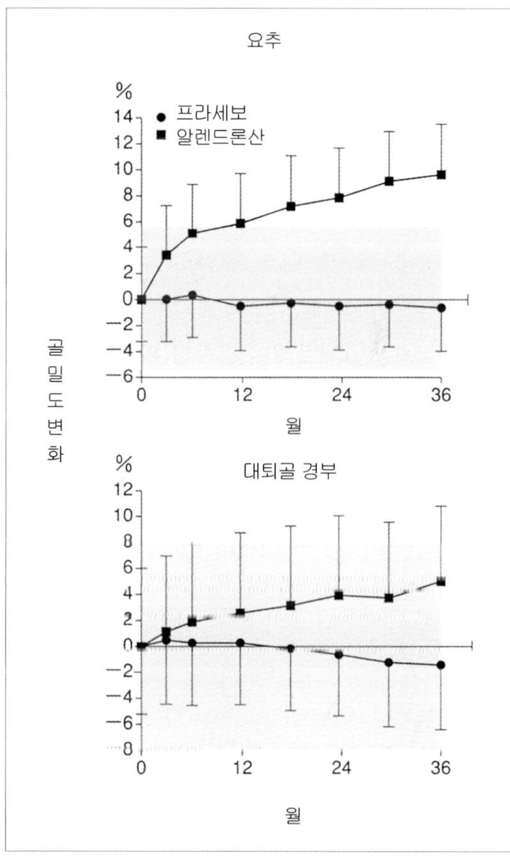

그림 6-70. **알렌드론산 투여에 의한 골밀도의 변화**
(Eastell R : N Engl J Med 338 : 736-746, 1998)

e. 칼시토닌

- 갑상선의 C세포가 생산하는 32개의 아미노산으로 구성된 펩티드이다. 파골세포에는 칼시토닌 리셉터가 있어 골흡수를 억제한다.
- 골다공증 치료에 사용되며 폐경후 골다공증의 골량 감소 예방에 효과가 있는데 장관골에 대한 효과는 없다.
- 투여 방법은 심한 경우 100IU를 매일 피하주사하는 방법이 택해지는데 칼슘과 비타민 D를 병용한다.
- 일본과 한국에서는 그 정도의 고용량은 사용되지 않으며 10~20IU를 주 1~2회 근육주사하는 방법이 택해지고 있다. 이 제제는 특히 척추골절 후의 동통 경감에 유효하다. 제제로서 장어칼시토닌(엘시토닌®), 연어칼시토닌(살카토닌®)이 있다.

f. 비타민 K

- 비타민 K에는 K_1과 K_2의 2종류가 있으며, 모두 출혈경향 치료에 사용되어 왔다. 최근에는 비타민 K가 골다공증에도 사용되고 있다. 비타민 K의 활성형은 K이 아닌 K로 보고 있다.
- 프로트롬빈, 프로테인 C 등의 응고인자에는 *Γ*-카르복시글루타민산(Gla)이라 불리는 특별한 아미노산이 포함되어 있는데, 이 Gla 단백의 생합성은 비타민 K에 의존한다. 뼈의 Gla 단백으로서 오스테오칼신, 매트릭스 Gla 단백질이 있는데, 마찬가지로 비타민 K에 의해 Gla화가 촉진된다. Gla 잔기가 있으면 하이드록시애퍼타이트와의 결합능이 높아진다.
- 일본에서 골다공증의 골량 감소와 동통 치료에 보험 적용이 되고 있는 비타민 K에는 메나테트레논(글라케이®)이 있다. 하지만 골절 예방에도 유효한지는 확실하지 않다.
- 와파린 복용중인 환자에 대한 투여는 금기이다.

g. 이프리플라본

- 이프리플라본은 자주개자리(alfalfa)에 함유된 이소플라본 유도체의 일종이다. 식물성 에스트로겐이지만 실제 에스트로겐 작용은 매우 약하다. 하지만 골대사에 대한 작용이 검토되어 ① 파골세포 활성 억제, ② 에스트로겐 존재 하에서 칼시토닌 분비 촉진, ③ 골아세포의 증식, 기질의 광질화를 강하게 하는 등의 작용이 인정되어 골다공증 치료에 임상 응용되고 있다.
- 이탈리아 및 일본에서의 결과는 골밀도 증가와 척추 골절 감소가 인정되었다.
- 효과는 에스트로겐 제제나 비스포스포네이트보다 떨어지는 것으로 본다. 사용할 경우에는 칼시토닌제와의 병용이 권장된다.

3) 부신피질스테로이드 투여중의 골감소 예방

- 부신피질스테로이드를 계속 사용하면 골다공증이 일어난다. 그 기전으로는 ① 골아세포에 의한 골형성 저하, ② 비타민 D와는 다른 메커니즘으로 장관에서의 칼슘흡수 저하, ③ 파골세포에 의한 골흡수 증가 등이 있다.
- 주로 해면골에서의 골흡수가 뛰어나며 피질골도 감소된다. 초기의 변화는 해면골의 여러 추체에서 파악된다.
- 골량 감소는 스테로이드 개시 후 6개월~12개월 사이에 가장 빨리 진행되며, 스테로이드가 투여되는 동안 계속된다.
- 따라서 하루에 7.5mg 정도의 소량이라 하더라도 6개월 이상 투여한다고 볼 때 미리 예방적

치료를 더해야 한다.

- 예방은 비타민 D 400IU에서 800IU와, 칼슘 1,000mg/일의 투여가 안전하며 모든 코르티코스테로이드 연용 환자에게 권장된다. 치료는 비스포스포네이트이다.
- 활성형 비타민 D 제제를 사용할 경우는 혈청 칼슘과 뇨중 칼슘 배설량을 모니터한다.
- 미국류마티스학회의 스테로이드 복용 환자에 대한 골다공증 예방치료지침을 표 6-38에 나타낸다.

표 6-38. **당질코르티코이드에 의한 골다공증 예방**

1. 칼슘과 비타민 D – 모든 환자에게 적용
   ① 칼슘
   식사를 통한 섭취와 보충으로 1,000~1,500mg/일
   ② 비타민 D 800IU/일
   ③ ② 대신에 활성형 비타민 D
   a) 알파칼시돌 0.5~1.0㎍/일
   b) 칼시트리올 0.25~0.5㎍/일
   주) 혈중 칼슘, 뇨중 칼슘을 모니터
2. 호르몬 보충요법
   DXA로 –SD1 이하이면 1의 치료에 에스트로겐 요법을 더한다(남성의 경우 혈중 테스토스테론 수치의 이상 저하를 보이면 테스토스테론을 투여)
3. 비스포스포네이트 또는 칼시토닌
   호르몬 요법이 금기 또는 거부된 경우
   주) 비스포스포네이트는 50세 이하에게는 투여하지 않는다.
4. follow up DXA
   - 6~12개월마다
   - 만일 1년 동안 골밀도가 5% 이상 감소할 경우 치료법은 바꾸거나 추가한다.

(Arthritis Rheum 39 : 1791, 1996에서 인용수정)

4) 예방을 위한 일상생활의 규범

- 골다공증과의 싸움은 이미 유소년기부터 시작되었다고 말할 수 있다. 충분한 칼슘 섭취와 실외운동이 중요하다(표 6-39).
- 비타민 D는 생선에 풍부하며 육류의 경우 거의 0이라는 점에 주의한다(표 6-40).
- 골량이 피크에 이른 후에는 칼슘과 운동을 확보하고, 골량 감소를 최소한으로 억제하는 노력을 계속한다.
- 골다공증이 진행된 경우는 무거운 물건을 들어올리는 동작을 피한다. 걷기 등의 운동을 하며, 균형을 잡기 위한 근력을 유지한다.
  특히 고령자의 경우 밤중에 화장실 때문에 일어나는 경우가 많으므로 진정제는 피하며, 복도에 카펫을 까는 등의 대책도 필요하다.
- 고령자의 경우 아무래도 일광욕을 할 기회가 적으므로 비타민 D를 추가로 보충하도록 한다.

표 6-39. **골다공증 예방**

① 피크 골량을 높인다.
운동
식사중의 칼슘 – 특히 성장기
② 골량 감소를 억제한다.
운동 유지
칼슘 섭취
비타민 D 보충
호르몬요법
알콜 섭취량을 줄인다.

표 6-40. **비타민 D 성분표**

시료	(IU/100g)	시료	(IU/100g)	시료	(IU/100g)
<어류>		<육류>		<난류>	
아귀(간)	4,400	소고기(기름살 없음)	0	계란(노른자)	110*
흰 연어	1,300	소고기(기름살)	0	계란(흰자)	0
청어	1,100	돼지고기(기름살 없음)	25	<버섯류>	
가자미	920	돼지고기(기름살)	55	목이버섯(말린 것)	16000
참다랑어(기름살)	720	닭고기(가슴살)	0	간표고버섯	640
무지개송어	600	오리고기	140	송이과에 속하는 버섯	160
장어	560	<유류>		송이버섯	140
참돔(양식)	520	일반 우유	φ*	머쉬룸	100
고등어	440	모유	φ*	생표고버섯	90
꽁치	440	요쿠르트	φ*	담자균류의 식용버섯	16
가다랑어	400	버터	24		

* 이 외에 비타민 D 활성대사물을 포함한다　　φ* : < 41U/100g
(일본비타민학회편 : 비타민 사전, 朝倉서점, 1996)

Chapter 6

결절성 홍반

1. 질환의 포인트

- 하퇴 전면에 나타나는 급성 유통성 홍반으로, 염증은 주로 피하지방조직의 격벽에 있다.
- 이 같은 반점을 수반하는 몇몇 중요한 기초질환이 있으므로 감별진단에 유의한다.
- 양성으로 경과되는 질환이다.

2. 질환의 개념

하퇴에 나타나는 특징적인 반점으로 주로 여성에게 많다(표 6-41). 원인이 명확치 않은 것과 몇몇 내과적 기초질환에 수반되어 나타나는 것이 있다. 내과적 질환에는 연쇄균이나 결핵 등 감염에 수반된 것 외에도, 일본에 많은 베체트병이나 사르코이도시스 또는 크론병, 궤양성 대장염 등에 수반되어 나타나는 것이 있다(표 6-42).

결절성 홍반이 확인되었을 경우에는 반드시 이 같은 기초질환을 고려할 필요가 있다. 또한 결절성 홍반이 기초질환 진단의 단서가 되는 경우도 자주 있다. 내과적으로 매우 중요한 피부질환이다.

결절성 홍반은 결핵에 수반되어 일어나기도 하고, 피부병소에 육아종 형성을 보이기도 하는데, 비건락성으로 항산균은 검출되지 않아 일종의 알러지 반응으로 볼 수 있다.

표 6-41. 역학

자주 발생하는 연령	25~40세
남녀비	1 : 4

표 6-42. 결절성 홍반을 초래하는 병태

1. 본태성
2. 감염
   - 세균
     - 결핵
     - β-연쇄균
     - 예시니아 장염
     - 마이코플라즈마 폐렴
     - 클라미디어 폐렴
     - 임균
     - 렙토스피라
     - 야토병
     - 고양이할퀸병
   - 진균
     - 히스토플라즈마
     - 콕시디오이데스
   - 바이러스
     - 사이토메갈로바이러스
     - EB 바이러스
3. 약제
   - 설파제
   - 페니실린
   - 경구피임약
4. 사르코이도시스
5. 크론병, 궤양성 대장염
6. 베체트병
7. 전신성 루푸스
   - IgA 신증
   - 한랭글로불린혈증
8. 림프종(드문 편)

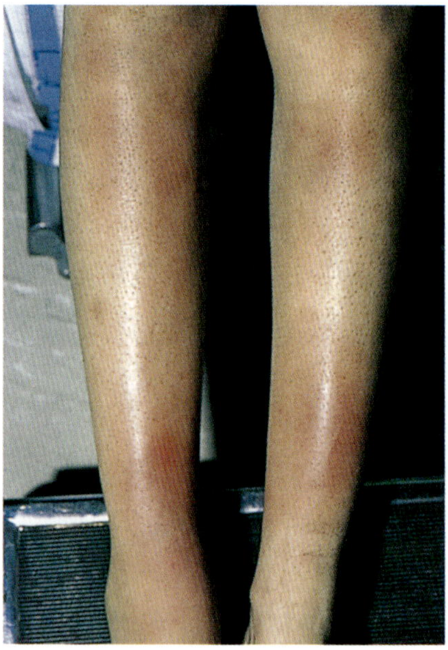

그림 6-71. 연쇄균 감염 후의 결절성 홍반

3. 임상증상

- 급성 홍반으로 하퇴에 나타난다. 크기는 1~2cm 이며, 간혹 유합되어 퍼지면 몇 cm~10cm 크기가 되기도 한다(그림 6-71).
- 반점 표면은 광택을 띠고 양측성이며 다발성인 경우가 많다. 드물게 팔이나 체간에 보이는 경우도 있다.
- 대개 3~6주 정도 경과되다가 없어진다. 없어질 때 황색 색조로 변화된 후 피부가 완전히 정상화된다. 반흔을 남기는 경우는 없다.
- 재발되는 경우도 있다.
- 과반수 정도는 관절통이나 관절염을 수반한다. 관절증상이 나타나는 부위는 무릎, 족관절, 수관절, 손가락, 어깨 등이다.
- 관절증상도 자연히 없어진다.

4. 병리

- 병리조직학적으로 볼 때 이 질환은 피하지방조직의 염증이다. 염증은 주로 지방조직의 격벽에서 나타난다(표 6-43).
- 급성기에는 호중구의 침윤, 이후 림프구를 주로 한 만성 염증세포가 두드러진다. 매크로파

지가 유상피화된 것이 모여 육아종을 만들고 다핵거대세포의 침윤도 확인된다.

- 약 30~40%는 정맥벽의 염증이 보인다. 이 질환은 기본적으로 정맥의 혈관염이라는 견해가 있다.
- 지방소엽에는 염증이 적고, 있다면 격벽에 인접한 부분이다.
- 병리소견은 지연형의 세포성 면역반응이 주체인 것을 시사하는데, 혈청중에 면역복합체, 혈관벽에 면역글로불린과 보체의 침착이 나타나기도 하며, 염증의 트리거로서 액성 면역의 관여가 고려된다.

표 6-43. 결절성 홍반의 병리소견

정맥염증
림프구성
호중구성
출혈성
격벽염증
급성
만성, 육아종성
지방소엽염증
급성
만성, 육아종성

5. 검사

- 적침, CRP 등의 염증지표가 양성이다.
- 연쇄균 감염에 의한 것으로는 혈청중 ASO, ASK 항체가 상승하며, 감염 초기에는 인두 배양이 양성이다.
- 흉부 X선을 촬영하여 결핵 병변이 있는지 확인한다.
- 사르코이도시스에서 결절성 홍반, 다발관절

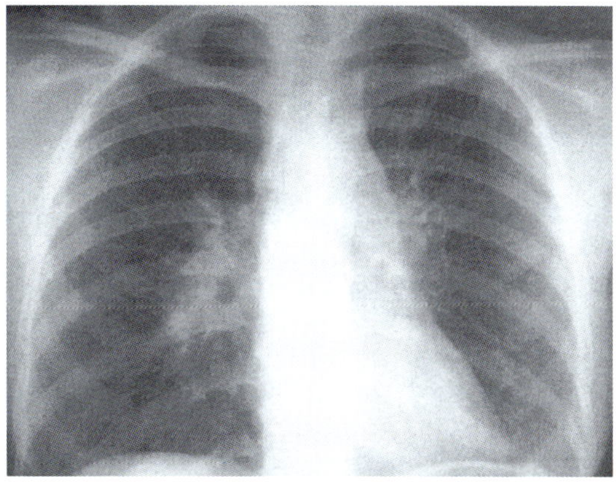

그림 6-72. 사르코이도시스의 양측 폐문림프절 종창

염, 양측폐문림프절종창을 수반한 것을 Löfgren 증후군이라 한다(그림 6-72). 사르코이도시스의 약 15%에서 나타난다. 관절염승은 대칭성, 이동성이며, 족관절염증이 많다. 양성으로 경과한다.

6. 진단

- 본증은 일목요연하여 생검할 필요도 없다.
- 또한 생검은 피하심부를 채취하지 않으면 정확한 조직학적 소견을 얻기 어려우며 펀치 생검으로는 충분치 못하다.

7. 감별진단

1) Weber-Christian병

마찬가지로 유통성 결절을 만들며, 결절성 홍반

과 감별하기 어려운 질환이다. 하퇴 외에 체간이나 대퇴, 상완부 등에도 나타난다. 비교적 관절 주위에서 자주 나타난다. 다발성으로 나타나는데, 크기는 결절성 홍반보다 일반적으로 작다. 또한 주위조직과의 변연이 더욱 명료하다. 전신성 발열을 수반하는 경우도 적지 않다. 장간막 등 내장지방조직에도 염증이 생기는 경우가 있으며, 구역질, 구토, 복통 등 심각한 전신증상이 나타나는 경우가 있다.

조직학적으로 Weber-Christian병은 결절성 홍반과 마찬가지로 지방직의 염증(panniculitis)이다. 하지만 결절성 홍반이 지방격벽의 염증이라는 점에 반해 Weber-Christian병은 지방소엽조직 자체에 염증이 심해 호중구 침윤, 지방 괴사, 포말조직구 등을 보인다. 결절이 없어질 때 피부에 위축을 남기는 것도 다르다.

2) 췌장성 지방직염

Weber-Christian병과 같은 임상증상을 보인다. 조직학적으로는 지방 괴사가 확인된다. 혈중 리파아제 상승과의 인과관계가 분명하지는 않다. 췌염, 췌장암, 췌위낭포 등에 합병한다.

8. 치료방침

- 연쇄균 감염 후의 결절성 홍반이 많으므로 인두통이 없었는지를 문진하고 인두 배양, ASO, ASK를 지시한다. 만일 최근 연쇄균에 감염된 것이 확인되면 1주일간 항생제를 투여한다.
- 흉부 X선에서 결핵, 사르코이도시스를 제외한다.
- 문진으로 베체트병, 염증성 대장질환을 제외한다.
- 치료약제는 비스테로이드계 항염증약(NSAIDs)이 기본이다.
- 만일 이것으로 개선되지 않으면 프레드니손을 1일 10~20mg 투여하여 증상이 개선된 단계에서 감량하거나 중지한다.

Chapter 7 류마티스성 다발근통증과 거대세포성 동맥염(측두동맥염)

1. 질환의 포인트

- 의사가 이 질환을 알고 있는지의 여부에 따라 환자의 행복도가 크게 좌우된다.
- 내과의로서 치료의 중요성을 가장 많이 느낄 수 있는 질환이다.
- 류마티스성 다발근통증과 거대세포성 동맥염(측두동맥염)은 일련의 질환으로 볼 수 있다.
- 고령자에게 나타나며 적침에서 심한 항진을 보인다.
- 류마티스성 다발근통증은 체간의 통증이 있고, 거대세포성 동맥염은 혈관염증에 의한 갑자스런 시력 상실의 우려가 있는데 적절한 시기에 서둘러 스테로이드 치료를 함으로써 극적인 효과를 얻을 수 있다.

2. 질환의 개념

류마티스성 다발근통증(polymyalgia rheumatica)은 경부, 어깨, 둔부 등에 만성으로 통증이 계속되고 발열, 권태감 등의 전신증상과 체중감소, 심한 적침의 항진, 빈혈을 수반하는 질환이다. 발병 연령은 60세 이상에서 많고, 50세 이하에서의 발병은 거의 없다. 남녀비는 1:2~3으로 여성에게 많은 질환이다.

거대세포성 혈관염(giant cell arteritis)은 류마티스성 다발근통증과 같은 연령층에 발생하고 남녀비도 같으며 심한 적침의 항진이 있고 증상으로는 두경부의 혈관, 특히 측두동맥을 중심으로 염증증상이 나타난다. 일명 "측두동맥염(temporal arteritis)"이라고도 한다. 눈의 동맥에 염증이 일어나면 급격한 시력 저하, 비가역적인 실명을 초래한다.

이들 모두 임상증상은 다르지만 동일한 질환으로 볼 수 있다.

그 근거로는 ① 류마티스성 다발근통증의 10~20%는 측두동맥염이 나타나고, ② 측두동맥염의 약 50%는 류마티스성 다발근통증 증상이 나타나며, ③ 류마티스성 다발근통증 환자에게 측두동맥 생검을 하면 두통 등의 증상이 없어도 10~15%는 동맥염 소견이 있음을 들 수 있다(표 6-44).

이들 질환 모두 가장 많이 발병하는 연령대는 60~75세이며, 남녀비도 마찬가지로 여성에게 많은 질환이다(표 6-45).

원인은 불분명하다.

표 6-44. 류마티스성 다발근통증과 거대세포성 혈관염 (측두동맥염)

- 류마티스성 다발근통증의 10~20%가 측두동맥염을 합병
- 측두동맥염의 약 50%가 류마티스성 다발근통증 증상이 있음
- 두통 증상이 없는 류마티스성 다발근통증의 측두동맥 생검에서 약 10~15%는 혈관염 소견이 양성을 나타냄

표 6-45. 류마티스성 다발근통증과 거대세포성 혈관염

자주 발생하는 연령	60~75세
남녀비	1:2~3

3. 류마티스성 다발근통증

1) 임상증상(표 6-46)

- 대부분의 환자가 60세 이상이다. 50세 이하인 경우 이 질환을 고려할 필요가 없다.
- 주요 임상증상은 고령자에게 발병하는 경부, 견갑부, 요부, 둔부, 대퇴부 등의 대칭성 근육통과 뻣뻣함이다. 최초의 증상은 경부, 견갑부에서 시작되는 경우가 많다.
- 통증이나 뻣뻣함은 특히 아침에 심하다. 통증은 움직이기 시작하면서 강하게 느껴진다. 밤에도 동통을 느낀다.
- 미열과 전신 권태감이 계속되는 경우가 적지 않다. 고령자에게 원인을 알 수 없는 열의 10%는 이 질환에 의한 것으로 볼 수 있다.
- 증상이 계속되면 빈혈, 체중감소가 나타난다.
- 체중감소는 특징적인 소견 중 하나라고 할 수 있다. 왕성한 식욕에도 불구하고 몇 달만에 10kg이나 감소하는 경우가 적지 않다. 진단이 확정된 시점에서 평균 체중감소는 약 6kg이라는 보고가 있다.
- 증상 발현에서 진단에 이르기까지의 기간이 길어 평균 6개월은 요한다. 증상이 서서히 일어난다는 점, 호전과 악화를 반복한다는 점, 의사가 이 질환이라는 것을 알지 못해 비스테로이드계 항염증약 등을 장기간 투여하고 경과를 지켜보는 예가 많다는 점 등을 그 이유로 들 수 있다.

표 6-46. 류마티스성 다발근통증의 임상소견

체간, 사지근위부의 통증
미열
빈혈
체중감소
적침 항진

2) 신체소견

- 의외로 적다. 근육에 압통을 보이긴 하지만 가

벼운 편이다. 근력저하는 보이지 않는다.

- 관절에 동통을 호소하는 경우가 있는데 이 질환에서는 초음파 영상으로 어깨관절의 염증을 확인한다. 그리고 어깨, 무릎, 손목 등에 골신티그램으로 검색할 수 있는 정도이다.

3) 검사소견(표 6-47)

- 적침에서 심한 항진을 보인다. 간혹 1시간 수치가 100mm 이상에 달한다. 이 정도로 높은 수치를 보이는 다른 질환은 드물다고 할 수 있다.
- 그 외 CRP 등 급성반응단백의 상승이 있다.
- 빈혈은 저색소성 또는 정색소성을 나타낸다. 기초질환 치료에 의해 빈혈은 회복된다.
- CPK, 알도라제 등의 근원성 효소는 정상이다.
- 알칼리포스파타제 수치의 상승을 수반하는 예도 적지 않다.

표 6-47. 류마티스성 다발근통증의 혈액검사

적침
CRP
말초혈액, 생화학
RF 테스트, 항결핵체
CPK, 알도라제
갑상선기능 검사
단백전기영동

4) 감별진단(표 6-48)

특히 류마티스 관절염(RA), 간염증, 악성 종양에 주의한다.

5) 치료

- 프레도니솔론을 1일 10~20mg 투여한다. 48시간 이내에 증상이 빠르게 없어진다.
- 만일 48시간 이내에 증상이 없어지지 않으면 다른 질환을 고려한다.
- 경과도중 복시현상과 같은 거대세포성 혈관염 증상이 나타나면 바로 프레도니솔론을 1일 40~60mg으로 증량한다.
- 스테로이드는 서서히 감량한다. 자연히 없어지는 질환이긴 하지만 스테로이드 치료를 2~3년간 계속해야 되는 경우가 많다.
- 모니터로는 적침수치와 임상증상을 본다. 악화 경향이 나타나면 스테로이드 양을 원래대로 되돌린다.

표 6-48. 류마티스성 다발근통증의 감별진단

- 초기관절 류마티스
- 다발성근염
- 바이러스 감염, 기생충 감염(트리키넬라)
- 세균성 심내막염
- 부갑상선기능저하증
- 악성 종양, 백혈병
- 섬유근통증
- 척추관절증

4. 거대세포성 혈관염(측두동맥염)

1) 임상증상과 신체소견

거대세포성 혈관염은 측두동맥염이라고도 불리는 것처럼 천측두동맥에 염증이 자주 발생한다.

그 외 외경동맥이나 내경동맥의 분지에도 염증이 무작위로 일어날 수 있다(그림 6-73).

임상증상은 어느 부위의 동맥인지에 따라 다르다(표 6-49).

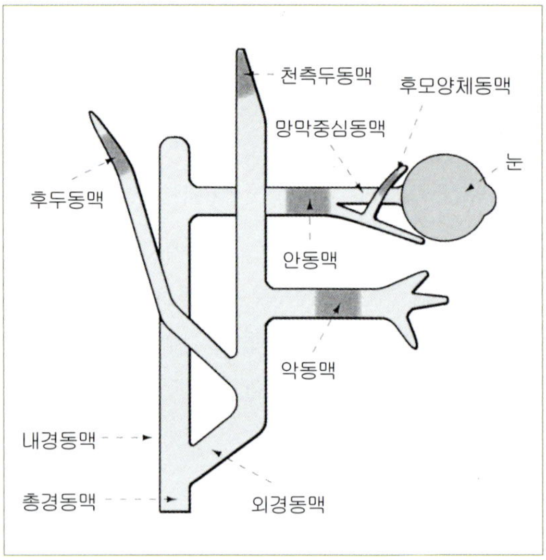

그림 6-73. 염증이 일어나기 쉬운 혈관

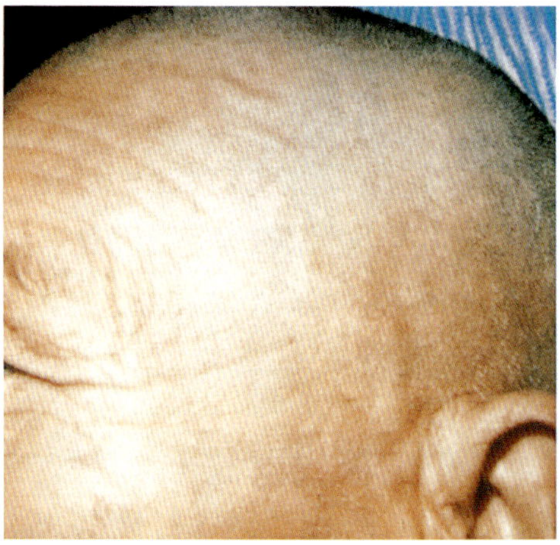

그림 6-74. 측두동맥의 확장
(舞鶴시민병원 鍵本伸二씨 제공)

표 6-49. 거대세포성 혈관염(측두동맥염)의 임상증상

두통	60%
측두동맥의 부종, 압통	55%
측두동맥의 맥이 잡히지 않음	50%
원인을 알 수 없는 열, 권태감, 체중감소	50%
눈 증상(희미함, 복시현상, 일과성 실명, 실명)	40%
턱 파행	35%
안면, 혀의 통증	20%
우울	20%

(문헌 18에서)

a. 두통

- 가장 많이 호소하는 증상이 두통이다. 약 2/3 가까운 증례에서 나타난다. 측두동맥에 염증이 있으면 측두부에서, 후두동맥에 염증이 있으면 후두부에서 통증이 생긴다.
- 두통의 종류가 다양하여, 비교적 예민한 통증도 있지만 조여지는 듯한 둔통도 있다. 통증은 있다 없다를 반복한다.
- 빗으로 머리카락을 빗으면 통증이 느껴지거나 두피에 압통이 나타나는 경우가 있다.
- 측두동맥을 따라 압통을 촉지하며, 간혹 동맥의 확장이 분명한 경우도 있다(그림 6-74).
- 만성화되면 관내강의 폐색이 일어나고 맥이 잡히지 않게 된다. 단, 정상인 경우에도 맥이 잡히지 않는 경우가 있으므로 주의한다.

b. 눈 증상

- 25~50% 정도로 확인된다. 중대한 합병증으로 6~10%는 실명에 이른다.
- 눈이 희미하게 보이거나 복시현상이 나타났을 경우 바로 고용량의 스테로이드를 투여한다. 실명은 불가역성이며, 한쪽에 일어나면 1~2주 만에 다른 한쪽에도 일어날 확률이 높으므로 빠른 대응이 요구된다. 스테로이드 투여에 의해 다른 한쪽의 시력을 확보할 수 있다.
- 눈 증상은 안동맥, 후모양체동맥, 망막중심동맥의 염증에 의해 나타난다. 허혈성 시신경염(그림 6-75), 망막 허혈, 맥락막 허혈, 외안근

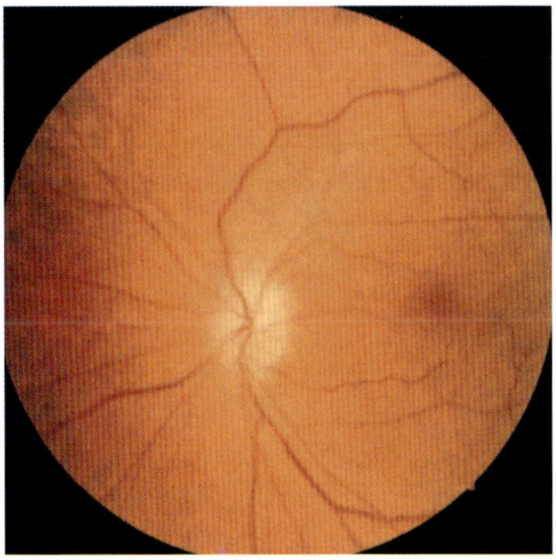

그림 6-75. 허혈성 시신경염
(舞鶴시민병원 松村理司씨 제공)

부전 등이 나타난다.

- 다행히 눈 증상이 초발 증상으로 나타나는 경우는 드물다. 대개 두통이나 류마티스성 다발근통증 증상이 몇 주~몇 개월 동안 계속되다가 나타난다.

c. 턱의 간헐성 파행(intermittent jaw claudication)

- 턱의 동맥에 염증이 생기면 음식을 씹을 때 허혈 때문에 턱이 나른해져 잠시 쉬었다가 다시 씹어야 씹을 수 있는 증상이 나타난다. 눈 증상의 전조증상을 의미하여 중요한 소견이다.

d. 기타 증상

- 10~15%로, 대동맥 등 대혈관의 염증에 의한 확장, 협착이 일어나는 경우가 있다.
- 두개내 동맥염증에 의한 편마비나 말초신경염, 관상동맥 장애가 일어나기도 하는데 드물다.
- 간기능 장해, 갑상선기능 이상이 합병되는 경우가 있다.

2) 검사소견 (표 6-50)

- 적침, CRP에서 심한 상승을 보인다. 단, 2% 정도의 증례에서 적침이 정상이거나 약간 상승하는 정도인 경우도 있다.
- 측두동맥의 생검에 의해 진단이 확정된다. 압통 부위가 있으면 그 부위를 생검하는 것이 가장 좋다.
- 측두동맥에 압통이 나타나지 않더라도 이 질환이 의심되는 증례일 경우에는 생검을 한다. 한쪽 생검이 음성으로 나타났을 경우 반대쪽 생검을 고려한다.
- 염증 병변은 skip하여 나타나므로 충분한 길이의 조직을 확보한다.
- 진형직인 병리상은 내막 비후, 내탄성판의 파괴와 그 주위의 랑겔한스형 거대세포를 수반한 육아종성 변화, 만성 염증세포 침윤이다. 외막에도 염증이 일어난다(그림 6-76).
- 병의 진행단계에 따라 병리상이 변화하며 내막 비후나 동맥경화성 병변만 남는 경우가 있다(그림 6-77).

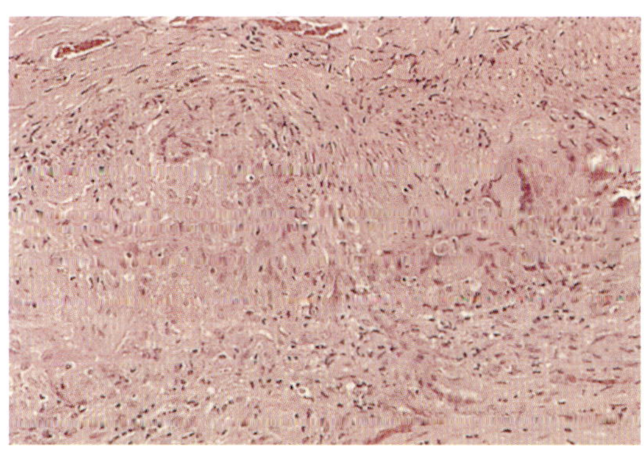

그림 6-76. 측두동맥 생검
거세포 침윤을 수반한 육아성 염증(舞鶴시민병원 鍵本伸二씨 제공)

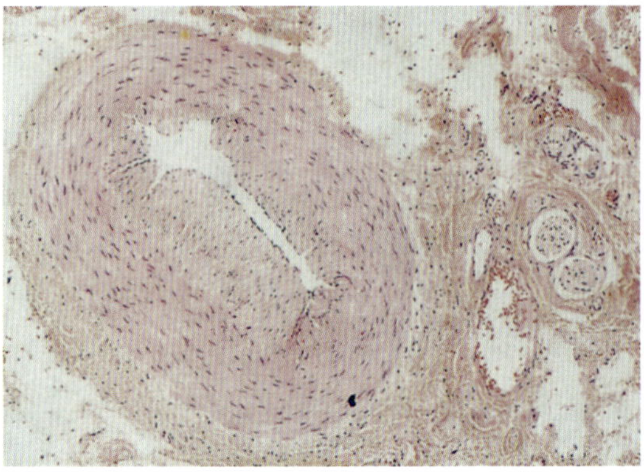

그림 6-77. 측두동맥 생검
내막 비후가 보이지만 염증소견은 부족하다.

표 6-50. 거대세포성 혈관염(측두동맥염)의 검사

- 적침
- CRP
- 말초혈액, 생화학
- 측두동맥 생검

3) 감별진단

- 타카야수에서도 거대세포성 혈관염과 같은 병리상을 보인다. 타카야수과 거대세포성 혈관염의 차이는, 타카야수의 경우 30세를 피크로 젊은 여성에게서 압도적으로 많다는 점, 병변의 중심이 대동맥궁부, 복부대동맥 등 대혈관이나 바로 그 분기라는 점, 사지말초의 맥이 잡히지 않는 경우가 많다는 점(맥이 없는 병), 눈 증상으로 실명하는 경우가 없다는 점 등을 들 수 있다(표 6-51).

표 6-51. 거대세포성 혈관염과 고안동맥염의 차이

	타카야수	거대세포성 혈관염
평균연령	30	≥50
남녀비	1:5	1:2
사지의 맥 유무	50~90%	7%(50% 측두동맥염)
턱 파행	0%	45%
HLA	BW52, DR12	DR4

(문헌 19에서 인용, 수정)

4) 치료

- 프레드니솔론을 1일 60mg 투여한다.
- 가장 중요한 것은 실명을 예방하는 것이다.
- 눈 증상이 있을 경우 긴급 스테로이드 투여가 요구된다. 스테로이드 치료가 시작된 후 측두동맥의 생검을 하면 병리상에 변화가 있다. 생검 때문에 치료가 늦어져서는 안된다. 스테로이드치료 시작 후 48시간 이내에 생검을 하면 충분한 정보가 얻어진다.
- 스테로이드의 양은 적침과 임상증상을 보면서 줄여간다.
- 면역억제제를 보조적으로 사용하는 경우가 있다.

Chapter 8

전신성 루푸스

1. 질환의 포인트

- 젊은 여성에게 발병하는 질환이다.
- 특유의 피부, 점막증상과 관절염, 장막염, 신염, 레이노현상 등이 주요증상이다.
- 진단은 장기증상의 조합에 의해 한다.
- 혈청학적 검사에서는 높은 항핵항체치, 저하된 보체치(CH_{50}, C_3, C_4) 및 항DNA항체의 상승이 특징이다
- 치료는 어느 장기에 얼마나 나타났는지에 따라 판단한다.

2. 병태

전신성 루푸스(SLE : systemic lupus erythematosus)는 젊은 여성에게 자주 발생하는 원인 불명의 다장기질환이다. 조직이나 세포의 장해는 자가항체와 면역복합체 형성에 의해 발생하는 것으로 볼 수 있는데, 면역학적 기전과 함께 환경인자, 유전적 요인, 호르몬인자가 질환 발병에 관여하는 것으로 추정되고 있다.

발병의 단서가 되는 외부적 환경인자로는 바이러스 감염이나 약제, 자외선 등을 들 수 있다(표 6-52).

유전적 요인이 발병에 관여한다는 증거 중 하나로, 일란성 쌍생아에게서의 발병일치율이 24~58%으로서, 이란성 쌍생아의 경우 0~6%와 비교해 비교적 높다는 것을 들 수 있다. 또한 SLE 환자의 근

친자는 10~15%의 발병 빈도가 있다.

여성 호르몬과의 관련도 빼놓을 수 없다. 남녀비는 1:9로 여성에게 많은 질환인데, 폐경기 이후의 연령대에서 비교하면 1:3으로 적다. SLE는 산욕기에 활동성이 증가한다. 또한 고용량의 에스트로겐을 포함한 피임약이 증상을 악화시키는 경우가 있다는 것도 여성호르몬과의 관련을 시사하는 자료가 되고 있다.

병리학적 특징으로는 ① 피브리노이드 변성(소동정맥벽, 모세혈관, 장막), ② 헤마톡시린체(심근, 신장 등의 장기), ③ 면역복합체 침착(신장, 피부, 혈관)이 있다(표 6-53).

헤모톡시린체는 DNA와 면역글로불린을 포함하며 변성된 핵단백과 항핵항체의 복합물로 볼 수 있다. 이른바 조직의 LE세포(그림 6-78)라고 할 수 있을 것이다. 헤마톡시린체는 본 질환에 가장 특징적인 병리상이다.

표 6-52. **원인이 되는 환경인자**

감염(바이러스, 세균, 기생충)
약제
자외선
음식물

표 6-53. **SLE의 병리학적 특징**

① 피브리노이드 변성
② 헤마톡시린체
③ 면역복합체 침착

SLE에서는 각종 자가항체가 나타난다(표 6-54). 혈액중을 순환하고 있는 면역복합체(circulating immune-complex) 또는 조직에서의 면역복합체 형성(immunecomplex in-situ)이 질환의 병태를 만드는 것으로 고려된다.

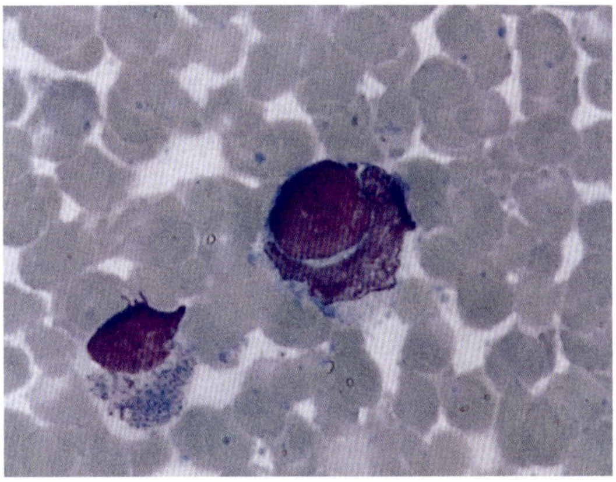

그림 6-78. **LE세포 현상**
(보건과학 坂田쿠니코씨 제공)

표 6-54. **SLE에서 나타나는 자가항체(빈도, %)**

항핵항체	98
항DNA	70
항Sm	30
항RNP	40
항Ro(SS-A)	30
항La(SS-B)	10
항히스톤	70
항인지질	50
항적혈구	60
항혈소판	10
항림프구	70

(문헌 20에서 수정)

3. 역학

유병률은 10만 명 중에 6~8명이다. 여성에게 압도적으로 많으며 자주 발생하는 연령은 20대에서 30대이다.

4. 임상증상

전신 증상이 다양하게 나타난다(그림 6-79, 표 6-55). 초발 증상으로는 발열, 관절통 · 관절염, 레이노현상, 접형 홍반이 많다(표 6-56).

1) 탈모 (그림 6-80)

- 질환의 활동성이 심할 경우 부분적 또는 전체적으로 탈모증상이 나타난다. 탈모는 건강한 사람인 경우에도 개인에 따라 차이가 있으며 이전에 비해 많냐 적으냐가 문제된다. 머리카락이 거의 다 빠지는 예도 있지만 반드시 회복된다. 환자가 대부분 젊은 여성이므로 그러한 점을 잘 설명하도록 한다. 난, 피하조직에 위축이 있는 원판상 반점(discoid)이 두부에 있는 경우는 그렇지 못하다.

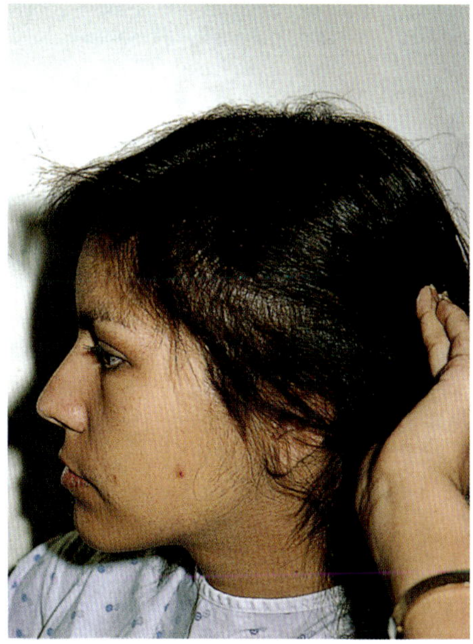

그림 6-80. 탈모
머리카락이 건조해지며 빠진다.

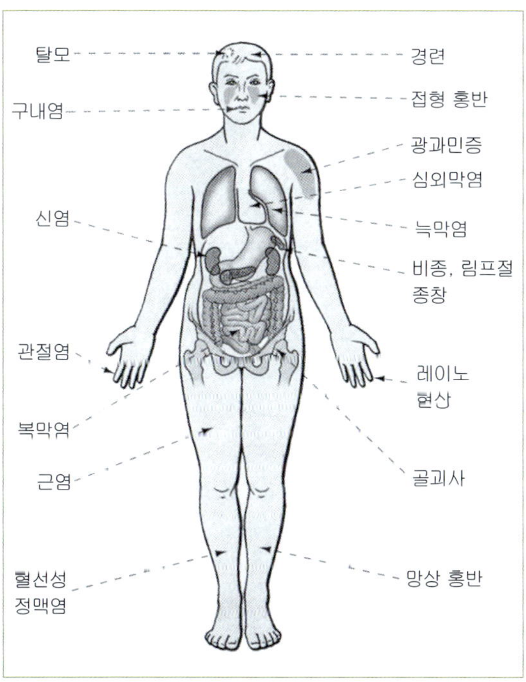

그림 6-79. SLE의 전신 증상

2) 접형 홍반(협부 반점) (그림 6-81)

- 코 부위에 브리지를 만드는 것이 전형적인 특징이다.
- 홍반은 전안면부, 전경부에 걸쳐 동시에 나타나기도 한다.

3) 눈

- 외결막염이 나타난다. 간혹 쇼그렌증후군이 합병된다. 안저에 cytoid body라고 불리는 백반이 나타난다(그림 2-73 참조).

4) 구강

- 단발성 또는 다발성으로 구내염이 생기며 자

표 6-55. SLE의 임상증상(경과중 양성이 되는 빈도, %)

증상	빈도	빈도	증상	빈도	빈도
전신성		95	기타(수막염, 척수염, 경색, 출혈 등)	15	
권태감, 발열, 식욕부진, 체중감소					
근골격계		95	심폐		60
관절통/근육통	95		늑막염	50	
다발성 관절통	60		심외막염	30	
손가락 변형	10		심근염	10	
근병증/근염	40/5		심내막염(Libman-sacks)	10	
골괴사	15		늑막액 저류	30	
피부		80	루푸스폐렴	10	
안면 홍반	50		간질성 폐섬유증	5	
원판상 반점	15		폐고혈압	< 5	
일광 과민	70		ARDS/폐출혈	< 5	
구강내 궤양	40		신장		50
기타 반점	40		단백뇨 > 500mg/일	50	
구진, 두드러기, 수포,			세포성 원주	50	
아급성 루푸스발진			신증후군	25	
탈모	40		신부전	5~10	
혈관염	20		소화기		45
지방층염	5		비특이적(식욕부진, 구역질, 복통, 설사)	30	
혈액학적		85			
빈혈(만성질환형)	70		혈관염에 의한 출혈, 천공	5	
용혈성 빈혈	10		복수	< 5	
백혈구 감소(<4,000/㎣)	65		간기능 장해	40	
림프구 감소(<1,500/㎣)	50		혈전증		15
혈소판 감소(<100,000/㎣)	15		정맥	10	
루푸스 항응고인자	10~20		동맥	5	
비종	15		태아 사망		30(임신)
림프 종대	20		눈		15
신경학적		60	망막혈관염	5	
인지장해	50		결막염/외결막염	10	
기질적 뇌증상	35		건조증후군	15	
정신병	10				
경련	20				
두통	25				
말초성 신경병증	15				

(Hahn BH : Systemic lupus erythematosus. Harrison's Principles of Internal Medicine, 14th ed. Fauci AS (ed). p.1874-1880. McGraw-Hill, 1998)

주 반복된다. 베체트병에 비해 얕은 궤양이다. 전신 염증이 심할 경우에 나타나기 쉽다. 간혹 궤양이 비인강까지 미친다.

5) 피부

- 레이노현상은 10~44%로 나타난다.
- 손가락에서는 손톱 주위의 홍반, 손가락에 융

표 6-56. SLE의 초발병상(%)

관절염/관절통	53
반점	19
신염	6
발열	5
늑막염/심외막염	5
경련	3
레이노현상	3
빈혈	2
혈소판 감소	2
매독반응위양성	1
황달	1

(문헌 21)

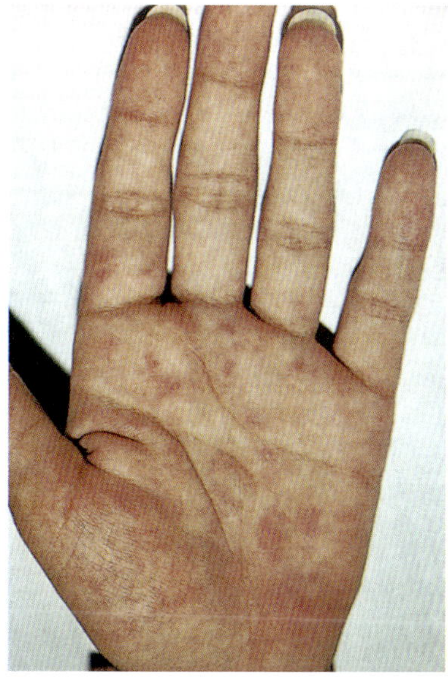

그림 6-82. 손바닥의 얼룩 홍반
혈관염성으로 여겨진다.

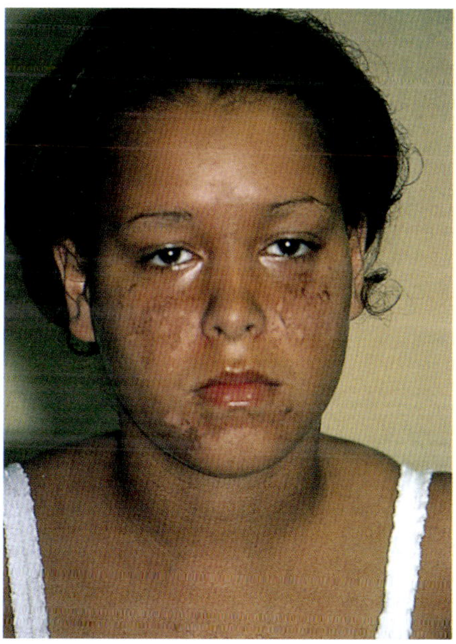

그림 6-81. 안면 반점
급성 염증이 없어지고 홍반은 퇴색되어 있다.

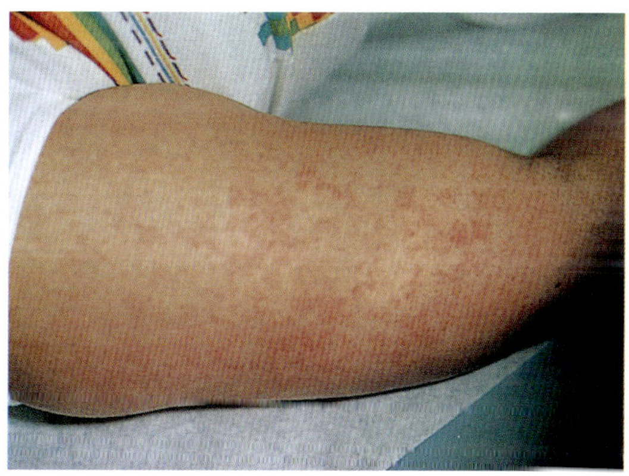

그림 6-83. 일광과민에 의한 반진

기성 혈관염성 반점, 손바닥부위에서는 모세혈관 확장에 의해 얼룩모양의 홍반이 나타나기도 한다(그림 6-82).

- 일광과민증은 통계에 따라 다른데 1/3~약 과반수 가까운 증례에서 나타나며(그림 6-83), 간혹 강한 자외선에 의해 수포가 생기기도 한다.
- SLE 피부병변 부위를 생검하여 형광항체법을 이용해 현미경 검사를 하면 표피와 진피의 경

계가 선상으로 물드는 것을 관찰한다(lupus band test). 면역글로불린과 보체의 침착에 의한 것으로 SLE인 경우는 거의 100% 나타나 진단을 내리는 데 있어서 중요하다. 이 같은 소견을 보이는 질환은 SLE 외에 유천두창, 한센병 등이 있다.

6) 관절

- 관절염은 80~90%의 환자에게서 나타나는데 관절파괴는 일어나지 않는다.
- 드물게 백조목(swan neck) 변형을 보이는 경우가 있다(그림 6-84).

7) 폐

- 늑막염증이 일어난다.
- 편측성 내지 양측성이며, 호흡을 크게 쉬면 통증을 느낀다(그림 6-85).
- 늑막액의 성상은 대부분 침출성인데 누출성인 경우도 있다.
- 늑막액 중의 보체가는 낮다. LE세포가 관찰되는 경우도 있다.

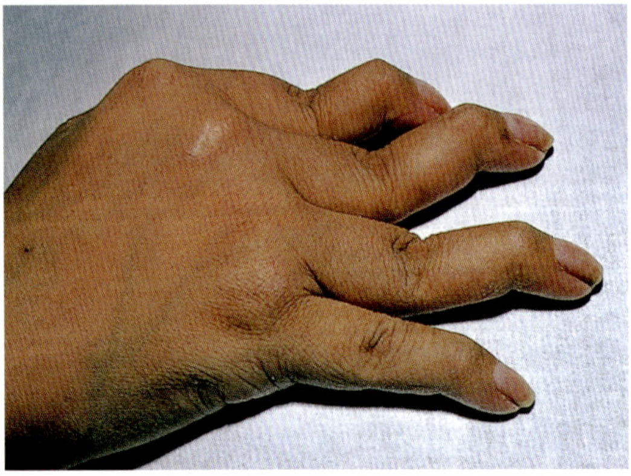

그림 6-84. SLE의 백조목(swan neck) 변형
RA와 달리 관절파괴는 일어나지 않는다.

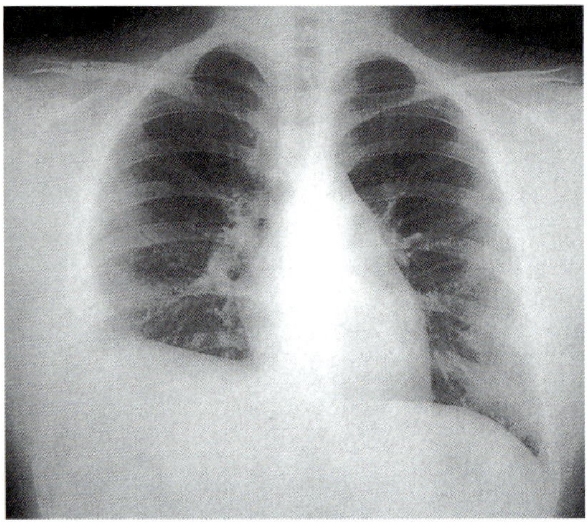

그림 6-85. 오른쪽 폐의 늑막염증

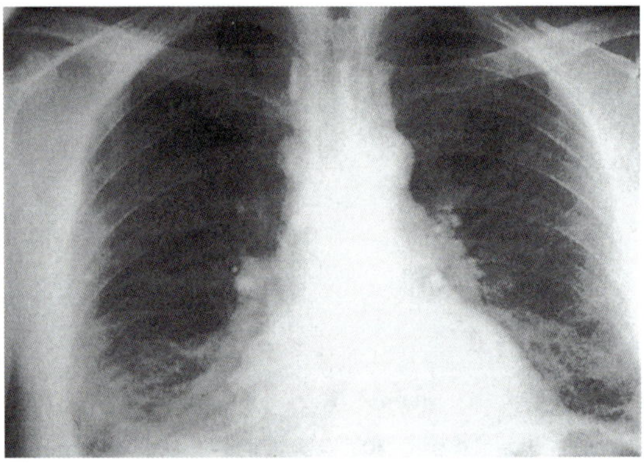

그림 6-86. 간질성 폐섬유증
하폐 영역에 심하다.

- 간질성 폐염증은 하폐 영역에 심하다(그림 6-86).
- 횡격막이 거상하여 폐의 볼륨이 감소되는 경우가 있다(shrinking lung).

8) 심장

- 심외막염이 나타난다. 심음영 확대에서 발견

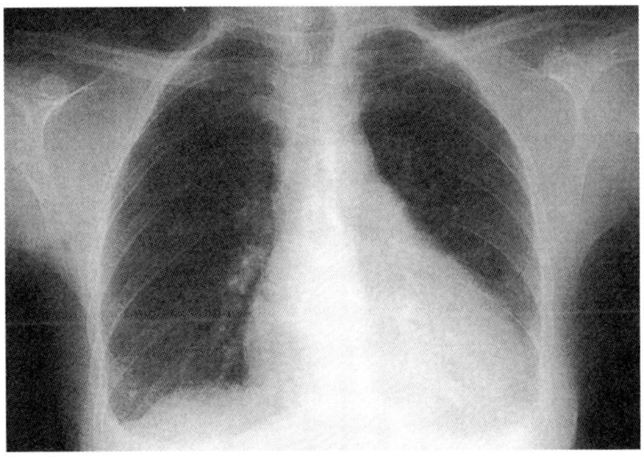

그림 6-87. **심외막염에 의한 심음영 확대**
에코 또는 CT에서 쉽게 확인할 수 있다.

된다(그림 6-87). 증상을 보이는 예는 오히려 적다. 액의 성상은 늑막액과 동일하다.

- 판막에 염증을 만들어 심잡음을 내는 경우가 있다(Libman-Sacks endocarditis). 승모판에 많다.
- 심근에 헤마톡시린체가 형성되는 경우가 있다.

9) 간

- 다양하면서도 비특이적인 병리상을 보이는데, 치료를 요하는 경우는 없다고 봐도 좋다. 단, 전형적인 만성 활동성 간염이 발생하는 경우가 있다.
- SLE 환자에게 아스피린을 투여하면 ALT, AST가 상승하기 쉽다.

10) 비장

- 촉진시 비종이 잡히는 경우는 별로 없다.
- 조직 소견에서 어니언스킨이라 표현되는 증상의 동맥벽 섬유성 변화를 볼 수 있다. 이는 SLE에서 특유하게 나타나는 혈관 병변이라 할 수 있다.

11) 신장

- ① 메산지움 증식성 사구체신염, ② 국소분절상(focal segmental) 사구체신염, ③ 미만성(diffuse) 증식성 사구체신염, ④ 막성 신증의 4가지 유형으로 나눌 수 있다(표 6-57).
- 국소(巢狀), 분절상(分節狀)이라는 것은 사구체 전체가 아닌 일부 사구체에만 병변이 나타나며, 그 병변이 하나의 사구체의 일부분에 국한된 것을 가리킨다. 이에 대해 미만성 신염이란 거의 전체 사구체에 염증이 보이며, 하나의 사구체를 봐도 전체 영역에 병변이 미치는 것을 가리킨다.
- 뇨중 알부민량, 1시야당 적혈구 수, 원주, 혈청 크레아티닌, 또는 크레아티닌 · 청소율에 따라 앞에서 기술한 대부분의 병리상을 추정할 수 있다.

표 6-57. **신장 병변(WHO 분류)**

① 정상
② 메산지움 증식성 사구체신염
③ 국소분절상 사구체신염
④ 미만성 증식성 사구체신염
⑤ 막성 신증
⑥ 진행된 경화성 사구체 신염

12) 방광

- 드물게 방광벽에 염증이 생겨 배뇨 장해를 일으키는 경우가 있다.

13) 신경계

- 누통, 경련, 우울, 편마비, 수막염 등 모든 기능적, 기질적 증상이 나타날 수 있다.
- 무균성 수막염이 비스테로이드계 항염증약에 의해 유발되는 경우가 있다.

- 중추신경증상이 나타나는 원인으로서 뇌의 혈관염에 의한 것, 맥락막으로의 면역복합체 침착에 의한 경우가 있다.
- 횡단성 척추염이 나타나는 경우가 있다.

14) 혈관계

- 가장 많은 것이 피부의 혈관염이다.
- 혈전성 정맥염은 하지정맥에 생기기 쉬우며, 항인지질항체의 존재와 관련된다.
- 안저에 나타나는 cytoid body는 망막의 혈관 병변이다.
- 손가락과 발가락의 소동맥에 염증이 생겨 선단괴사를 초래하는 경우가 있다.

5. 검사(표 6-58)

표 6-58. SLE의 검사

스크리닝
- 검뇨 · 침사
- 말초혈과 백혈구 분획
- 일반생화학
- 적침, CRP
- 항핵항체
- 혈청보체가(C_3, C_4, CH_{50})

특이적 검사
- 항DNA항체
- 항Sm항체

기타
- 항인지질항체(매독반응, 루푸스 항응고인자, 항카디오리핀항체)

1) 검뇨

- 뇨단백이 양성으로 나타나면 신장에 병변이 있음을 의미한다. 사구체신염은 현미경으로 보았을 때 혈뇨가 보인다. 적혈구 원주가 많이 보일 경우에는 사구체신염이 심하게 활동중임을 의미한다.
- 1일 뇨중 단백량이 1g 정도이면 메산지움 증식성 신염, 그 이상이면 소상분절상 사구체신염, 수 g이면 미만성 신염이 의심된다.
- 막성 신증은 1일 뇨중 단백량이 10g 이상인 경우가 드물지 않다. 순수한 막성 신증은 적혈구 원주 등의 사구체 염증을 시사하는 소견이 보이지 않는다.

2) 말초혈

- 활동성 SLE는 백혈구 수가 감소되어 있다. 특히 림프구 감소가 심하며 병세와 관련된다.
- 단, 스테로이드 치료를 해도 림프구의 수가 감소되므로 판독에 주의를 요한다.
- 적혈구 수는 쿰스 양성 용혈성 빈혈이 있을 경우 심하게 저하되는 경우가 있다. 소구상 적혈구가 나타나며 망상 적혈구 수가 증가한다. 쿰스 테스트는 20~60%는 양성이지만 용혈성 빈혈이 나타나는 것은 10% 이하이다.
- 만성 염증에 의한 정색소성, 정구성 빈혈이 가장 많다.

3) 생화학검사

- 신증후군은 혈청알부민이 저하되는데 저하의 정도는 알부민의 뇨중 배설만으로는 설명할 수 없으며, 간에서의 생산 저하가 있는 것으로 여겨진다.
- 경과중 간 기능 효소치가 상승되는 경우가 있다. 비스테로이드계 항염증약, 특히 아스피린 투여시에도 나타난다.

4) 적침, CRP 검사

- 중요한 검사이다.
- 활동기의 SLE는 적침 수치가 항진되는데 대해 CRP는 음성 상태이다. CRP가 양성인 경우는 감염증 합병을 고려한다. 장막염, 관절염이 있는 경우에도 CRP 상승이 있을 수 있다.

5) 혈청학적 검사

a. 항핵항체(ANA : antinuclear antibody)

- 간접형광항체법이 사용된다. SLE의 스크리닝 검사로 가장 좋은 방법이다.
- 거의 100% 나타나며, 항체가가 높다. 항핵항체가 음성이면 SLE의 진단을 제외할 수 있다.
- 형광염색패턴은 균질형(homogenous), 변연형(peripheral or rim), 반문형(speckled) 등 모든 형을 보인다. 희석에 의해 염색형이 변하는 경우가 있다. 염색 패턴은 진단에 그다지 중요하지 않다. 하지만 항센트로메아나, 항핵소체형은 SLE보다는 강피증이나 그 아형의 존재를 시사한다.

b. 항DNA항체

- 1본쇄 DNA와 2본쇄 DNA에 대한 항체가 있는데, 모두 높은 수치를 보인다.
- 2본쇄 DNA에 대한 항체가 SLE에 특징적이다. 일반적으로 사용되는 2본쇄 DNA 항체를 측정하는 검사에는 1본쇄 DNA에 대한 항체도 혼재한다. 그러나 임상적 유용성에는 지장이 없다.
- 항DNA항체가 상승한 경우는 활동성 신염이나 피부증상이 있는 경우가 많다.

c. 혈청보체치

- C_3, C_4, CH_{50} 등의 사방법이 있다. CH_{50}은 보체의 활성을 용혈반응에 의해 측정하는 방법으로, 기능 자체를 볼 수 있지만 에러가 나오기 쉽다. C_3, C_4는 안정된 수치를 제공해 준다.
- 활동성 SLE는 보체치가 저하되어 있다. 염증의 파라미터로서 또는 진단적으로도 중요하다. 혈청항핵항체가 높고 보체치가 낮으면 우선 SLE로 봐도 좋다.

d. 항Sm항체

- 이 항체가 양성이면 거의 SLE라고 봐도 좋다. 특이도가 매우 높지만, 양성률은 10~30% 정도에 그친다.

6) 매독반응 위양성과 항인지질항체

- 매독반응의 위양성(일반혈청매독반응은 양성이며, TPHA 또는 FTA-ABS 테스트는 음성)은 약 10% 정도의 환자에게서 볼 수 있다. 스크리닝의 매독혈청반응에서는 카디오리핀이라는 인지질을 함유한 것을 항원으로 사용하기 때문에 인지질에 대한 항체가 있으면 반응한다.
- 인지질에 대한 항체검사법에는 그 외에 루푸스항응고인자와 항카디오리핀항체를 고상법에 의해 측정하는 방법이 있다.
- 루푸스항응고인자나 항카디오리핀항체가 양성인 경우는 ① 동정맥 혈전, ② 태반 경색, ③ 혈소판 감소가 일어나는 경우가 있다(항인지질항체증후군).
- 활성화 부분적 트롬보플라스틴시간(aPTT)의 연장으로 항인지질항체의 존재를 알지 못하는 경우가 많은데, 생체 내에서는 출혈이 아닌 경색성으로 작용한다.

6. 진단

- 임상증상과 혈액검사, 뇨검사, 혈청학적 검사를 조합하여 한다.
- 발병 초기에는 임상증상이나 소견이 극히 일부밖에 나타나지 않는 경우가 많다. 또한 환자에 따라 임상 소견에도 큰 차이를 보인다. 동일한 질환인지의 여부를 통일하기 위해 진단기준이 마련되어 있다(표 6-59).
- 원래는 역학조사나 치료경험 등을 위해 마련된 기준이다. 각 증례의 진단을 이 기준에 따라 하는 것은 아니지만 진단적 · 교육적 용도로 쓰이고 있다.
- 11항목 중 4개 이상 해당되는 것을 SLE로 보는데, 4개의 항목을 채우는데 몇 년 이상 걸리는 경우도 적지 않다.
- 소아기에 원인을 알 수 없는 경련이 있었으며 그로부터 십수 년 후에 SLE증상이 나타난 예가 있다.
- 임상증상이 아직 확실치 않은 경우에는 "undifferentiated connective tissue disease (UCTD)" 또는 "류마티스성 질환-혈청학적으로 SLE(serological SLE)" 라고 표현해도 된다.
- 중요한 것은 어떤 장기에 침습되었는지가 환자의 예후에 있어서 가장 중요하다고 할 수 있다.

표 6-59. SLE의 진단기준

1. 안면 홍반
2. 원판상 반점
3. 일광 과민
4. 구강내 궤양
5. 관절염
6. 장막염(늑막염, 심외막염)
7. 신장장해(1일 0.5g 이상 또는 +3 이상의 단백뇨, 세포성 원주)
8. 신경장해(경련, 정신 장해)
9. 혈액학적 소견(용혈성 빈혈, 백혈구 감소, 림프구 감소, 혈소판 감소)
10. 면역학적 소견(항DNA항체, 항Sm항체, 항인지질항체)
11. 항핵항체

* 11항목 중 4항목 또는 그 이상 해당될 경우 그 환자는 SLE를 가지고 있는 것으로 임상 연구에 추가할 수 있다.

(1982년 개정, 1997년 추가개정, 미국류마티스협회)

7. 임신과 SLE

- SLE 환자의 수태율은 정상인과 다를 바 없지만 자연유산, 조산, 자궁내 태아사망률은 높다. 특히 항Ro, 항La(SS-B) 또는 항카디오리핀 항체가 양성인 경우, 각각 약 60%로 높다. 이를 가지지 않는 예에서는 5~13%의 빈도이다.
- 임신중 신장 염증의 활성화가 증가된 예에서는 임신중독증과의 감별이 어려운 경우가 있다.
- 가벼운 신증이나 SLE의 활동성이 치료된 경우는 임신이 제한되지 않는다. 임신이 장기적으로 모체에 악영향을 미치는 경우도 없다.
- 출산 후 6주까지 SLE의 활동성이 증가하는 경우가 있다.
- 기형아 발생 위험은 정상인과 비교하여 높지는 않다. 단, 일부 치료약제가 영향을 미칠 가능성이 있다. 특히 메토트렉사이트는 피해야 한다. 저용량의 프레드니솔론, 아자티오프린은 비교적 안전한 것으로 여기고 있다.
- 일반적으로 코르티코스테로이드는 태반의 효

소에 의해 불활성화된다. 덱사메사존, 베타메사존은 예외이며 태반을 통과한다.

8. 신생아 루푸스

- 드문 편이다. 모체의 Ro(SS-A), La(SS-B) 항체가 태반을 통과하여 일으키는 합병증으로 볼 수 있다.
- 생후 바로 소아에게 일과성 반점, 혈소판 감소, 용혈성 빈혈이 나타나는 경우가 있다. 심장전도장해가 일어나며 페이스메이커를 필요로 하는 예가 보고되었다.
- 태아기의 심장전도장해는 18~24주에 많다.
- 신생아의 루푸스가 나중에 성인의 SLE 발병으로 이어지는 경우는 거의 없다.

9. 고령자의 루푸스

- 간질성 폐렴, 늑막염 등의 폐 증상을 보이는 예가 많다(그림 6-88). 중추신경계, 신장 장해는 적다.

10. 약제성 루푸스

- 항부정맥약 프로카인아미드와 강압약인 하이드랄라진에 의한 것이 잘 알려져 있다. 보고에 따라 다르긴 하지만, 이들 약제의 투여에 의해 약 과반수에서 항핵항체가 나타난다. 일부에서 SLE와 유사한 증상이 나타난다.
- 약제성 루푸스는 주로 늑막염, 심외막염 등 장막염과 관절염이 주를 이룬다. 신장 병변은 드물며, 그 이유는 1본쇄 DNA에 대한 항체는 보이지만 2본쇄 DNA에 대한 항체가 나타나지 않기 때문인 것으로 설명된다.
- 약제성 루푸스는 항히스톤항체가 높은 비율로 확인된다. 보체 저하는 일어나지 않는다.
- 약제 중지에 의해 증상이 사라지지만 간혹 소량에서 중간량의 스테로이드를 필요로 하는 경우가 있다.
- 약제성 루푸스를 일으킬 가능성이 있는 약제를 표 6-60에 나타낸다.
- 일본에서는 약제성 루푸스의 증례가 적은 편이다. 인종적으로 간에서의 아세틸화가 빠른(fast acetylator) 것으로 고려된다.

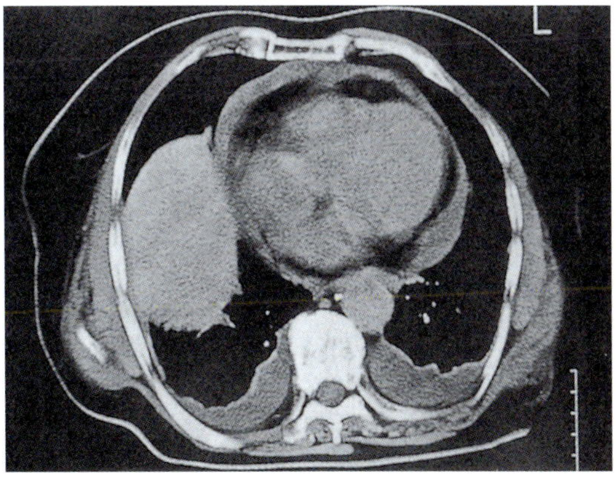

그림 6-88
82세 여성. 주요 증상 : 숨참. 항핵항체치가 높고 늑막, 심외막액 저류

표 6-60. SLE양 증상을 일으킬 가능성이 있는 약제

관련 있음
하이드랄라진
프로카인아미드
이소니아지드
메틸도파
클로프로마진
관련 가능성이 있음
페니토인
카바마제핀
D-페니실라민
프로필티오우라실
퀴니딘
관련 가능성이 낮음
글리세오푸르빈
알로퓨리놀
아테놀롤
항생물질

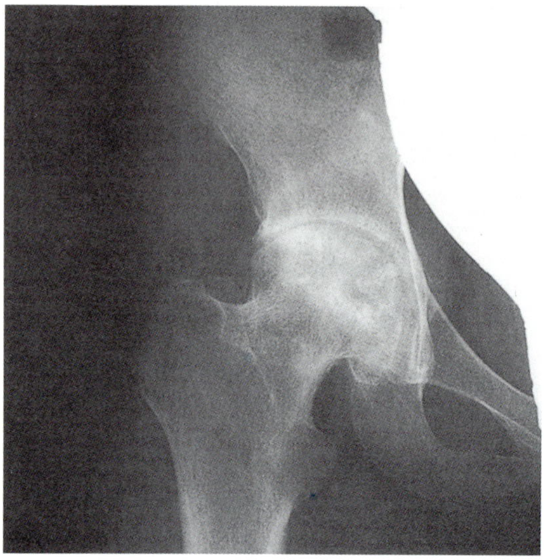

그림 6-89. 대퇴골두 괴사
SLE만으로도 일어날 수 있지만, 스테로이드에 의한 경우가 많다.

11. 치료

- 경증의 SLE를 진단할 수 있게 되어 예후는 전체적으로 좋아지고 있다.
- 장기간의 스테로이드 치료에 의한 관상동맥경화증, 감염, 골괴사 등이 더 문제되고 있다(그림 6-89). SLE의 증상, 심각도는 환자에 따라 크게 다르며 그에 따라 치료방법도 다르다.
- 피부병변은 코르티코스테로이드의 외용약, 때로는 1일량 20mg까지의 프레드니솔론 내복약이 사용된다.
- 외용약을 안면 반점에 사용할 경우 피부의 혈관확장을 남길 수 있는 덱사메사존 계통은 피하고, 효력이 낮은 히드로코티존계를 사용하도록 한다. 크림형으로 된 것이 연고보다 더 효력이 약하다.
- 생명 예후에 관여하는 장기증상, 혈관염 증상이 있을 경우 코르티코스테로이드 내복약 중심으로 치료한다.
- 단, 관절염, 발열, 심외막염 등 장막염 등은 비스테로이드계 항염증약에 반응한다.
- 그에 반응하지 않을 때에는 소량~중간량의 스테로이드를 적용한다.
- 심각한 신염, 중추신경 증상, 내장혈관 병변이 있는 경우에는 프레드니조론 환산량으로 1일량 1~2mg/kg를 투여해야 하는 경우가 있다. 하지만 일반적으로는 1mg/kg 이상의 투여는 의미가 없는 것으로 본다.
- 증상과 소견이 안정되면 감량하도록 하며 아침 1회 격일 투여로 하게 된다.
- 코티코스테로이드를 사용할 때에는 칼슘제와 비타민 D를 병용하여 골감소를 예방한다.
- 미만성 신염 등 심각한 염증이 있을 경우 일시

적으로 활동을 억제하기 위해 3일간 대량 메틸프레드니솔론 "펄스" 요법이 적용되는 경우가 있다.

- 면역억제약은 스테로이드 효과가 충분하지 않을 경우, 스테로이드에 의한 부작용이 염려될 경우, 또는 스테로이드 감량의 보조(steroid-sparing effect)로 사용된다.
- 면역억제약 중에는 아자티오프린이 비교적 사용하기 쉽다.
- 시클로포스파미드는 난소 섬유화를 초래하여 불가역성 불임을 초래하는 경우가 있어서 젊은 여성에게는 사용하기 어렵다. 또한 방광출혈이 있어 SLE 신증에 의한 혈뇨와 혼동되는 경우가 있다.
- 아자티오프린은 1일량 체중 kg당 2~3mg을 기준으로 한다. 골수억제, 간 장해 등의 부작용이 있다.
- 시클로포스파미드도 체중 1kg당 1.5~2.5mg을 1일량 기준으로 사용한다. 가장 강한 면역억제약이지만 방광출혈과 섬유화, 방광암, 불임, 골수억제 등의 부작용이 있다.
- 방광의 장기적 부작용을 피하기 위해 시클로포스파미드를 체중 1kg당 10~15mg의 "펄스" 요법이 월 1회 사용되는 경우가 있다.
- 최근 사이클로스포린도 시도되고 있다.

Chapter 9

항인지질항체 증후군

1. 질환의 포인트

- 1980년대 중반에 제창된 비교적 새로운 질환 개념이다.
- 혈액중에 인지질에 대한 항체를 가지며, 동정맥혈전, 습관성 유산, 혈소판 감소 등의 임상증상을 보이는 것을 말한다.
- 항인지질항체의 검출법에는 ① 카디오리핀항체, ② 루푸스항응고인자, ③ 매독혈청반응의 생물학적 위양성이 있다.
- aPTT(활성화 부분 트롬보플라스틴 시간) 또는 PTT(부분 트롬보플라스틴 시간)이 연장되어 이 증후군임을 알게 되는 경우가 많다.

2. 질환의 개념

전신성 루푸스(SLE)는 in vitro(시험관내)에서 응고를 억제하는 인자, 루푸스항응고인자가 나타나는 것으로 알려져 있다. 그런 증례에서는 매독반응이 위양성을 보이기도 한다. 또한 in vitro에서는 항응고성이지만 in vivo(생체내)에서는 출혈보다는 혈전 형성으로 증상이 나타난다. in vitro에서의 응고억제는 인지질을 더해 혈장에서 제거할 수 있었다.

매독의 혈청반응은 예전에는 항원으로서 선천성 매독의 태아 간장 에탄올 추출물을 사용했었다. 그 후 항원이 되는 물질이 인지질이라는 사실이 알려졌으며, 이를 카디오리핀이라 부르게 되었다.

현재 매독 스크리닝테스트(STS : serologic test

for syphilis)는 소의 심장에서 추출한 카디오리핀과 포스포티딜콜린, 콜레스테롤 복합체를 항원으로 사용하며, 응집반응, 침강반응(VDRL), 보체결합반응(바써만) 등을 통해 보는 것이다. 매독반응 위양성이란 STS에서 양성을 보이며 매독에 특이적인 반응 FTA-ABS(fluorescent treponemal antibody-absorption) 테스트가 음성인 것을 가리키고, 매독 감염이 없어도 STS가 양성이 되는 것은 혈청중에 인지질에 대한 항체가 존재하기 때문이다.

1980년대에 들어 카디오리핀을 항원으로 사용하고 면역고상법에 의해 항체를 검출하는 방법이 개발되었다. 이것으로 항체 검색의 특이성과 감도는 비약적으로 발전했다.

항카디오리핀항체, 루푸스항응고인자가 혈청중에 있는 예를 상세히 검토한 결과, 동정맥혈전, 습관성 유산 등 다양한 임상증상과 관련되어 있음이 밝혀졌다.

처음에는 이를 항카디오리핀항체증후군이라 불렀는데, 그 후 항인지질항체증후군으로 수정되었다.

또한 항카디오리핀항체와 루푸스항응고인자는 교차반응을 보이는데, 대응하는 항원이 반드시 같지는 않다.

3. 임상증상

- 수많은 병태, 임상소견이 항인지질항체와 관련이 있는 것으로 지적되었다(표 6-61). 특히 중요한 것은 ① 동정맥혈전, ② 습관성 유산, ③ 혈소판 감소의 세 가지이다.

표 6-61. **항인지질항체 증후군의 임상소견**

많은 것
정맥혈전증
동맥혈전증
뇌졸중
사지 괴저
내장경색
습관성 유산
혈소판 감소
망상 반점
적은 것
쿰스 양성용혈성 빈혈
심판막증
무도병
일과성 뇌허혈
횡단성 척수염

(문헌 23에서)

1) 말초혈관

- 하지의 심부정맥혈전이 많다. 하대정맥, 신정맥혈전이 나타나기도 한다.
- 하지동맥에 혈전이 생기면 간헐성 파행, 발가락의 괴사가 일어난다(그림 6-90, 6-91).

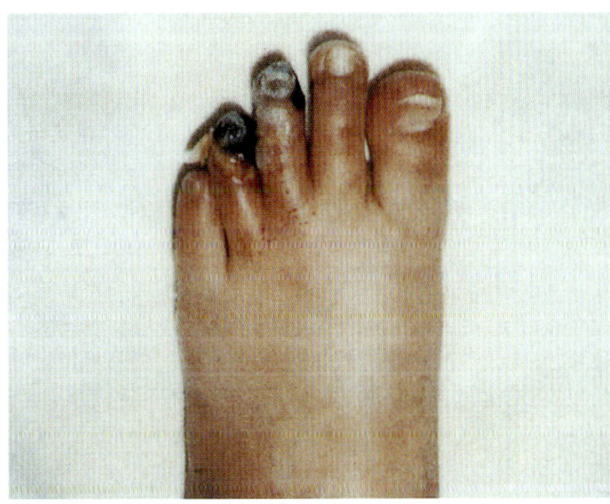

그림 6-90. **발가락의 괴저**
(高槻적십자병원 中島敏雄씨 제공)

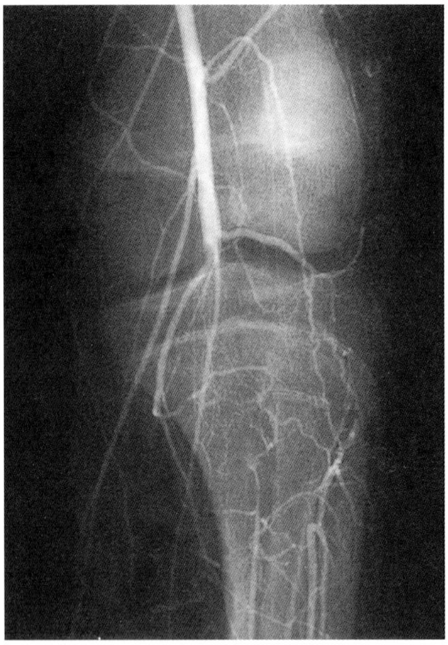

그림 6-91. 6-90과 동일한 증례. 좌슬와동맥의 혈전에 의한 혈류 차단

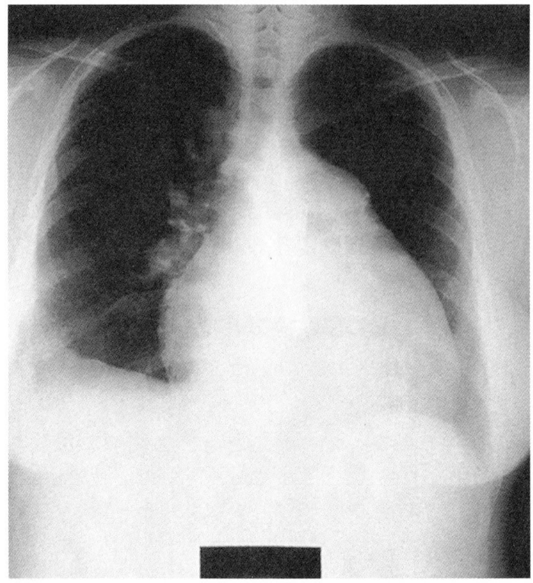

그림 6-92. 흉부 X선 사진. 폐고혈압증에 의한 심비대
폐동맥 줄기 음영이 돌출되어 있음을 볼 수 있다.

2) 신경학적 증상

- 50세 이하의 연령에서 뇌허혈 발작이 일어나면 일단 항인지질항체의 유무를 조사해볼 필요가 있다.
- 그보다 고령인 뇌혈전 환자도 항인지질항체가 10~18%로, 컨트롤의 4% 이하와 비교하여 높다.
- 횡단성 척수염, 간질 등과의 관련도 지적되고 있다.

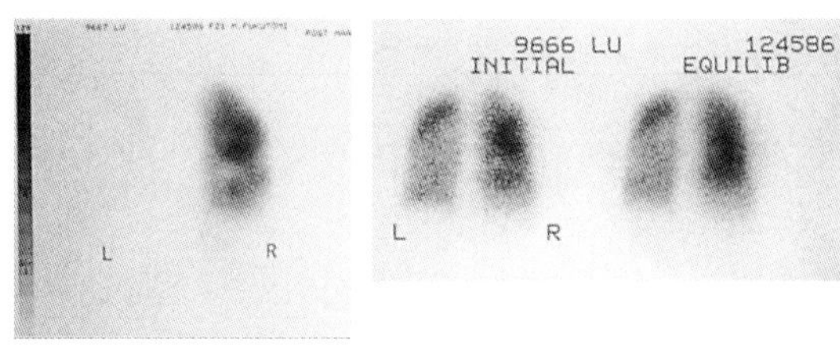

그림 6-93. 폐동맥혈전 색전증
폐혈류신티그램에서 좌폐동맥 분기부에 생긴 혈전 때문에 좌폐는 묘출되지 않았으며, 우폐에도 소결손상. 오른쪽의 환기 신티그램에서 혈류와의 미스캐치가 분명하다.

3) 심장 병변

- SLE의 판막혈전(Libman-Sacks 심내막염)이 이 증후군과 관련된다. 심방이나 심실벽의 혈전도 보인다.

4) 폐 증상

- 하지정맥에 생긴 혈전이 폐 내에서 색전을 만든다. 만성으로 일어난 경우 폐고혈압의 원인이 된다(그림 6-92).
- 극히 드문 경우로 폐동맥 근위부에서 혈전이 생기는 경우도 있다(그림 6-93).

5) 피부증상

- livedo reticularis(망상 반점)과 관련이 있는 것

으로 지적되고 있다.

6) 혈액학적 이상

- 혈소판 감소를 볼 수 있다. 일반적으로 가벼운 혈소판 저하이다(7만~12만/㎣).
- 용혈성 빈혈과 관련이 있는 것으로 보고되었다.

7) 자연 유산

- 임신 제2, 제3기에 일어난다. 원인은 태반 경색에 의한 혈류장해로 고려된다.

4. 검사

항인지질항체의 검사법으로는 항카디오리핀항체, 루푸스항응고인자, 매독혈청반응 위양성의 세 가지가 있는데, 혈전증과 관련이 있는 것은 두 번째 것이다.

1) 항카디오리핀항체

ELISA법에 의해 측정되며 항원에 순도 높은 인지질로서 카디오리핀이 사용된다. 안정된 수치를 얻을 수 있으며 IgG와 IgM 항체가 측정되는데, IgG 항체가 항인지질항체증후군을 진단하는 데 더욱 특이적인 것으로 고려되고 있다.

이 증후군에서 볼 수 있는 항카디오리핀항체는 카디오리핀과 결합한 β_2글리코프로테인1(β_2 GP1)과의 복합체에 대한 항체로 고려된다.

β_2 GP1은 혈소판과 결합하여 항인지질항체가 강하게 인식하는 항원이 되며, 혈소판응집과 혈전 형성에 관여할 가능성이 있다.

2) 루푸스항응고인자

루푸스항응고인자는 PTT 등 in vitro의 인지질 의존성 응고반응을 저해하는 항체이다. 3단계의 순서를 거쳐 검색된다.

① aPTT, 러셀사독시험 등으로 인지질 의존성 응고시간이 연장되는지를 본다.

② 응고시간의 연장은 피검 혈장과 정상인의 혈장을 같은 양씩 혼합한 것을 더해도 개선되지 않는다. 즉 응고시간의 연장이 응고인자 결핍에 유래한 것이 아닌지를 본다.

③ 해동 혈소판 또는 인지질 제제를 더하여 응고시간의 연장이 정상화되는지를 확인한다(항인지질항체의 흡수중화).

5. 진단

제창된 진단기준의 예를 나타낸다(표 6-62).

표 6-62. 항인지질항체 증후군의 진단기준

임상증상	검사
정맥혈전	IgG 항카디오리핀항체
동맥혈전	(중등도~고도의 상승)
습관성 유산	IgM 항카디오리핀항체
혈소판 감소	(중등도에서 고도의 상승)
	루푸스항응고인자 양성

적어도 하나 이상의 임상증상과 경과중 검사결과가 양성일 것. 항체검사는 3개월 이상의 간격을 두고 2회 양성을 나타낼 것(문헌 24에서)

6. 분류

1차성(본태성)과 2차성이 있다. 1차성이란 기초

질환이 있지 않은 경우, 2차성은 어떤 질환으로 인해 발현된 것으로 대부분 SLE이다(표 6-63).

SLE에서는 약 30%가 항인지질항체를 보이며, 임상증상이 나타나는 것은 그 중 약 1/4 정도이다.

표 6-63. **항인지질항체 증후군의 분류**

1차성(본태성)
2차성
전신성 루푸스
기타 자가면역질환(RA 등 다른 결합조직병, 혈관염, 본태성 혈소판 감소증, 크론병 등)
악성종양
감염증(HIV, 매독 등)
약제성

(문헌 24에서)

7. 치료

- 확립된 치료방법이 아직까지는 없다.
- 항인지질항체를 가진 사람의 일부에서 밖에 임상증상이 나타나지 않는다. 따라서 무증상인 경우는 예방적인 항혈전요법에 대한 적응이 없다.
- 단, 항카디오리핀항체가 높고 루푸스항응고인자가 양성인 예에서는 간혹 아스피린 50~100mg/일이 고려된다. 또한 수술이 예정되어 있는 환자는 수술 후 안정을 요하며 심부정맥혈전이 일어나기 쉬운 경우에는 예방적으로 헤파린을 피하주사한다.
- 혈전이 생긴 경우에는 장기간에 걸친 항응고요법이 필요하다. 와파린량은 INR(international normalized ratio) 2~3으로 조정한다.
- 와파린은 태아 기형을 초래할 가능성이 있으므로 임신 여성에게는 피한다.
- 습관성 유산은 아스피린, 헤파린 투여가 고려된다. 소량의 아스피린은 출산 직전까지 계속할 수 있다.
- 헤파린 투여에 대해서는 여러 가지 논의가 있다. 사용할 경우에는 아스피린과 병용하여 1일 2회 피하주사하고 1일량은 10,000~20,000단위가 유산 재발을 방지하는데 적용된다.
- 임신중, 항카디오리핀항체가 상승한 경우에는 15~20mg/일의 스테로이드 투여를 권장한다는 의견이 있다.
- 항인지질항체증후군은 일반적으로 혈소판 감소의 정도가 가벼운 편이다. 소량의 아스피린 투여로 개선된다는 보고가 있지만, 혈소판 수가 20,000/mm^3 이하인 경우에는 출혈의 우려가 있으므로 감마글로불린 정맥주사를 투여하는 것이 더욱 안전하다.
- 항인지질항체 자체를 일시적으로 내리는 방법으로서, 대량의 스테로이드, 면역억제약, 혈장교환요법이 있는데 생명 예후가 심각한 경우에만 고려된다.

Chapter 10 강피증

1. 질환의 포인트

- 피부의 경화성 병변으로, 손가락 끝부터 시작해서 위로 올라간다.
- 얼굴이나 앞가슴 부위도 자주 발생하는 부위로, 심한 경우에는 체간에까지 미치는 경우도 있다.
- 거의 대부분의 환자에게서 레이노현상을 볼 수 있다.
- 폐의 간질성 염증과 급성으로 일어나는 신고혈압증이 생명 예후에 영향을 준다.
- CREST증후군이라 불리는 아형은 피부경화 증상이 손가락과 얼굴에 국한되며, 심각한 내장 병변의 출현빈도가 낮아 생명 예후는 양호하다.

2. 질환의 개념

강피증(전신성 경화증, 공피증 ; systemic sclerosis)은 피부 및 내장의 섬유화와 레이노현상으로 대표되는 혈관성 병변을 수반하는 전신성 결합조직질환이다. 이 질환의 가장 특징적인 소견은 피부경화(scleroderma)이다. 강피증과 피부경화증은 동의어로 사용된다.

피부증상 외에 폐심유증, 심근심유화, 식도 연동의 저하, 혈관성 악성 신고혈압증 등 내장병변도 다양하다.

3. 역학

미국에서의 통계에 따르면 매년 발병률이 10만

명당 1~2명인 것으로 추정하고 있다. 남녀비는 1:4로 여성에게 많으며 발병 연령은 30~50세이다.

4. 병태

피부진피층에 콜라겐이 증생되어 비후된다. 진피층의 소혈관 주위에 단구 침윤이 보이며, 혈관내막의 비후가 있다. 진피층은 이후 섬유화가 나타나며 위축되어 피부 전체가 경화된다.

섬유성 변화는 식도의 평활근과 소장, 대장에도 나타나며 바륨 검사에서 특유의 확장상을 보인다. 또한 폐, 심근에도 섬유화가 나타난다.

신장에서는 소동맥에 내막성 비후가 일어난다. 신장혈관에서는 "레이노현상"도 관찰된다.

이 질환의 원인은 명확하게 밝혀져 있지 않다. 환경인자와 면역학적 기전이 관여하는 것으로 의심된다. 환경인자로는 실리카, 비닐클로라이드, 또는 트리크로로에틸렌 등 유기용제 노출에 의한 피부경화로 알려져 있다. 유방과장술에 사용되는 실리콘 주입과의 관련성도 지적되었다(표 6-64).

표 6-64. 강피증양 피부변화를 초래하는 화학물질, 약제

화학물질
비닐클로라이드
트리크로로에틸렌
헥사크로로에틸렌
토루엔
실리콘
약품
브레오마이신
펜타조신

미국에서 많이 발생한 eosinophilia-myalgia syndrome, 스페인에서 발생한 toxic-oil syndrome은 말초혈중에 호산구 증다와 근막염증을 일으켜 피부경화 병변이 나타난 질환인데, 각각 L-트립토판 또는 식용유중의 혼잡물이 원인이라는 사실을 알아냈다. 마찬가지로 강피증도 일종의 음식물 등에 포함된 화학물질이 원인이 될 가능성이 있다.

5. 임상증상

레이노현상이 먼저 나타나다가 그 후 피부증상을 보인다. 피부증상은 완만한 호전과 악화를 반복한다. 내장 병변은 피부증상이 오래 계속된 예에서 서서히 나타난다.

1) 레이노현상

- 반드시 나타난다(표 6-65). 20대 여성의 레이노현상은 전신성 루푸스, 30~40세 이상의 여성은 우선 강피증 초기를 의심해 볼 필요가 있다.
- 레이노현상은 피부병변이 나타나기 몇 년 전에 먼저 나타나는 경우도 드물지 않다. 손가락의 손톱아래 부위의 피부에 모세혈관 확장이나 구부러짐이 보이는 경우는 일종의 결합조직질환 특히 강피증이 나타날 가능성이 높다.

2) 피부

- 초기 증상은 양손에 나타나는 부종이다(강피증의 부종기, 그림 6-94). 레이노현상은 간혹 피부의 통증을 수반하기도 한다.

표 6-65. 자기면역질환에 나타나는 레이노현상의 빈도

류마티스 관절염(RA)	< 5%
전신성 루푸스	20~30%
쇼그렌 증후군	20~30%
근염	25%
강피증	>95%

(Isenberg & Black : BMI 310: 795, 1995에서)

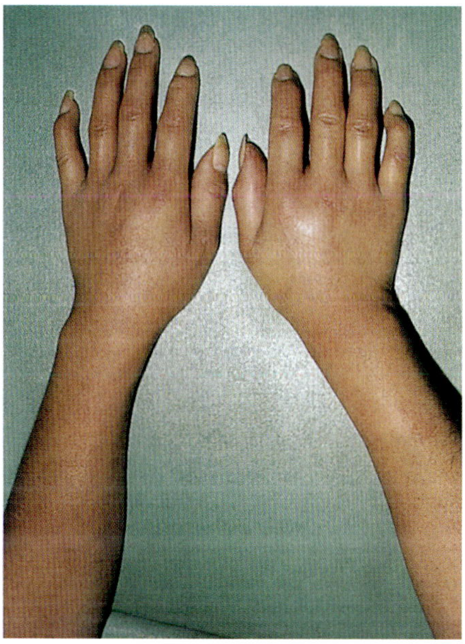

그림 6-94. 초기 강피증, 부종기

- 부종은 보통 무통성이며 누르면 함몰된다. 심한 부종은 피하염증의 정도를 의미한다.
- 피부의 경화는 손에서부터 위로 올라가며 전완 또는 상완, 복부와 배부 등 체간에도 미치는 경우가 있다(광범성 피부경화증 ; diffuse systemic sclerosis).
- 피하조직에 위축이 생기고 피부가 굳으며 색소 침착으로 검붉어진다. 또는 반대로 탈색되어 백반(vitiligo)을 남기는 경우가 있다(그림 6-95).

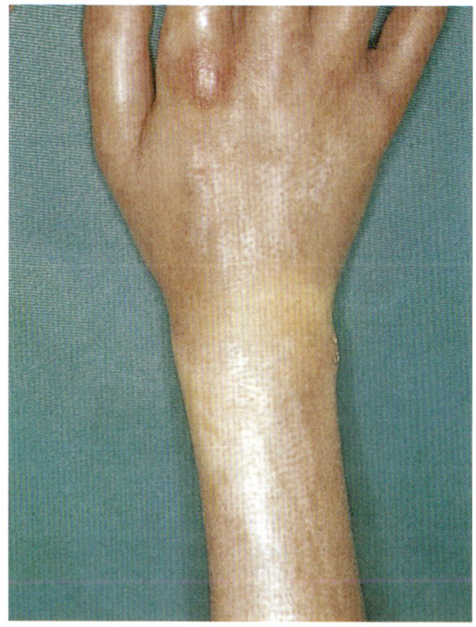

그림 6-95. 경화된 피부
색소 침착과 색소 탈색

- 레이노현상이 심한 경우에는 손가락 염증 부위에 피부궤양이 일어난다.
- 얼굴은 손 다음으로 피부병변이 일어나기 쉬운 부위이다. 피부가 비후, 경화되어 광택을 띠며 주름이 없어져 나이보다 젊게 보인다(그림 6-96).
- 입술 주위에 일어날 경우 개구 장해가 생긴다.
- 전흉부도 피부병변이 자주 나타나는 부위이다.
- 하지의 피부경화는 상지에 비해 가벼운 편이다.
- 피부증상이 만성화되면서 위축, 궤양, 모세혈관 확장, 피하석회침착, 심한 경우는 연부조직 변화에 의한 관절구축이 일어난다(그림 6-97).

3) 관절 골 · 근육

- 관절 류마티스처럼 대소관절염이 일어난다. 발병 초기에 많다.
- 만성인 경우에는 손의 X선 사진에서 말절골에

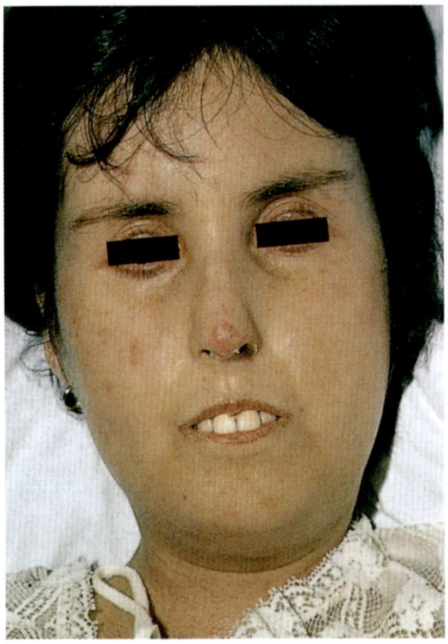

그림 6-96. **안면의 피부경화**
코와 뺨에서 모세혈관 확장이 보인다.

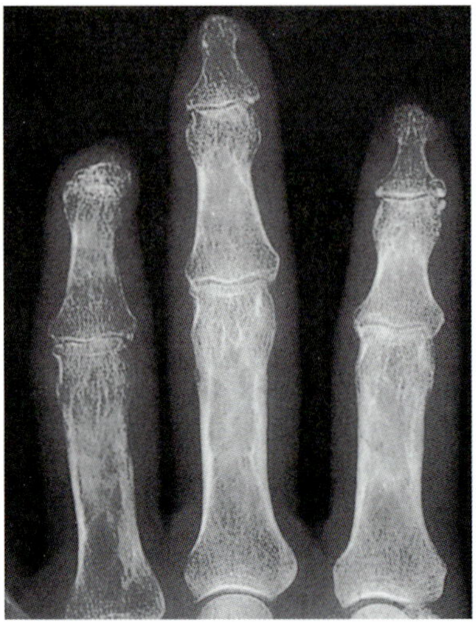

그림 6-98. **약지 말절골 선단의 골흡수상**
연부조직의 위축이 심하다.

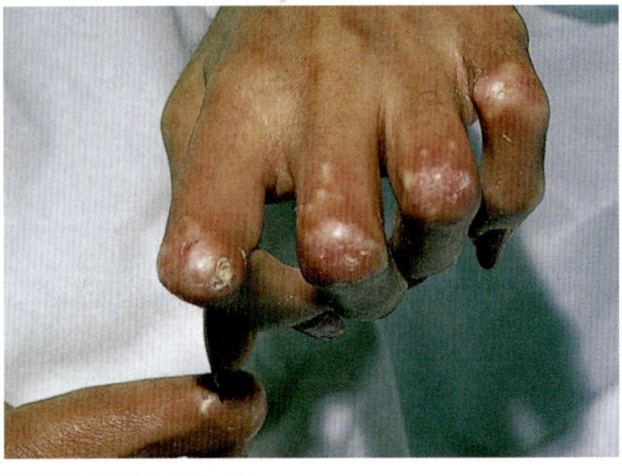

그림 6-97. **관절의 구축**
피부에 석회 침착과 얕은 궤양이 보인다.

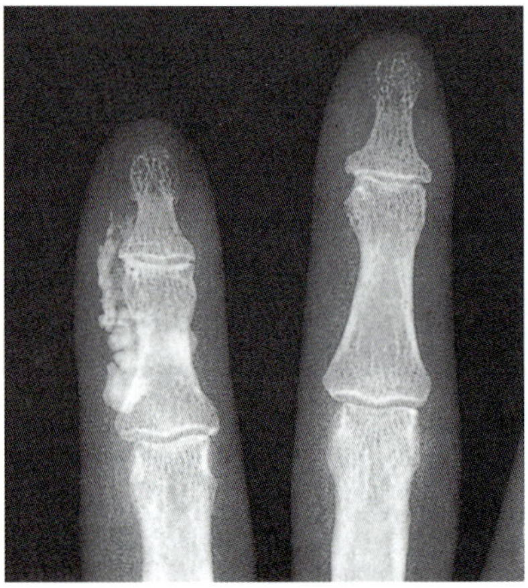

그림 6-99. 손가락의 피하석회침착
(UCLA Dr Daniel Furst 제공)

골단 흡수상이 보인다(그림 6-98). 혈류 장해에 의한 것으로 설명된다.

- 피하의 석회침착은 손가락 선단 부분에서 가장 높은 빈도로 나타나며, X선 사진으로 확인할 수 있다(그림 6-99). 간혹 전신성으로 퍼지는데, 출현부위는 관절 주위이다(그림 6-100, 6-101).
- CPK가 상승되며 아주 가벼운 근염 증상을 수반하기도 한다. 이런 예에서는 혈청중에 항Ku, 항PM-Scl항체가 보이는 경우가 있다.

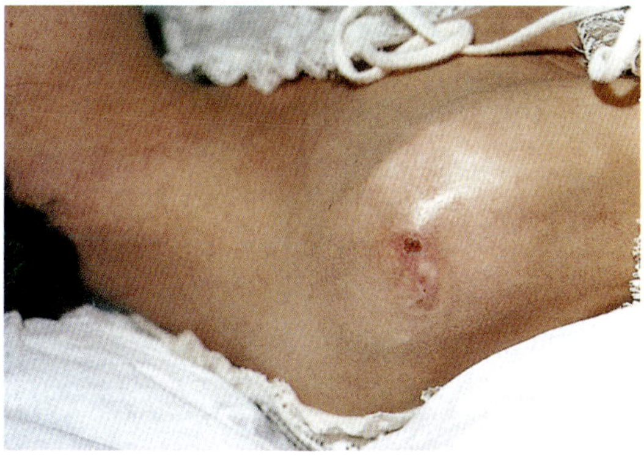

그림 6-100. 견관절 주위의 피부석회침착

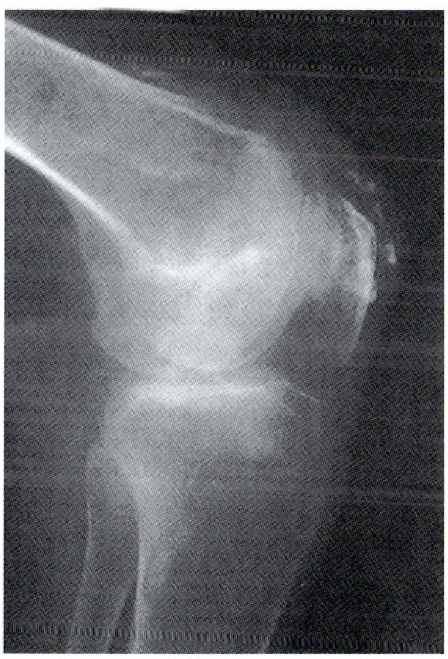

그림 6-101. 무릎 X선 사진 : 활액포 부위의 석회 침착

4) 소화관

- 식도 하부에서 평활근의 섬유화가 일어나 연동이 저하된다. 바륨 검사에서 식도 하단의 확장을 볼 수 있다.
- 식도 열공탈출증, 역류성 식도염도 드물지 않다.

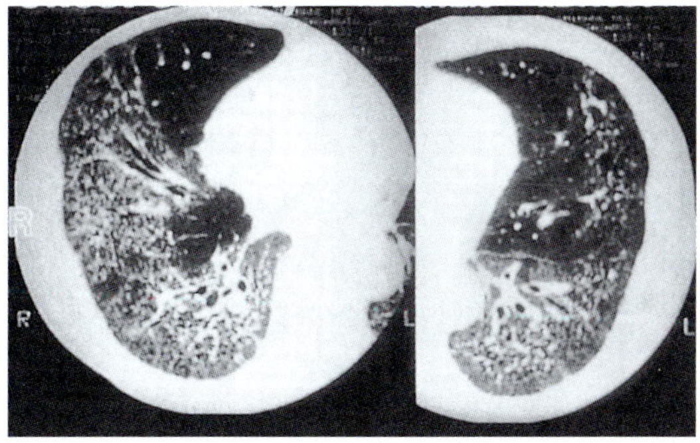

그림 6-102. 폐 CT : 간질성 폐렴
(島根의대 山内康平씨 제공)

- 증상은 연하곤란, 흉골하에서 음식물이 막혀 있는 듯한 느낌, 명치어저리가 쓰리고 아픈 증상 등이다.
- 십이지장벽의 섬유화가 일어나면 하행부가 확장된다.
- 소장벽의 운동 저하, 게실 형성은 세균 증식의 병소가 되어 blind-loop syndrome처럼 설사, 흡수부전이 일어난다. 광범위항생물질 투여로 개선된다.
- 결장에서는 넓은 게실을 만든다.

5) 폐

- 폐섬유증은 가장 많은 합병증 중 하나이다(그림 6-102). 정도의 차이는 있지만 대부분의 예에서 확인된다. 간혹 심해서 심각한 예후를 초래하기도 한다.
- 그 외에 늑막염증이 보인다.

6) 심장

- 심외막액 저류가 보인다. 라식스® 등에 의한 급속한 이뇨약 치료는 순환혈장량을 더욱 저

하시켜 신장고혈압의 단서가 된다.

- 심근의 섬유화는 부정맥의 원인이 된다.

7) 간

- 강피증의 아형 중 CREST증후군(뒤에 설명)은 담즙 울체성 간경변증이 합병된다.

8) 신장

- 심각한 고레닌고혈압증이 나타나면 혈관내 용혈, 급격한 진행성 신부전에 빠진다. 광범성 피부경화증의 활동기에 나타난다.
- 예후는 중대하지만 ACE 저해약에 의한 조기 치료가 생명 예후를 개선시켰다.
- 조직학적으로는 신장의 소동맥내막이 비후되고, 혈관벽에 괴사가 나타나며 악성 고혈압증의 병태를 보인다.

9) 신경

- 삼차신경의 신경병증를 볼 수 있다.

10) 내분비

- 갑상선의 섬유화와 함께 기능저하증이 나타난다.

6. CREST 증후군

- 강피증의 아형으로 calcinosis(피하석회침착), Raynaud 's phenomenon(레이노현상), esophageal dysmotility(식도운동의 저하), sclerodactylia(손가락 · 발가락의 경화), teleangiectasia(모세혈관확장)을 수반한 것을 말한다(그림 6-103).

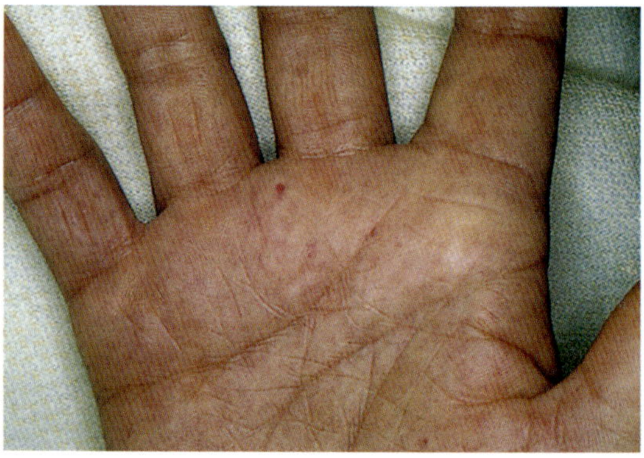

그림 6-103. 모세혈관 확장

- 피부경화는 손가락과 얼굴에만 나타나며 손에서 상행하는 경우는 적다.
- 신장 위기를 초래하는 경우는 없으며 생명 예후가 양호하다.
- 만기 합병증으로서 폐고혈압증이 나타난다.
- CREST증후군은 혈청중에 항센트로메아항체가 보인다(표 6-66).

⊙ scleroderma sine scleroderma(피부경화가 없는 강피증)

- 피부증상이 거의 없거나 전혀 없고 강피증 특유의 내장병변을 보이는 예를 가리킨다(그림 6-104-a, b, c).

7. 검사소견

1) 혈액검사

- 적침, CRP 수치가 정상이거나 가벼운 상승을 보인다.
- 항핵항체는 90~95%가 양성이며 반문상형

표 6-66. 광범성 피부경화증과 CREST 증후군의 임상소견

	광범형	한국형
장기 증상		
모세혈관확장	63	88
피하석회침착	15	49
레이노현상	91	96
관절통/관절염	69	26
관절구축	91	51
근병증	11	5
식도연동 저하	67	73
폐섬유증	35	35
폐고혈압증	<1	11
신장위기	16	3
검사데이터		
항핵항체	95	90
항센트로메아항체	2	45
항Scl항체	32	14
생명예후		
5년	79	82
10년	56	69

(문헌 26에서)

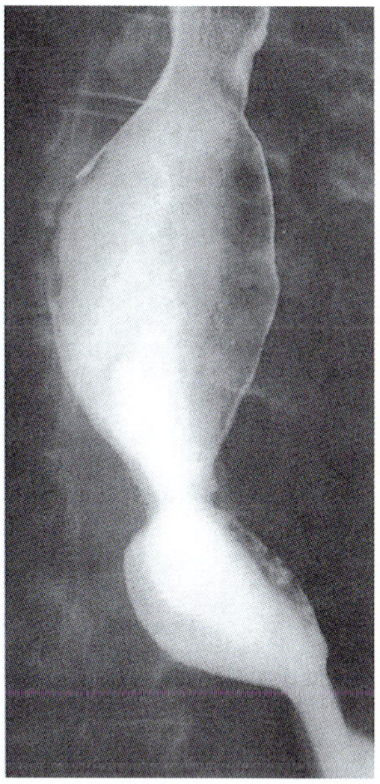

그림 6-104-b
강피증에서 전형적으로 나타나는 식도 하부의 확장과 식도열공탈출증가 있다.

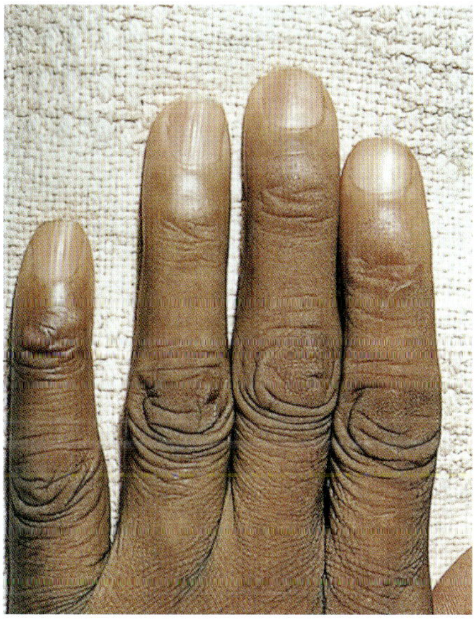

그림 6-104-a. scleroderma sine scleroderma
피부경화는 손가락 선단부에서 아주 가볍게 의심되는 정도이다.

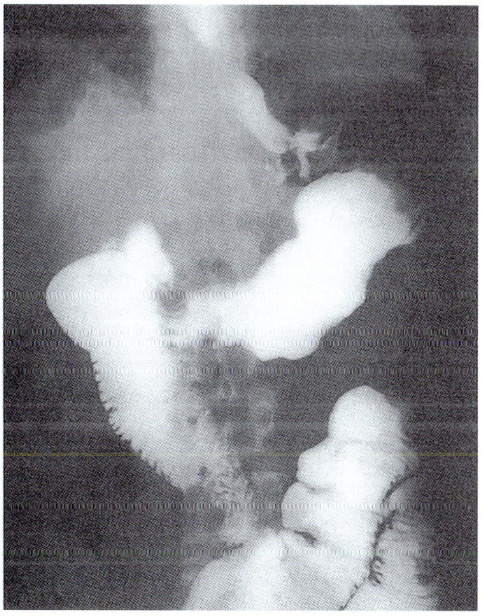

그림 6-104-c. 십이지장 하행부의 확장과 공장의 위게실 형성

(speckled pattern), 핵소체형(nucleolar pattern)을 볼 수 있다.

- 항Scl-70(항토포이소머라제1) 항체는 전신성 강피증에서 특징적으로 볼 수 있는데, 출현빈도는 30%대로 높지 않은 편이다(표 6-66).
- 항센트로메아항체가 양성이면 CREST증후군일 가능성이 높다. CREST증후군의 약 과반수 가까이에서 나타난다.
- RF 테스트는 약 1/4의 증례에서 양성을 보인다.

2) X선

- 손의 X선 사진에서 연부조직의 부종, 위축, 말절골의 흡수상, 석회침착의 유무를 살펴본다.

8. 유사질환(표 6-67)

1) 호산구성 근막염(eosinophilic fasciitis)

- 주로 전완, 하지에 나타난다. 미만성 유통성 종창으로 말초혈중에서 호산구 증다를 볼 수 있다. 피하조직이 섬유성으로 위축되고 그 때문에 피부는 단단해져 표면에 요철을 남긴다. 심한 근육운동이 원인이 되어 생기기도 한다. 강피증과 달리 레이노현상은 나타나지 않는다. 또한 손가락에 경화성 병변은 일어나지 않으며 항핵항체는 음성이다.
- 조기에 코르티코스테로이드를 투여하는 것이 유효하다. 확정 진단에는 피하조직, 근막을 한 덩어리로 채취하는 블록 생검이 필요하다. 근막조직을 중심으로 단핵구 침윤을 확인한다. 생검 조직에서는 호산구 침윤이 의외로 적은 경우가 많다.

표 6-67. 중요한 유사질환

1. eosinophilic fasciitis(호산구성 근막염)
2. esosinophilia-myalgia syndrome (호산구성근통증후군)
3. toxid-oil syndrome(중독성 오일증후군)

2) eosinophilia-myalgia syndrome과 toxic-oil syndrome

- eosinophilia-myalgia syndrome은 건강보조용으로 복용하는 L-트립토판 중의 혼잡물에서 그 원인을 찾을 수 있다. 1989년 미국을 중심으로 유행했으며 많은 환자를 낸 것으로 보고되었다. 증상은 호산구성 근막염과 유사한데, 반점, 부종, 근통, 신경병증, 근경련이나 폐증상 등의 내장 병변이 나타난다. 만성기에는 강피증과 유사한 피부경화를 보인다.
- toxic-oil syndrome는 1981년 스페인의 마드리드에서 유행하여 약 20,000명이 이환되고 다수의 사망자를 냈다. 식용유 오염이 원인인 것으로 알려졌다. 말초혈중의 호산구 증다, 피부·근육증상은 호산구성 근막염, eosinophilia-myalgia syndrome과 유사하지만 증상이 좀더 강하며 발열, 근통이 심해 치사적인 폐고혈압증을 나타냈다.
- 일종의 미량 화학물질이 강피증과 유사한 피부경화를 유발하는 예로서, 병인론적으로 중요하다.

9. 약제치료(표 6-68)

- 강피증의 피부병변, 내장의 섬유화에 대한 유효한 치료방법은 아직까지 개발되지 않았다.

표 6-68. 강피증의 치료약

피부증상	폐섬유증
D-페니실라민	코르티코스테로이드
콜히틴	면역억제약(시클로포스파미드, 사이클로스포린)
면역억제약(메토트렉세이트, 사이클로스포린, 타크로리무스)	폐고혈압증
인터페론 감마	Ca길항약
레이노현상	프로스타글란딘제제, 엔도쎌린 차단제
Ca길항약	심외막염
프로스타글란딘제제	비스테로이드계 항염증약
5-HT차단약	코르티코스테로이드
α수용체 억제약	신장위기(고혈압증)
역류성 식도염	ACE인히비터
H_2 블로커	관절 · 근육증상
프로톤펌프인히비터	비스테로이드계 항염증약
	콜히틴
	코르티코스테로이드

각기 장해를 일으킨 장기에 대해 개별 치료가 실시된다.

1) 피부증상

- D-페니실라민은 콜라겐의 분자간 가교를 단열시키는 작용이 있다는 이론적 근거에서 피부 치료에 사용된다. 유효하지 않다는 보고도 있지만, 피부경화에 대한 몇 안 되는 치료약 중 하나이다.
- 코르티코이드가 피부 증상의 초기단계에 사용되며 증상을 완화시키는 데 효과가 있다
- 피부의 동통, 관절염에는 비스테로이드계 항염증약을 사용한다.
- 피부경화에 대한 코르티코스테로이드의 유효성은 증명되어 있지 않다. 하지만 급성으로 진행하는 예에 대해서는 반응이 있는 것으로 고려된다.
- 스테로이드의 투여량을 급격히 올리거나 내리면 손가락에 혈관성 괴사를 초래하는 경우가 있다.

2) 레이노현상

- 기본 치료는 춥게 하지 않는 것이다.
- 약제요법으로는 니페디핀, 딜티아젬, 베라파밀 등의 Ca 길항약이 사용된다. 프로스타글란딘제제, 초산이소소비드, 항혈소판약도 사용된다.
- 레이노현상이 심하고 피부궤양 등이 나타나는 경우에는 성상(星狀) 신경블록이나 교감신경 절제술이 실시되는 경우가 있지만 효과는 일과성이다.

3) 소화기 병변

- 식도 병변에 의해 명치 언저리가 쓰리고 아픈 증상에는 H_2 블로커, 프로톤펌프인히비터를 사용한다.
- 장관게실 형성에 의한 세균성 설사에는 테트라사이클린계 등의 광역 스펙트럼 항생제를 2

주간 투여한다.

4) 폐 증상

- 폐섬유증에 대한 유효한 치료방법은 없다. 진행성 섬유증에 대해서는 코르티코스테로이드가 적용된다.
- 코르티코스테로이드와 함께 시클로포스파미드, 사이클로스포린 등의 면역억제약도 사용되며 효과를 보이는 경우가 있다.
- 폐고혈압증에 대해서는 Ca길항약이나 프로스타글란딘제제 및 엔도셀린 길항제를 사용하여 폐동맥압을 내리는 시도가 이루어진다.

5) 신고혈압

- 신성 고혈압증에 대해서는 ACE 저해약을 사용하여 신속히 치료한다. 안기오텐신 II 수용체 길항약도 유효한 것으로 고려된다.

6) 심외막염

- 비스테로이드계 항염증약, 코르티코스테로이드약이 사용된다.

10. 예후

장기의 병변이 매우 다양하여 예측이 어렵다. 폐, 심장, 신장 병변이 생명 예후에 관여한다.

Chapter 11

다발성근염·피부근염

1. 질환의 포인트

- 만성 염증성 근육질환으로 원인은 명확하지 않다.
- 근위근에 일으키는 것이 특징이며 상지부터 하지근력의 저하가 두드러진다.
- 코르티코스테로이드와 면역억제약 사용에 의해 예후가 대폭 개선되었다.
- 악성 종양에 합병되어 나타나는 예가 있다.
- 50세 이상 환자의 증례에서는 종양 워크업을 실시한다.

2. 질환의 개념

- 다발성 근염(polymyositis)은 골격근(횡문근)의 미만성, 염증성 질환이다. 염증의 원인은 명확하지 않지만 이 질환이 전신성 루푸스나 강피증 등과 중복되어 나타나는 경우가 있으며, 혈청중에 각종 근염에 특이적 또는 비특이적인 자가항체를 볼 수 있다는 점에서 다른 결합조직병과 마찬가지로 면역학적 기전에 의해 발생하는 것으로 여겨지고 있다.

다발성근염의 증상과 함께 피부에 특유의 소견이 나타나는 것을 피부근염(dermatomyositis)이라 한다.

다발성근염 · 피부근염은 모두 근층에 대한 림프구 침윤을 특징으로 한다. 피부근염에서는 혈관주위에 대한 세포침윤이 심하다. 소아의 피부근염(어린이의 다발성근염은 매우 드물다)은 혈관의 염증이 더욱 심하며 내강 폐색에 의한 허혈성 피부궤양, 장관천공 등을 일으킨다.

3. 분류

1975년 "Bohan and Peter"의 분류가 간단하면서도 알기 쉽다. 표 6-69는 그 내용과 함께 발생빈도를 나타낸 것이다.

표 6-69. **다발성근염 · 피부근염의 임상적 분류**

분류	빈도
1. 원발성 다발성근염	50%
2. 원발성 피부근염	20%
3. 악성종양에 따른 피부근염 또는 다발성근염	10%
4. 소아피부근염	10%
5. 다른 결합조직병에 합병된 다발성근염, 피부근염	10%

(문헌 28, 29에서)

4. 역학

모든 연령층에서 발병하는데 소아피부근염은 5~15세, 성인의 다발성근염 · 피부근염은 50~60세에 가장 많다.

남녀비는 1:2.5인데 소아의 근염이나 악성종양에 합병되는 경우에는 남녀비가 거의 1:1이다. 한편 전신성 루푸스 등 기타 결합조직질환에 합병되어 나타나는 예에서는 1:10으로 여성의 비율이 압도적으로 높다.

5. 임상증상

1) 근 증상

- 근력 저하는 서서히 나타난다. 몇 주 또는 몇 개월 단위로 천천히 진행되기 때문에 환자는 증상이 언제부터 시작되었는지 확실하게 알지 못하는 경우가 많다.
- 근력 저하는 주로 사지근위근, 경근에 좌우대칭성으로 발생한다. 원위근, 안면근도 장해를 받는 경우가 있는데 빈도는 낮다.
- 가장 많은 증상은 의자에서 일어나기가 힘들며, 계단을 오르거나 차를 타거나 내릴 때도 힘들어한다는 것 등이다.
- 하지 근력의 저하가 상지보다 빠르게 나타난다. 가장 단적인 질문 중 하나로 화장실에서 일어날 때 힘든지 여부를 묻는 것이다. 특히 일본이나 한국식 화장실의 경우 더욱 힘들어 한다.
- 경부근에 장해를 입으면 베개에서 머리를 들어올리는 것이 어렵다.
- 상지에 염증이 미치면 팔을 들어올리거나 머리카락을 빗거나 하는 동작을 하기 힘들어한다.
- 중증인 경우에는 후인두근, 흉곽호흡근까지 염증이 일어난다. 후인두근의 증상은 연하동작에 어려움을 느끼며 잘못 먹으면 심각한 연하성 폐렴을 초래한다. 늑간근, 횡격막 등 호흡근력이 저하되면 환기부전을 초래한다. 치료효과가 나타날 때까지 일시적으로 레스피레이터를 요하는 경우가 있다.

- 원위근에 장해가 생기는 경우는 적다.
- 단추를 채우거나 필기 동작은 비교적 괜찮은 편이다.
- 근염증상은 일반적으로 무통성이지만 발병 초기에 압통이 나타나는 경우도 있다.

2) 피부

- 피부근염에서는 특징적인 반점이 나타난다. 상안검 부위에 적자색을 띠는 부종성 홍반은 헤리오트로프발진이라 불린다(그림 6-105).
- 안면에서는 전신성 루푸스에서 볼 수 있는 협부 홍반이 나타나는 경우가 있다. 전경부에서 상흉부에 걸친 V자 부분도 반점이 자주 발생하는 부위이다(V징후).
- 심한 경우에는 홍반이 뒷목에서 양어깨로 퍼지며 나타나기도 한다(Shawl 징후, 그림 6-106).
- 손의 PIP관절 배면에 나타나는 홍반은 Gottron 징후(그림 2-88 참조)라고 불리며 매우 중요하고, 빈도 높은 피부근염 반점이다. 낙설이나 색소 탈실이 수반되어 광택을 띠는 경우가 있다. 간혹 여포상 반점이 나타난다(그림 6-107).
- 소아피부근염은 피부, 피하조직, 근육에 석회 침착이 일어나는 경우가 있다(그림 6-108, 6-109).
- 레이노현상은 약 30%의 증례에서 볼 수 있는데 일반적으로 가벼운 편이다.

팔꿈치, 상완부에서도 석회 침착을 볼 수 있다.

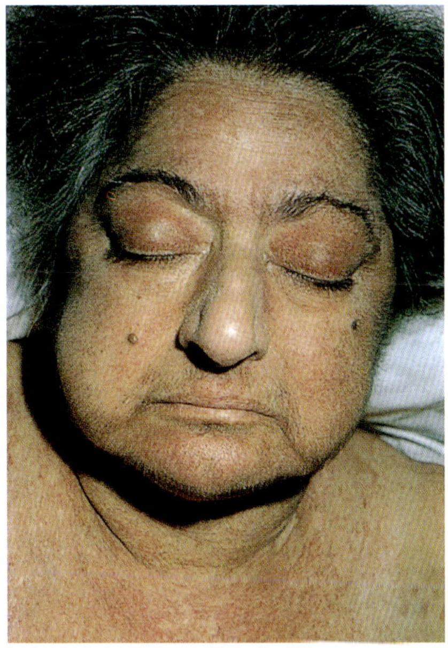

그림 6-105. 헤리오트로프발진
상안검의 적자색 홍반

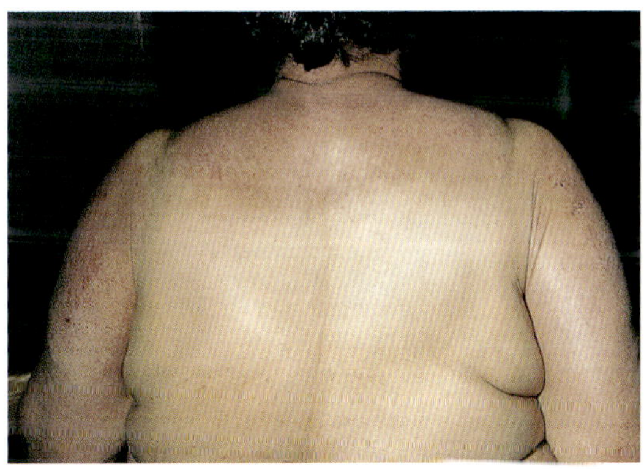

그림 6-106. Shawl 징후
반점이 어깨로 퍼져 있음을 볼 수 있다.

3) 기타 증상(표 6-70)

a. 관절

- 류마티스 관절염(RA)과 같은 다발성 관절염이 일어나는 경우가 있다. 일과성이며, 질병 초기에 볼 수 있다.

b. 폐

- 간질성 폐렴이 30~60% 나타난다. 무증상인 경우가 적지 않지만 기침이나 노작시의 호흡곤

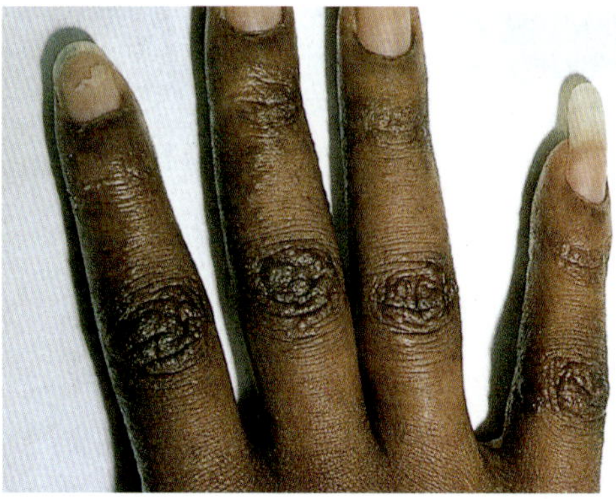

그림 6-107. 반점. 여포상 반점, Gottron 징후

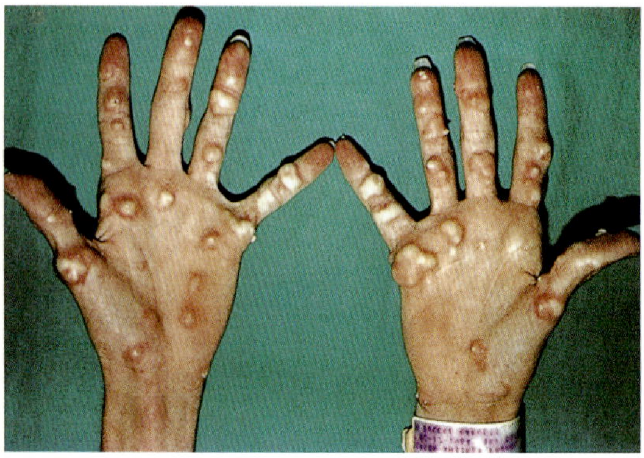

그림 6-108. 석회 침착(양손)

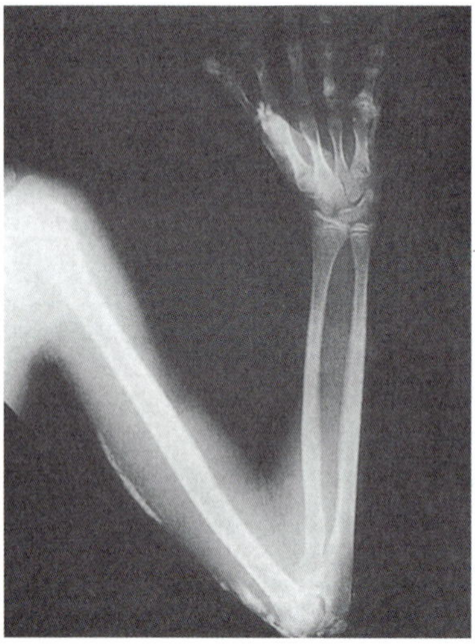

그림109. X선 사진

란이 주된 증상이다. 간질염증은 하폐 영역에서 심하며, 벨크로음을 청취한다.

- 연하 장해에 의한 흡인성 폐렴, 호흡근 장해에 의한 환기부전은 중증의 근염이다.

c. 심장

- 전도 장해, 부정맥이 나타나는 경우가 있다.

심근염에 의한 심 비대, 심부전이 일어나는 경우는 적다.

d. 소화기

- 중증예에서 연하 장해, 비강으로의 역류가 일어난다.
- 소아피부근염은 혈관염에 의한 장관의 궤양, 출혈이 나타나는 경우가 있다.

표 6-70. 다발성근염 · 피부근염의 근육외 증상

전신
권태감, 열, 체중감소
관절
관절통, 관절염
구강 · 인두
연하장해, 비강역류, 오음, 비성
폐
간질성 폐렴, 제한성 장해, 호흡근력저하, 폐고혈압
심장
심블록, 부정맥, 심근증, 심부전(좌, 우)
식도
연동운동장해
위장
연동운동장해, 허혈성 괴사(소아)

(문헌 30에서)

6. 악성 종양의 합병

- 피부근염 증상에 1~2년 전후하여 악성 종양이 발견되는 경우가 있다. 피부근염 증상이 악성 종양보다 먼저 나타나는 경우가 많다.
- 악성 종양이 합병되는 빈도는 통계에 따라 차이가 있다. 고령이 될수록 많아지는데 전에 보고되었던 정도가 아닌 10~15%가 수용 가능한 숫자일 것이다. 5% 이하라는 보고도 있다.
- 원발소는 유방, 폐, 난소, 자궁, 결장, 전립선, 위가 많은데, 이는 종양의 발생빈도에 준하고 있다.
- 40세 이하의 경우는 종양의 합병이 드문 편이다.
- 피부근염과 다발성근염 모두가 일어날 수 있는데, 피부근염이 3배 정도 많다.
- 악성 종양 치료에 의해 근염이 회복되는 경우가 있다.

7. 검사(표 6-71)

1) 혈액 · 뇨

- CPK(CK), 알도라제, 트랜스아미나제(AST, ALT), LDH 등 근원성 효소가 상승한다. 매우 천천히 진행하며 근위축이 심한 경우에는 효소가 정상범위인 경우가 있다.
- 적침, CRP에서 상승을 보이는데 비교적 가벼운 경우가 많다.
- 혈중 마이오클로빈 수치가 상승하여 근육의 손상이 심한 경우에는 뇨중에도 마이오클로빈이 나타난다. 뇨잠혈 반응은 양성이 되지만 침사에서 적혈구는 보이지 않는다.

표 6-71. 근염의 검사

혈액
- 말혈
- 일반생화학
- 근원성 효소(CPK, 알도라제, AST, ALT, LDH)
- 항핵항체
- 항Jo-1항체
- T_4, TSH
- 적침, CRP

특수검사
- 근전도
- MRI
- 근생검

2) 자가항체(표 6-72)

- 약 80%는 항핵항체나 항세포질항체 중 하나가 양성이다. 그 중 약 반 정도는 근염에 특이성이 높은 항체이다.
- 비특이적 항체에는 항U1-RNP, 항SS-A(Ro), 항SS-B(La) 등이 있다. 근염과 강피증이 합병된 경우에는 항PM-Scl항체가 양성이다.
- 근염의 특이적 항체에는 항Jo-1, PL-7, PL-12, SRP, Mi-2항체 등이 알려져 있다. Jo-1항체 외에는 출현빈도가 낮아 실제 임상에서의 의미가 적다.
- Jo-1항체는 세포질항체의 경우 약 30%의 환자에게서 확인된다. 아미노아실tRNA 신시타제(합성효소)의 하나인 tRNA 히스티딜신시타제에 대한 항체이다. 발열, 관절염, 레이노현상, 간질성 폐렴을 수반하는 다발근염 · 피부근염에서 출현빈도가 높다(항신시타제증후군).
- 항Mi-2는 항핵항체이며 피부근염의 약 10%에

표 6-72. **자가항체의 출현빈도**

	빈도(%)	관련 증상
항핵항체	50~90	
류마티스인자	10	
항미오신	70~90	
항갑상선	10	자가면역성 갑상선질환
항RNP	4~5	SLE
항SS-A/SS-B	10~25	SLE, 쇼그렌증후군
항PM-Scl	10	강피증
항Ku	5	강피증
근염 특이적		
항Mi-2	2*~21**	피부근염
항Jo-1	10**~50*	간질성 폐렴, 관절염, 레이노현상
항PL-7	3~5	간질성 폐렴
항PL-12	<5	간질성 폐렴
항OJ	<5	간질성 폐렴
항EJ	<5	간질성 폐렴
항SRP	<5	급성, 심각한 다발성근염

*다발성근염, **피부근염

(Plotz PH, Dalakas M, Leff RL, et al : Current concepts in the idiopathic inflammatory myopathies : polymyositis, dermatomyositis, and related disorders. Ann Intern Med 111 : 143-157, 1989)

서 나타나고 V징후, Shawl 징후와 관련된다. 항Mi-2를 가지는 피부근염은 치료에 대한 반응이 양호하다.

• 항SRP(signal recognition particle) 항체는 항세포질항체이며 다발성 근염에서 나타나고, 출현빈도는 5% 이하이다. 이 항체가 양성인 예는 치료저항성인 경우가 많다.

3) EMG 근전도

• 수의수축운동시의 ① 저진폭(low amplitude), ② 다상성(polyphasic), ③ 단지속(short duration)이 특징이며(그림 6-110), 그 외에 양성극파(positive sharp wave), 섬유자발전위(fibrillation), 침 자입시의 자극항진(insertion irritability)이 나타난다.

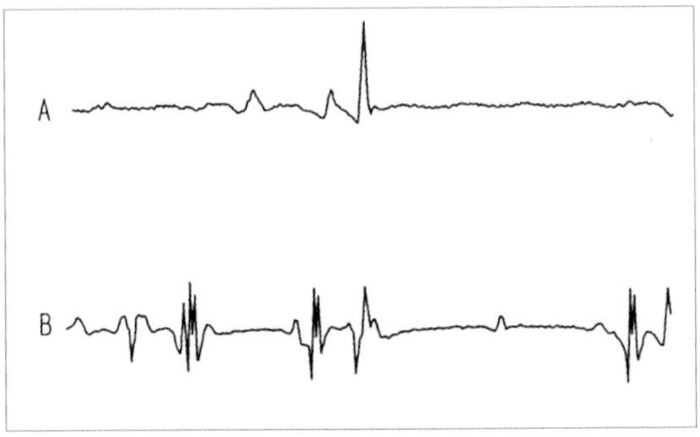

그림 6-110. **근전도**

A : 정상적인 single motor unit, B : 다발성근염의 polyphasic pattern (교토 계병원 高橋 滿씨 제공)

4) MRI

• 비침습성이며 유력한 검사방법으로 정착되고 있다. T2강조상에서 염증 근육은 고신호로 묘

출된다.

5) 근 생검

- 진단을 확정짓는 데 중요한 검사이다. 근전도에서 이상을 보인 근육을 생검하는데 침 자입으로 인한 영향을 없애기 위해 근전도를 했던 반대쪽에 한다. MRI 검사도 생검부위를 선정하는 데 뛰어나다.
- 일반적인 생검 부위는 대퇴사두근, 삼각근, 상완이두근 등이다.
- 병리학적 특징은 근육조직의 간질, 소혈관을 중심으로 한 염증세포 침윤이다(그림 6-111).
- 침윤세포는 주로 소림프구로 매크로파지, 형질세포와 기타 세포도 확인된다.
- 다발성근염에서는 근내막(endomysium) 주변의 침윤, 피부근염의 염증은 근주막(perimysium)과 혈관 주위에 나타나는 특징이 있다(그림 6-112).
- 근섬유는 크기가 일정하지 않고, 괴사, 변성, 재생상을 보인다. 피부근염에서는 근속 주변에 근섬유 위축(perifascicular atrophy)이 뚜렷하게 일어난다.
- 침윤 림프구는 다발성근염의 경우 주로 CD8 양성세포인데, 피부근염의 경우 CD4 양성세포의 비율이 늘어 B세포도 확인된다.
- 소아의 피부근염은 근육의 염증 외에 소화관이나 신경 등의 소동정맥에도 염증이 일어난다. 혈전 형성과 경색상이 확인되는 경우도 있다.
- 10~20%의 증례는 생검 조직에서 이상이 발견되지 않는다(표 6-73). 염증 병변의 분포가 일정하지 않음을 의미한다.

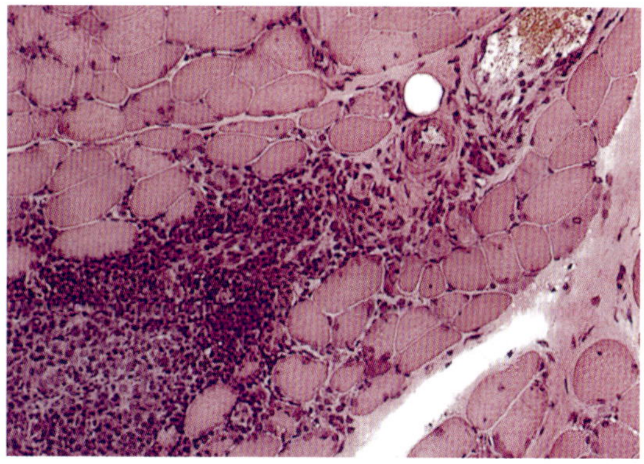

그림 6-111. 근생검, 간질이 심한 림프구 침윤
(壽生병원 今岡카오루씨 제공)

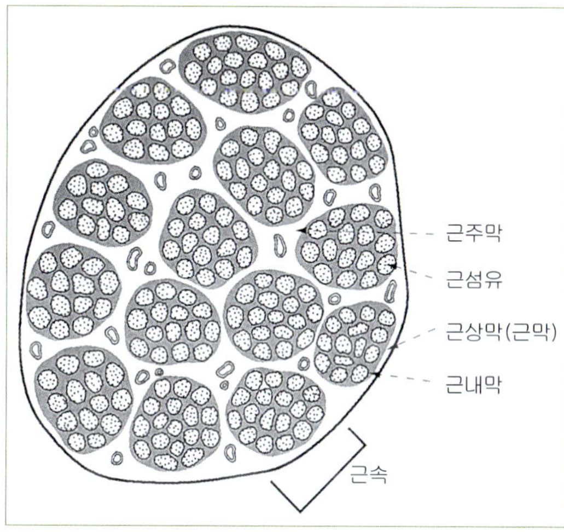

그림 6-112. 골격근의 구조

표 6-73. 근생검의 병리소견

1. 근섬유의 변성, 재생상과 혈관주위, 간질의 염증 (46%)
2. 혈관주위, 간질의 염증, 근섬유변화는 약간(19%)
3. 근섬유의 변성, 재생상, 염증세포의 침윤은 없다 (8%)
4. 근섬유 위축과 기타 비특이적 변화(11%)
5. 정상조직(17%)

(문헌 29에서 인용, 수정)

표 6-74. 진단기준(Bohan and Peter)

1. 양측대칭성 사지근위근력 저하, 경부 굴근력 저하
2. 근생검조직상
3. 근원효소의 상승(CPK, 알도라제, 트랜스아미나제)
4. 근전도 소견
5. 피부소견(헤리오트로프진, 고트론 징후)

판정 : 다발성근염 :1에서 4까지의 4항목 중 3개 이상 해당되는 경우
피부근염 : 다발성근염의 진단기준과 함께 항목 5의 피부소견이 있는 것
(문헌 28에서)

8. 진단

- "Bohan and Peter"의 진단기준이 유용하다(표 6-74).
- 근생검을 하지 않아도 근염 진단은 가능하지만 이 질환은 장기간에 걸쳐 고용량의 스테로이드 투여를 요하는 경우가 많다. 절대적인 조직소견이 있으면 치료방침을 결정하는데 보다 쉽다.

9. 감별진단(표 6-75)

- CPK가 상승하고 근력 저하를 초래하는 질환에서 많이 볼 수 있는 것으로 갑상선기능저하증, 저칼륨혈증에 의한 근병증이 있다.
- 저칼륨혈증성 근병증에는 글리틸리틴제제(감초성분을 포함한 한방약이나 기호품)에 의한 것이 많다. 이들을 일상적으로 복용하지 않았는지 자세히 문진한다. 위알도스테론증을 수반하기 때문에 고혈압도 함께 나타난다.
- 일본에서는 갑상선기능항진에 의한 저칼륨혈증성 주기성 사지마비가 적지 않게 나타난다.

표 6-75. 감별진단

봉입체근염	콜히틴
대사성	부신피질스테로이드
전해질 이상(Na, K, Ca, P, Mg의 상승 내지 저하)	시메티딘
갑상선기능저하증 또는 항진증	글리틸리틴
쿠싱증후군	페니실라민
애디슨병	지도부딘(AZT)
알도스테론증	악성 종양
뇨독증	암성 뉴로패치
신부전	근염
신경성 질환	Eaton-Lambert 증후군
중증성 근무력증	감염증
측색경화증	바이러스(HIV, HTLV-1, 인플루엔자, 콕사키)
근디스트로피	트리키넬라
길랑바레증후군	톡소플라즈마
주기성 사지마비	매독(포도구균, 연쇄균)
약제 · 중독	기타
알콜	사코이도시스
클로로킨	아밀로이도시스
항고지혈증약	호산구성 근막염

- 봉입체근염(inclusion body myositis)은 다발성근염과 마찬가지로 근내막(endomysium)에 세포침윤이 일어나는 질환으로, 그 외에 근섬유의 핵, 세포질에 공포(空胞)가 나타나는 것이 특징이다. 공포 내의 변연을 따라 호염기성 과립이 보이며 세포질 내에서는 호염기성 봉입체가 확인된다. 봉입체는 전자현미경으로 관찰하면 가는 관모양의 필라멘트 구조를 보인다. 임상적으로는 근위근 외에 원위근도 장해를 받는 것이 다발성근염과 다른 점이다. 손가락의 굴곡이나 족 신전이 어려워지고 대퇴사두근이 위축되면 잘 넘어진다.
- 스테로이드 저항성인 다발성근염에 이 질환이 포함되어 있을 가능성이 있다. 생검조직 표본을 다시 확인해볼 필요가 있다.
- 스테로이드 근병증도 중요한 감별진단 중 하나이다. CPK는 상승하지 않는다. 조직학적으로는 II형 근섬유에서 위축이 있다. 근염 치료중인 환자의 경우 근력 저하가 스테로이드 근병증 발생에 의한 것인지, 근염에 의한 것인지 감별하기가 어렵다. 스테로이드의 양을 줄여 근력이 회복되는지 보는 것이 진단 방법이다.
- 약제성 근병증은 항고지혈증약(클로피브레이트, HMG-CoA 환원효소약)에 의한 것으로 특히 주의한다. 발병빈도는 낮지만 이 약제를 복용하고 있는 환자수가 많다.

10. 약제치료(표 6-76)

1) 코르티코스테로이드

- 프레도니솔론을 주로 사용하여 치료한다. 덱사메사존, 트리암시노론은 스테로이드 근병증을 일으키기 쉬우므로 사용을 피한다.
- 초기 투여량은 프레드니손 1mg/kg/일이다. 1일 1회 또는 1일 2~3회에 나누어 투여한다. 이렇게 나누어 투여하는 것이 효과 면에서 좋다.
- 초기투여량은 근원성 효소가 정상화될 때까지 계속한다.
- 근원성 효소는 CPK, 알도라제, 트랜스아미나제(AST, ALT), LDH 순으로 낮아진다. CPK가 가장 예민한 파라미터이다. 근력은 CPK 보다 늦게 회복된다.
- 근력이 개선된 단계에서 감량을 시작한다. 1일 1회 투여로 바꾸면 감량하기 쉽다.
- 처음 감량은 2주에 10% 또는 5mg을 1~2주마다 줄인다.
- 1일 20~30mg까지 감량하고 나면 감량속도를 1~2주에 2.5mg으로 늦춘다.
- CPK와 근력을 정기적으로 모니터한다(표 6-77).
- 1일 10mg 이하가 되지 않도록 한다. 10mg 이하일 경우 재발 확률이 높다. 좀더 안정된 예에서만 1mg씩 아주 천천히 감량할 수 있다.
- 재연될 때에는 우선 CPK의 상승이 근력 저하보다 몇 주~몇 개월 앞서 나타난다.
- CPK가 상승된 단계에서 복용하는 스테로이드 양을 미리 늘리도록 한다.
- 스테로이드 펄스요법(메틸프레도니솔론 1,000mg을 3일간 투여 또는 그 변법)은 조기에 효과를 기대하는 경우에 사용한다.

표 6-76. 다발성근염, 피부근염의 약제치료

1. 부신피질스테로이드
프레도니조론
2. 면역억제약
메토트렉세이트
아지티오프린
시클로포스파미드
사이클로스포린
3. 감마 글로불린 대량 투여

표 6-77. 도수근력검사

0. 근수축은 보이지 않는다.
1. 근수축이 확인되지만, 움직임은 거의 없거나 전혀 없다.
2. 중력에 대항하여 움직일 수 없다.
3. 중력에 대항하여 움직일 수 있다.
4. 검사자의 손에 의한 저항에 대항하여 움직일 수 있다.
5. 검사자의 손에 의한 강한 저항에 대항하여 움직일 수 있다(정상)

2) 면역억제약

- 스테로이드와 병용으로 약 1/3~1/4의 증례에서 필요시된다. 적응은 ① 스테로이드로 효과가 나타나지 않는 경우, ② 스테로이드의 부작용이 걱정되는 경우, ③ 스테로이드 감량의 보조(steroid-sparing effect) 등이다.
- 메토트렉세이트, 아자티오프린, 시클로포스파미드, 사이클로스포린이 있는데 두 번째가 사용하기 쉽다.
- 메토트렉사이트는 전에는 주1회, 50mg을 정맥주사 내지 근육주사로 투여했는데, 현재는 류마티스 관절염(RA) 치료에 준하여 내복약으로 7.5~15mg을 주1회 투여하는 방법이 택해지고 있다.
- 아자티오프린의 투여량은 2mg/kg/일이 기준이다.
- 시클로포스파미드는 1~2mg/kg/일을 내복, 정맥주사펄스로 하는 경우도 있다.
- 사이클로스포린은 2.5~3.5mg/kg/일이 투여량이다.
- 치료저항성인 다발성근염, 피부근염에 감마글로불린 대량 정맥주사요법(2g/kg, 또는 400mg/kg×5일간 : 신경계 질환 치료에 사용되는 양)을 적응하여 유효하다는 보고가 있다. 부작용에는 두통, 오한, 근통, 반점 등이 있고 드물게 혈전증, 무균성 수막염이 나타나는 경우가 있다.

11. 예후

- 코르티코스테로이드가 도입되기 전인 1950년대까지는 5년 생존율이 약 50%였는데, 현재는 악성 종양을 제외하면 약 90%이다.
- 예후가 불량한 리스크 팩터로는 고령, 진행성 간질성 폐렴, 악성 종양, 연하성 폐렴, 심근염, 스테로이드와 면역억제약에 무반응 등이다. 소아의 경우는 소화관이 천공되는 경우가 있다(표 6-78).
- 항SRP항체가 있는 경우는 치료에 저항성이며, PM-Scl항체, Mi-2항체가 있는 경우는 스테로이드에 잘 반응한다.

표 6-78. 예후에 영향을 주는 리스크 팩터

고령
악성종양
연하성 폐렴
심근염
코티코스테로이드에 무반응
소화관 천공
항SRP항체 양성

Chapter 12 쇼그렌증후군

1. 질환의 포인트

- 누선분비 저하에 의한 눈의 건조, 타액선분비 저하에 의한 구강내 건조가 증상이다.
- 1차성인 것과 류마티스 관절염(RA) 등 다른 류마티스성 질환에 수반되는 2차성인 것이 있다.
- 중년 이상에서 발병하며 환자의 대부분은 여성이다.
- 관절통이나 권태감, 집중력 저하 등 전신적 증상을 주로 호소하는 환자도 많다.
- RF 테스트, 항핵항체는 양성으로 나타나는 확률이 높다.
- 치료는 각결막염증에 의한 시력장해 예방을 위주로 한다.

2. 질환의 개념

스웨덴의 안과의사인 Sjögren의 이름을 딴 증후군이다. 증상 중 하나로는 누선으로의 림프구 침윤에 의한 누선분비 저하, 눈의 건조(dry eye, xerophthalmia)이며, 건조성 각결막염(keratocojunctivitis sicca)이 나타난다.

또 다른 증상으로는 타액선으로의 림프구 침윤과 그에 수반되는 선구조의 파괴에 의한 타액선분비 저하로, 증상은 심한 구강내 건조(dry mouth, xerostomia)이다.

눈의 건조, 입의 건조를 합쳐 건조증후군(sicca complex)이라 부른다(표 6-79).

쇼그렌 증후군에서는 건조증후군만 있는 경우와 류마티스 관절염(RA)이나 전신성 루푸스(SLE) 등

교원병, 류마티스성 질환에 수반되어 누선분비 저하, 타액선분비 저하가 일어나는 2종류가 있다. 전자를 1차성(원발성), 후자를 2차성(속발성) 쇼그렌 증후군이라 부른다(표 6-80).

누선, 타액선에 림프구(주로 CD4 T 림프구)가 침윤하는 원인은 불분명하다.

표 6-79. 건조증후군(sicca complex)

1. 눈의 건조(dry eye, xerophthalmia),
   건조성 각결막염(keratoconjunctivitis sicca)
2. 구강건조(dry mouth, xerostomia)

표 6-80. 2차성(속발성) 쇼그렌 증후군을 일으키는 질환

류마티스 관절염(RA)
전신성 루푸스
강피증
다발성근염/피부근염
이식편대숙주병
하시모토갑상선염
담즙성 간경변증
만성 활동성 간염

3. 역학

- 발병률 통계에 심한 차이가 있다. 1,000명에 1명 이하라는 통계와 100명에 1명 이상이라는 통계가 있다.
- 일본에서의 환자 수는 약 2만 명인 것으로 알려져 있는데, 잠재환자수는 이를 훨씬 웃도는 것으로 추정된다.
- 진단시의 평균연령은 50대이며, 여성에게서 많이 볼 수 있는 질환(남녀비 1:20)이다.

4. 임상증상(표 6-81)

1) 눈의 건조

- 눈의 건조, 꺼끌거리는 이물감, 눈앞에 필터가 있는 듯한 느낌, 눈곱, 눈부심, TV에서 슬픈 드라마를 봐도 눈물이 나오지 않는 등의 증상이다.

2) 구강내 건조

- 침이 나오지 않고, 목이 마르며, 끊임없이 물을 마시거나, 물 없이 케익을 먹지 못하고, 말을 많이 하는 것을 싫어하는 등이 있다.
- 양측성으로 이하선 부종을 보이는 경우가 있다(그림 6-113).
- 혀가 건조하고 유두 위축이 나타난다. 구강저에서 타액이 고여 있는 모습을 볼 수 없다.
- 타액에는 세균을 억제하는 작용이 있는데, 그것이 저하되기 때문에 충치가 빨리 진행한다.

표 6-81. 1차성(원발성) 쇼그렌 증후군의 임상증상

1. 눈의 건조
2. 구강 건조
3. 전신증상(적음)
   피부 · 점막 : 레이노현상, 질 건조
   호흡기 : 비출혈, 부비강염, 사성(嗄聲), 기관지염, 폐렴, 늑막염
   이관 : 중이염, 전도성 음장해
   소화기 : 연하장해, 위산분비 저하, 변비, 췌분비 저하
   신장 : 뇨세관성 산혈증
   심장 : 심외막염
   신경 · 근 : 중추성/말초성 신경병증, 근염
   관절 : 관절통, 관절염
   내분비 : 갑상선염
   림프절 : 림프절 종대, 림프종

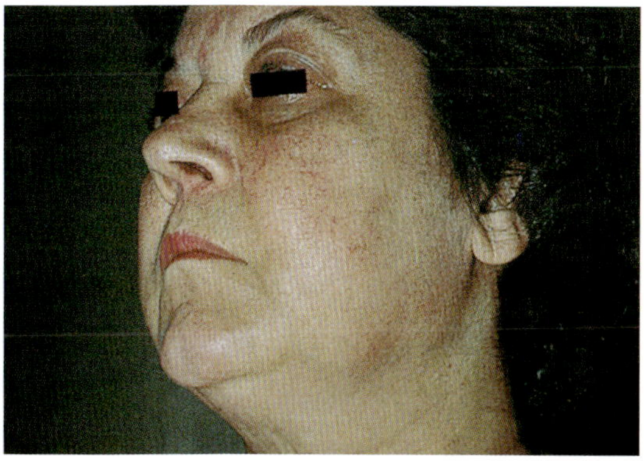

그림 6-113. 이하선의 부종

3) 그 외의 외분비선 증상

- 이 같은 누선, 타액선의 선조직 외에 상기도, 기관의 분비가 저하되어 부비강염이나 기관지염을 일으키기 쉽다.
- 췌장의 외분비 기능도 저하되며 질의 건조도 나타난다.

4) 선외 병변

- 원발성 쇼그렌 증후군이 5~10년간 계속되면 폐, 신장, 혈관, 림프절 등 선외 부위에 병변이 나타난다.
- 신장에서는 림프구 침윤에 의한 간질성 신염이 나타나 뇨세관 산혈증를 일으킨다.
- 폐에서는 미만성의 간질성 병변이 나타난다.
- 드물게 늑막염, 심외막염이 나타난다
- 말초신경, 중추신경 증상은 혈관염성 병변으로 고려된다. 중추신경 증상의 대부분은 3차 신경의 뉴로패치, 기타 다발성경화증과 유사한 증상이 있다
- 하시모토갑상선염은 약 5%로 나타난다.
- 속발성 쇼그렌증후군의 경우 선외병변의 출현은 드물다.

5. 진단

안구증상, 구강증상, 눈물감소, 침감소 등과 함께 조직검사나 항 Ro항체 또는 항 La항체가 있어야 하며

① 눈의 건조, ② 구강 건조, ③ 결합조직질환의 세 가지 중 2개가 있으면 임상적으로 속발성 쇼그렌증후군으로 본다.

6. 눈의 건조 검사

- ① 쉬르머테스트(Schirmer's test), ② 로즈벵갈테스트, ③ 슬릿 램프에 의한 각막검사의 세 가지가 있다(표 6-82).
- 가장 많이 사용되는 것은 쉬르머테스트와 로즈벵갈테스트이다. 둘 다 안과의사에게 의뢰한다.
- 쉬르머테스트는 여과지 끝을 결막낭에 넣고 하안검에 걸쳐 여과지에 눈물이 스며든 길이를 측정한다(그림 2-69 참조).

  5분 동안 15mm 이상 스머들면 정상으로 보고, 5mm 이하는 이상이 있는 것으로 판단하며, 5~15mm는 판단을 보류한다.
- 로즈벵갈테스트는 붉은 로즈벵갈액을 눈 표면에 떨어뜨리고 생리식염수로 씻는다. 만일 각결막 표면에 눈 건조에 의한 궤양이 있으면 적색색소를 남긴다. 각막은 눈물을 통해 영양이

보급되기 때문에 누선분비가 저하되면 손상이 생기기 쉽다.

로즈벵갈테스트는 쉬르머테스트보다 예민한 검사이다.

- 로즈벵갈액 대신에 형광색소가 사용되는 경우도 있다.
- 슬릿 램프 검사는 필라멘트모양의 각막염 유무를 보는 검사이다. 건조성 각결막염의 절대적인 진단방법이다.

표 6-82. 눈의 건조검사

1. 쉬르머테스트(Schirmer's test)
2. 로즈벵갈테스트
3. 슬릿 램프 검사

7. 구강건조의 검사

① 껌 테스트(무설탕 껌을 일정 시간 씹게 하여 분비된 타액의 양을 측정), ② 이하선 조영, ③ 타액선 신티그래피, ④ 입술의 소타액선 생검 등이 있다(표 6-83).

- 가장 많이 실시되는 검사 중 하나는 입술 안쪽의 소타액선 생검(minor salivary gland biopsy)일 것이다. 구강외과가 있으면 그곳에 의뢰한다.
- 생검조직에서 이하선 염증을 반영하는 림프구 침윤을 본다.
- 림프구 50개 이상의 침윤을 1포커스로 하여 포커스 스코어로 나타낸다. 4㎟에 1개 이상의 포커스를 양성 소견으로 한다.
- 타액분비검사는 개인차가 심하며, 신티그래피는 설비가 필요하고, 생검이나 조영은 통증이 수반된다.

표 6-83. 구강건조검사

1. 타액분비검사(껌 테스트)
2. 이하선 조영
3. 타액선 신티그래피
4. 입술의 소타액선 생검

8. 혈액검사

- 적침, CRP, 글로불린 등 급성 반응단백의 상승을 볼 수 있다.
- 가벼운 빈혈, 백혈구 감소, 10만/㎣ 이하의 혈소판 감소를 보이는 경우가 있다.
- 항핵항체, RA테스트는 90% 이상이 양성이며, RA테스트의 양성 빈도는 류마티스 관절염(RA)보다 높다.
- 항핵항체는 반문형(speckled pattern)을 보이는 경우가 많고, 항SS-A(Ro), 항SS-B(La)항체는 각각 반 정도가 양성이다.
- 그 외에 위벽세포, 갑상선, 미토콘드리아, 평활근, 타액관에 대한 항체 등 다양한 장기의 특이성 항체가 나타나기도 한다.

9. 감별진단

- 누선, 타액선에 침윤하여 비대를 보이는 것으로 사코이도시스, 림프종이 있다. HTLV-1, HIV, C형 간염 바이러스에서도 건조증후군이 나타난다.

10. 치료

- 기본적으로 생명 예후는 양호한 질환이며, 치료의 중심은 건조증상을 경감하는 데 있다.
- 눈의 건조증상에는 각종 점안약이 사용된다. 인공누액, 히알레인 점안약® 등이 있다. 하루에 여러 회 점안하여 각결막 표면의 손상을 예방한다.
- 구강건조 치료에는 유감스럽게도 특별히 효과적인 방법이 없다. 설리베이트 인공타액® 등이 있지만 그다지 효과가 크지는 못하다. 필로칼핀, 한방약도 유효성이 부족하다. 껌을 씹거나, 양치질을 자주 하고, 수분을 섭취하는 것이 증상을 낫게 한다. 충치예방을 위해 치아 관리를 잘 하는 것이 중요하다.

11. 위림프종과 림프종

아주 드물게 조직학적으로 림프종세포와 감별하기 어려운 림프구가 침윤하여 타액선이나 림프절의 종대, 폐실질 내에 결절성 음영이 나타나는 경우가 있다(위림프종). 실제로 일부는 악성 림프종으로 이행하기 때문에 화학요법이 필요하다.

침윤림프구는 B세포이며 종종 단일클론 감마글로불린혈증이 나타난다. 양성이었던 RA 테스트가 음성화되는 것도 하나의 경계신호이다.

Chapter 13

혼합성 결합조직병과 오버랩증후군

1. 질환의 포인트

- 오버랩증후군이란 전신성 루푸스나 류마티스 관절염(RA) 등의 결합조직질환이 2가지 이상 중복되어 나타나는 경우를 가리킨다.
- 혼합성 결합조직병(MCTD)이란 전신성 루푸스, 강피증, 다발성근염의 특징이 나타나고 혈청중에 항RNP항체를 가진 것으로 정의되었다.
- UCTD(undifferentiated connective tissue disease)라는 명칭을 사용하자는 움직임이 있다. 우리말로 번역하면 미분화 결합조직병 또는 분류가 불가능한 결합조직병이라는 의미가 된다.

2. 질환의 개념

결합조직질환의 증상이 있으면서 약 1/4 정도의 증례는 그것이 류마티스 관절염(RA), 전신성 루푸스, 강피증, 다발성근염 중 하나로도 진단이 내려지지 않는 경우가 있다.

또한 상기 질환의 증상이 한 환자에게 중복되어 나타나는 경우가 있다.

이러한 병태를 나타내는 것으로 오버랩증후군, 혼합성 결합조직병(MCTD ; mixed connective tissue disease), 미분화 결합조직병(UCTD : undifferentiated connective tissue disease) 등이 있다.

본래 질환의 명칭은 원인별로 분류되어야 하지

만, 현재 모든 결합조직병의 원인이 불분명한 상태이다. 때문에 우선 임상증상이 유사한 것을 그룹화하고, 항체검사 소견 등을 가해 세계 학회의 콘센서스의 기초 아래 진단명이 정해지는 것이 현실이다.

실제로 진단기준이 이렇게 많이 사용되는 분야가 없을 것이다. 진단기준에도 임상소견이나 혈청학적 항목에서 점차 이행이 보인다. 전에는 전신성 루푸스의 유력한 진단항목이었던 LE세포가 항핵항체나 항Sm항체로 대신된 것이 그 일예이다.

어느 특정 임상증상과 항RNP항체를 가지는 질환군을 종합하여 이를 혼합성 결합조직병(MCTD)이라 하며 비교적 예후가 좋은 개별 질환으로서 그 시비를 물었던 시도도 이러한 흐름 중에 있다.

결론적으로 이들 병태는 현재 어느 명칭을 사용해도 좋다고 허락되고 있지만, 여기서는 각각의 윤곽을 조금 밝혀보기로 한다.

3. 오버랩증후군

이전부터 몇몇 결합조직질환이 동시에 중복되어 나타나는 것으로 알려져 있어 오버랩증후군이라 부르게 되었다. 오버랩이란 중복이라는 의미이다.

예를 들면 X선 사진에서 관절에 침식상이 있는 전형적인 류마티스 관절염(RA)의 증례에 구내염, 일광과민, 신염, 항핵항체 강양성, 저보체가혈증이 나타났을 경우 류마티스 관절염(RA)에 전신성 루푸스가 합병되어 있다고 할 수 있다.

또 하나의 예를 들면 CPK 등 근원성 효소의 가벼운 상승은 전신성 루푸스나 강피증에도 간혹 보이는 소견인데, 만일 근원효소가 큰 폭으로 상승하고 근위근력저하를 수반하고 있다면 이를 다발성근염과의 합병, 오버랩증후군이라 부르는 것이 적합하다.

즉 오버랩증후군이란 류마티스 관절염(RA), 전신성 루푸스 등 각 질환의 특징을 충족시키는 것이 중복되어 있음을 가리킨다.

경험에 비추어 말하면 중복되어 있는 경우가 단독인 경우보다 각 질환의 심각도는 낮다는 느낌을 받는다.

4. 혼합성 결합조직병(MCTD)과 미분화 결합조직병(UCTD)

1) MCTD

혼합성 결합조직병은 1970년경 Sharp가 제창한 질환개념이다. 그 특징으로는 ① 임상적으로 전신성 루푸스, 강피증, 다발성근염의 증상이 모두 있다(이후 류마티스 관절염(RA)도 추가됨), ② 항RNP항체가 100% 확인된다. ③ 손이 붓는다. 심각한 신장증상은 일어나지 않으며, 스테로이드에 잘 반응하고, 예후가 양호한 질환이라는 점을 들었다(표 6-84, 그림 6-114).

제창되었을 당시부터 이를 오버랩증후군이라 부르는 것이 부적합하다는 느낌이 있었는지 비판이 있었다. 하지만 항RNP항체가 있고 심각한 신염은 나타나지 않으며 경과가 비교적 좋은 독립된 질환이라는 점에 Sharp의 의미가 있다. 그 후 몇몇 진단기준이 제창되어 왔다. 표 6-85가 그 중 하나이다.

표 6-84. 혼합성 결합조직병(MCTD)의 증상

증상	%
관절염/관절통	95
레이노현상	85
식도연동의 저하	67
폐확산능 저하	67
손의 부종	66
근염	63
림프절 종대	39
반점	38
피부경화성 변화	33
발열	33
장막염	27
비종	19
간종대	15
신증	10
신경증상	10
하시모토갑상선염	6

(Sharo GC : N Eng J Med 295 : 1149, 1976)

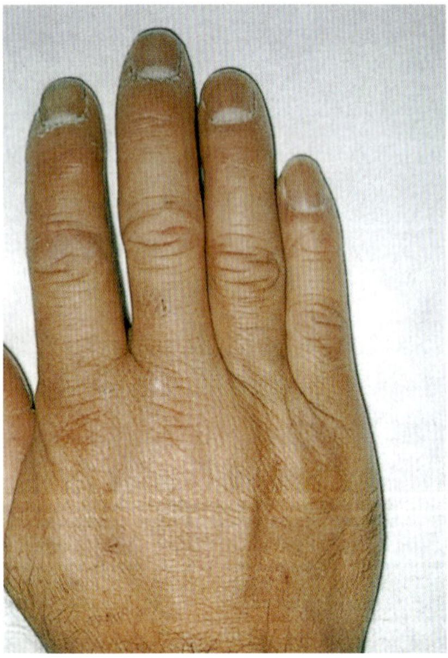

그림 6-114. 손가락에 소시지모양의 부종이 생김

표 6-85. 혼합성 결합조직병 진단의 가이드라인

전체상

미만성 결합조직병의 임상증상을 보인다.

혈청학적 소견

- 항핵항체 양성, 반문형, 1,000배 이상
- U1RNP 항체 양성
- 2본쇄 DNA, 히스톤, Sm, Scl-70 등에 대한 항체가 없음
- 종종 고 감마글로불린혈증, 류마토이드인자 양성

임상증상

- 레이노현상, 장막염, 식도증상, 근염, 관절염, 손가락의 피부경화, 반점, 폐확산능 저하 등의 증상이 몇 년 동안의 경과로 추이
- 체간의 피부경화, 심각한 신염이나 뇌증상이 없음
- 강피증에서 볼 수 있는 손톱 아래의 모세혈관 변화

(문헌 23에서)

2) MCTD에 대한 비판

30년이 지난 오늘날 MCTD의 개념은 많은 비판을 받아왔으며 그 명칭이 남게 될 것인지 아닌지의 기로에 있다.

비판에는 다음과 같은 내용이 포함된다.

① 항RNP항체(현재는 항U1RNP항체라고 불림)는 MCTD뿐만 아니라 전신성 루푸스나 강피증에서도 단독으로 확인되는 경우가 있다, ② MCTD의 증상이 있으면서 항RNP항체가 음성인 예가 있다, ③ 스테로이드에 반응하는 예후가 양호한 질환으로 되어 있지만 진행성 신염의 예도 적지 않으며 당초 생각했던 만큼 예후가 좋지는 못하다. 실제 전신성 루푸스보다 생명 예후가 오히려 심각한 경우가 있다는 의견이다.

3) 새로운 UCTD의 제창

더욱이 MCTD라고 진단된 증례에 대해 5년 이상 그 경과를 추적해보니 반수 가까이는 강피증 또는 전신성 루푸스이고 몇몇은 류마티스 관절염(RA)로

이행하고 있다. 이러한 점에서 MCTD의 증상은 어떤 결합조직병이 전형적인 소견을 나타내기까지의 초기증상에 불과하다. 오히려 undifferentiated connective tissue disease(syndrome), UCTD 또는 UCTS라고 불리는 것이 적합하다는 제창이 나왔다. undifferentiated란 일본어로 번역하면 "미분화" 또는 "분류 불능"이라는 의미이다.

한편 MCTD의 대부분이 강피증이나 전신성 루푸스로 이행되었다 하더라도 30~40%대의 증례가 혼합증상을 보이는 상태에 있다는 것도 사실이다. 일본과 유럽에서는 오히려 MCTD의 개념을 지지하는 소리가 강하고 가장 심각한 예후를 초래하는 것으로서 폐고혈압증을 들고 있다.

5. 결론

병명을 붙이는 이유는 그 예후를 알고 치료를 결정하기 위함이다. 그런 의미에서 당초 비교적 예후가 양호한 질환으로 제창되었던 MCTD의 의의는 약해지고 있다고 할 수 있다.

그러나 질환으로 확립되어야 할 전신성 루푸스 등을 살펴보면 심각한 신증이 있는 경우와 그렇지 않은 경우가 있어 장기증상도 일정하지 않다. 무엇이 예후에 가장 깊게 관여하는지를 찾아 강약을 정해 치료법을 선택해야 하는 것에는 변함이 없다.

MCTD 제창의 가장 중요한 역사적 의미 중 하나는 임상증상과 특정 항체를 연결짓는 것에 있다고 생각된다(표 6-96).

표 6-86. **항핵항체와 자기면역성 류마티스 질환의 상관**

항RNP항체	혼합성 결합조직병, 전신성 루푸스, 강피증 등
항Jo-1항체	근염
항Scl70항체	강피증
항Sm항체	전신성 루푸스
항SS-A, SS-B항체	쇼그렌증후군, 전신성 루푸스

참고문헌

1) Akill M, Amos RS : Rheumatoid arthritis I : Clinical features and diagnosis. BMJ 310 : 587-590, 1995
2) Akill M, Amos RS : Rheumatoid arthritis II : Treatment. BMJ 310 : 652-655, 1995
3) 寺山和雄，辻　陽雄（監修）：標準整形外科学，第7版，医学書院，1999
4) Andreoli TE (ed) : Hyperuricemia and gout, Cecil Essentials of Medicine, 3rd ed, p441-444, WB Saunders, 1993
5) 松本美富士：痛風クリニック，新興医学出版社，1990
6) Edmonds J, Hughes G : Lecture notes on rheumatology, Blackwell Scientific Publications, 1985
7) McCarthy GM : Crystal-related arthropathies, Rheumatology, 2nd ed, Klippel JH, Dieppe PA (eds), p8.17.1-8.17.8 Mosby, 1998
8) Doherty M, Jones A : Fibromyalgia syndrome. BMJ 310 : 386-389, 1995
9) Gilliland BC : Relapsing polychondritis and other arthritides, Harrison's Principles of Internal Medicine, 14th ed, Fauci AS (ed), p1951-1963, McGraw-Hill, 1998
0) Leventhal LJ : Management of fibromyalgia. Ann Intern Med 131 : 850-858, 1999
1) Finkelstein JS : Osteoporosis, Cecil Essentials of Medicine, 5th ed, Andreoli TE (ed), p654-661, WB Saunders, 2001
2) Eastell R : Treatment of postmenopausal osteoporosis, N Engl J Med 338 : 736-746, 1998
3) Greenspan SC : A 73year-old woman with osteoporosis. JAMA 281 : 1531-1540, 1999
4) 日本ビタミン学会（編）：ビタミンの事典，朝倉書店，1996
5) Winkelmann RK, Förström L : New observations in the histopathology of erythema nodosum. J Invest Dermatal 65 : 441-446, 1975
6) Dixey J : Erythema nodosum, Rheumatology, 2nd ed, Klippel JH, Dieppe PA (eds), p5.25.1-5.25.4, Mosby, 1998
7) Hazleman BL : Polymyalgia rheumatica and giant cell arteritis, Practical Rheumatology, p385-392, Times Mirror International Pub, 1995
8) Corman LC (ed) : Polymyalgia rheumatica and giant cell (temporal) arteritis, Reumatology for the house officer, p271-275, Williams & Wilkins, 1990
19) Bunch TW : Granulomatous arteritis and Wegener's granulomatosis, Textbook of Internal Medicine, Kelley WN (ed), p1025-1028, Lippincott, 1989
20) Hahn BH : Systemic lupus erythematosus, Harrison's Principles of Internal Medicine, 14th ed, Fauci AS (ed), p1874-1880, McGraw-Hill, 1998
21) Lahita RG : Clinical presentation of systemic lupus erythematosus, Textbook of Rheumatology, 5th ed, Kelly WN (ed), p1028-1039, WB Saunders, 1997
22) Andreoli TE (ed) : Systemic lupus erythematosus, Cecil Essentials of Medicine, 3rd ed, p568-573, WB Saunders, 1993
23) Andreoli TE (ed) : Mixed connective tissue disease, overlap syndrome, and antiphospholipid antibody syndrome, Cecil Essentials of Medicine, 3rd ed, p582-583, WB Saunders, 1993
24) Asherson RA, Cervera R : Antiphospholipid syndrome, Textbook of Rheumatology, 5th ed, Kelley WN (ed), p1057-1064, WB Saunders, 1997
25) 竹内理恵，渥美達也，小池隆夫：抗リン脂質抗体症候群．medicina 35 : 1736-1038, 1998
26) Andreoli TE (ed) : Scleroderma (systemic sclerosis), Cecil Essentials of Medicine, 4th ed, p608-611, WB Saunders, 1997
27) アメリカ関節炎財団（編）：全身性強皮症とその関連症候群，リウマチ入門，第10版，日本リウマチ学会（訳），p209-223, 1993
28) Bohan A, Peter JB : Polymyositis and dermatomyositis. N Engl J Med 292 : 344-347, 403-407, 1975
29) Medsger TA, Oddis CV : Clinical features of

inflammatory muscle disease. Practical Rheumatology, p351-364, Times Mirror International Pub, 1995
30) Plotz PH, Dalakas M, Leff RL, et al : Current concepts in the idiopathic inflammatory myopathies : polymyositis, dermatomyositis, and related disorders. Ann Intern Med 111 : 143-157, 1989
31) 今岡かおる，小林祥泰：多発性筋炎と皮膚筋炎. medicina 35 : 1746-1748, 1998
32) アメリカ関節炎財団(編)：Sjögren症候群，リウマチ入門，第10版，日本リウマチ学会（訳），p232-237，1993
33) 菅井　進：Sjögren症候群．medicina 35 : 1741-1743, 1998
34) 三森経世：混合性結合組織病—病因と発症機序. 日本内科学会雑誌 85 : 1196-1202, 1996
35) Smolen JS, Steiner G : Mixed connective tissue disease, to be or not to be? Arthritis Rheum 41 : 768-777, 1998
36) Reichlin M : Undifferentiated connective tissue syndrome, Primer on the Rheumatic Diseases, 11th ed, p244-245, Arthritis Foundation, 1997

찾아보기

ㄱ

ㄴ

ㄷ

G

H

I

K

L

M

N

O

P

R

S